Carl-Auer

Systemische Kinder- und Jugendpsychotherapie

Sie halten ein Buch aus der pinkfarbenen Praxisreihe des Carl-Auer Verlages in Händen. Diese Reihe ist der Systemischen Therapie und Beratung mit Kindern und Jugendlichen und ihren Familien gewidmet. Gute Therapeut:innen wussten schon immer, dass Kindertherapie ohne Eltern einem Schwimmbad ohne Wasser gleicht. In der Praxis reduziert sich der Einbezug der Eltern jedoch meist auf informative Gespräche, in denen über den Therapieverlauf berichtet wird. Um in der obigen Metapher zu bleiben: So wird maximal der Nichtschwimmerbereich mit Wasser gefüllt.

Systemische Kinder- und Jugendtherapie bildet hier einen zentralen Unterschied. Die gesamte Familie, inklusive der Eltern, wird zum Gegenstand der Therapie. Das Kind bzw. der Jugendliche wird eher als Anlass, als Indexpatient:in verstanden; die Veränderung, die Entwicklung wird durch das gesamte Familiensystem angeregt und gefördert. Die Arbeit im Mehrpersonensetting ist sicherlich einer der größten Schätze der Systemischen Therapie, und die besondere Energie dieser Arbeitsweise trägt wesentlich dazu bei, Entwicklungen in der Familie anzustoßen. Wenn die Systemische Therapie in hoffentlich nicht allzu ferner Zeit auch für die Psychotherapie mit Kindern und Jugendlichen sozialrechtlich anerkannt wird, können Therapeut:innen auch im System der Gesetzlichen Krankenversicherung systemisch arbeiten und die Macht des Mehrpersonensettings nutzen. Bereits jetzt sind in vielen Kliniken für Kinder- und Jugendpsychotherapie zumindest Spuren systemischen Arbeitens zu finden, und auch in den Praxen für Kinder- und Jugendpsychiatrie und -psychotherapie sind immer öfter systemische Impulse zu beobachten.

Sie finden in dieser Reihe Konzepte der systemischen Kinder- und Jugendpsychotherapie, herausragende Fallstudien, Sammlungen von Techniken und Methoden, hypnosystemische Konzepte, lösungsorientierte Ansätze, Beiträge zur Spieltherapie, Embodiment-Verfahren und vieles mehr. Neben Publikationen von erfahrenen Praktiker:innen, die schon lange im systemischen Feld bekannt und geschätzt sind, stehen Veröffentlichungen von jungen Autor:innen, die ihre kreativen Konzepte, Zugänge und Interventionen vorstellen. Alle Bücher verfolgen ein gemeinsames Ziel: Therapeut:innen und Psychiater:innen in ihrer täglichen Arbeit mit Kindern, Jugendlichen und ihren Familien optimal zu unterstützen.

Reinert Hanswille
Herausgeber der Reihe

Michael Bohne, Sabine Ebersberger (Hrsg.)

Entwicklung empowern mit PEP

Prozess- und embodimentfokussiert arbeiten mit Kindern und Jugendlichen

Mit einem Geleitwort von Tobias Renner sowie Beiträgen von Stefan Bettels · Marie-Ann von Detten · Ulla Engelhardt · Stefan Fischer · Cornelia Götz-Kühne · Sandra Hehrlein · Julia Hennig · Gunter Joas · Stefanie Kirschbaum · Josephin Lorenz · Gabriele Maderböck · Mélanie Maur · Emanuel Pavlić · Claudia A. Reinicke · Bettina Rohse · Detlef Scholz · Anja Thürnau

2022

Themenreihe »Systemische Kinder- und Jugendpsychotherapie«
hrsg. von Reinert Hanswille
Reihengestaltung: Uwe Göbel
Umschlaggestaltung: B. Charlotte Ulrich
Umschlagfoto: © iStock.com/Andrew Rich
Redaktion: Markus Pohlmann
Satz: Verlagsservice Hegele, Heiligkreuzsteinach
Printed in Germany
Druck und Bindung: CPI books GmbH, Leck

MIX
Papier | Fördert gute Waldnutzung
FSC® C083411
klimaneutral
Mehr Bäume.Weniger CO_2

Erste Auflage, 2022
ISBN 978-3-8497-0442-1 (Printversion)
ISBN 978-3-8497-8394-5 (ePUB)

Zu diesem Band steht kostenloses Zusatzmaterial in Form von Schaubildern, Arbeits- und Informationsblättern zur Verfügung unter www.carl-auer.de/entwicklung-empowern-mit-pep.

Bibliografische Information der Deutschen Nationalbibliothek:
Die Deutsche Nationalbibliothek verzeichnet diese Publikation in der Deutschen Nationalbibliografie; detaillierte bibliografische Daten sind im Internet über http://dnb.d-nb.de abrufbar.

Informationen zu unserem gesamten Programm, unseren Autoren und zum Verlag finden Sie unter: **https://www.carl-auer.de/**.
Dort können Sie auch unseren Newsletter abonnieren.

Carl-Auer Verlag GmbH
Vangerowstraße 14 • 69115 Heidelberg
Tel. +49 6221 6438-0 • Fax +49 6221 6438-22
info@carl-auer.de

Inhalt

Geleitwort

Die Bewältigung von stressreichen und emotional schwierigen Situationen stellt für Menschen mit psychischen Belastungen und Erkrankungen häufig eine erhebliche Herausforderung dar. Betroffene können im Alltag auftretende Situationen nicht meistern, erleben sich als hilflos und den Situationen ausgeliefert und erleiden im Verlauf eine erhebliche Einschränkung von Lebensqualität und Teilhabe. Diese Problematik hat altersübergreifend viele Gesichter: Kinder mit Angst vor der sozialen Situation mit Gleichaltrigen, Jugendliche mit der Sorge, in Schule oder Ausbildung zu scheitern, oder Erwachsene, die sich schon durch den Gang zum Supermarkt überfordert fühlen. Insbesondere für Angsterkrankungen gilt, dass die Vermeidung von herausfordernden Situationen zwar scheinbar kurzfristig eine Erleichterung bringt, unweigerlich aber zu einer Verfestigung der Symptomatik, der Ausweitung der Angstinhalte und weiteren Einschränkungen für die Betroffenen führt.

Daher ist es ein Kernanliegen von Beratung und Behandlung, die Handlungsmächtigkeit von Klient·innen und Patient·innen für die erfolgreiche Bewältigung von problematischen Situationen zu stärken. Der Aufbau von Selbstvertrauen und die Erfahrung von Selbstwirksamkeit im Alltag sind für Betroffene entscheidende Prozesse im Ablegen der krankheitsbedingten Einschränkungen. Anhand ihrer individuellen Stärken und Ressourcen entwickeln die Betroffenen Strategien zum Umgang mit ihren Problembereichen, wobei dann die Umsetzung im Alltag essenziell ist. Als Hilfsmittel werden dafür seit Langem Gegenstände als positive Verstärker eingesetzt, die im therapeutischen Setting unter anderem mit Vorsätzen und positiven Gedanken verbunden werden können. Diese sogenannten Token werden im Alltag mitgeführt und erinnern die Betroffenen durch ihre Haptik in schwierigen Situationen an die Umsetzung der erarbeiteten Strategien, induzieren die Reflektion der Situation sowie die Befähigung zu deren aktiven Bewältigung.

Auch die in der Prozess- und Embodimentfokussierten Psychologie (PEP) angewandten Techniken haben zum Ziel, betroffene Menschen zur Bewältigung von für sie problematischen Situationen im Alltag zu befähigen. Das Klopfen beinhaltet dabei sowohl aktive als auch passive Anteile. Zum einen wird das Klopfen vom Betroffenen selbst initiiert und angewandt, zielt also auf ein aktives Bewältigungsverhalten im Gegensatz zum Gefühl der Hilflosigkeit und Abhängigkeit. Zum anderen werden durch die Klopfreize in gewisser Analogie zu Token physische Stimuli erzeugt, die eine »Erdung« in einer mental überlagerten Situation, beispielsweise bei katastrophisierendem Gedankenkreisen, befördern. Die im therapeutischen Rahmen zusammen mit dem Klopfen eingeübten Abläufe und Mentalisierungen können von den Betroffenen selbst und in jeder Situation durchgeführt werden, ein Hilfsmittel ist nicht notwendig. Die Technik zielt auf die Selbstwirksamkeit und Selbstbefähigung der Patient·innen – »Empowerment« im besten Sinne. Studien weisen auf eine Wirksamkeit insbesondere bei Angststörungen sowie posttraumatischen Belastungsstörungen hin, Daten aus der Bildgebung legen einen Einfluss auf die Aktivierung des limbischen Systems nahe. Auch wenn in den Studien Fragen zu neurobiologischen Effekten noch nicht beantwortet sind und mehr kontrollierte klinische Studien auf ihre Umsetzung warten, berichten Therapeut·innen wie Anwender·innen seit Langem von der klinischen Wirksamkeit. Vielleicht ist therapeutisch eingesetztes Klopfen eine wirksame Kombination physischer Induktion situativer Bewusstheit mit Autosuggestion und Selbstwirksamkeitserleben. Die vielen positiven Einschätzungen von Anwender·innen geben jedenfalls Anlass, sich mit dem Klopfen als einer spannenden therapeutischen Technik näher zu beschäftigen.

Tübingen, im Juni 2022

Prof. Dr. med. Tobias Renner
Ärztlicher Direktor, Universitätsklinikum Tübingen
Abteilung für Psychiatrie, Psychosomatik und
Psychotherapie im Kindes- und Jugendalter

Vorwort

Warum ein Buch über Prozess- und Embodimentfokussierte Psychologie (PEP) mit Kindern und Jugendlichen?

Viele unserer Diskussionen der vergangenen Jahre in Fachkreisen und in der Gesellschaft haben immer wieder verdeutlicht, wie vulnerabel Kinder und Jugendliche in ihrer Entwicklung sind, wenn sie selbst Belastendes erfahren oder dies in ihrem Umfeld passiert. In keiner Phase des Lebens ändern sich Menschen so schnell und stark wie in Kindheit und Adoleszenz. Das betrifft die physische Entwicklung ebenso wie die psychische. Werden dann in einer Phase der biologischen Vulnerabilität fundamentale emotionale Kernbedürfnisse nicht erfüllt, können sich para- oder dysfunktionale Bewältigungsstrategien verfestigen (Höwler 2016; Loose, Graaf u. Zarbock 2013, 2015; Resch u. Parzer 2015).

Mittlerweile zählen psychiatrische Diagnosen, wie beispielsweise Depressionen oder Angststörungen, zu den häufigsten Erkrankungen im Kindes- und Jugendalter (Hölling, Schlack u. Petermann 2014). Sie gehen mit einem hohen Risiko einher, sich zu chronischen Erkrankungen zu entwickeln (Kessler et al. 2012). Der Verlauf der Coronapandemie hat diesen Trend noch verstärkt. Die Belastung von Kindern, Jugendlichen und ihren Familien wächst (Ravens-Sieberer et al. 2021). Beinahe ein Drittel der Kinder leidet ein Jahr nach Beginn der Pandemie unter psychischen Auffälligkeiten, depressive Symptome und psychosomatische Beschwerden nehmen zu (Lemm 2021).

Diese Entwicklungen, die sich auch in unseren Diskussionen widerspiegeln, führen uns stetig vor Augen, dass wir uns mehr um die nächsten Generationen kümmern müssen. Wir brauchen mehr Angebote an und Unterstützung für diejenigen, die mit Kindern und Jugendlichen arbeiten. Diese Maßnahmen müssen, um ihre Wirkung nicht zu verfehlen, speziell auf die jungen Klient·innen[1] ausgerichtet sein. Inwieweit hier die Prozess- und Embodimentfo-

1 Zum Einsatz des sog. Mediopunkts (·) äußern wir uns etwas später in diesem Vorwort.

kussierte Psychologie (PEP) ihren Beitrag leisten kann, wird in dieser Publikation aufgezeigt.

Für Leser·innen, die sich für den Einsatz von PEP bei Kindern interessieren, stehen bisher die im Carl-Auer Verlag erschienenen Bände *Klopfen für Kinder* (Kirschbaum u. Bohne 2021) sowie *Klopfen mit Kindern* (Reinicke u. Bohne 2019) zur Verfügung. Eine Publikation, die sich explizit an diejenigen wendet, die professionell mit Kindern und Jugendlichen arbeiten, fehlte bisher. Mit dem vorliegenden Buch schließen wir diese Lücke und geben einen breiten Einblick in die Praxis der PEP-Interventionen mit Kindern und Jugendlichen. Eine ideale Ergänzung zu diesem Sammelband ist das Arbeitsbuch *PEP-Tools für Therapie, Coaching und Pädagogik. Interventionen und Arbeitsmaterialien zur Prozess- und Embodimentfokussierten Psychologie* (Bohne u. Ebersberger 2022b), in dem die wichtigsten PEP-Interventionen zum Wiederholen, Nachlesen und Reflektieren zusammengefasst und mit praktischen Arbeitsblättern angereichert sind.

Das vorliegende Buch enthält zahlreiche Beiträge unter anderem von Dozent·innen der Fortbildung der PEP-Kinder- und -Jugendkurse und weiteren sehr erfahrenen PEP-Anwender·innen. In der Zukunft kann es also auch als Lehrbuch zur theoretischen Vertiefung im Rahmen der PEP-Kinder- und -Jugendkurse genutzt werden.

Konzept des Buches

In vorliegendem Buch dokumentieren wir, wie PEP sowohl in Psychotherapie und Coaching als auch im pädagogischen Kontext mit Kindern und Jugendlichen eingesetzt werden kann. Wir beleuchten, wie Therapeut·innen, Ärzt·innen, Coachs, Lehrkräfte und pädagogische Fachkräfte PEP kreativ und innovativ in ihre Arbeit integrieren und wie sie PEP an der Schnittstelle zu anderen therapeutischen und pädagogischen Methoden anwenden.

Um dem oben genannten Anspruch der Wissensvermittlung gerecht zu werden und den Leser·innen den Zugang zur Expertise der Beitragsautor·innen zu vereinfachen, haben alle Beiträge, wie schon in Bohne und Ebersberger (2019), eine weitgehend einheitliche Struktur:

- Zu Beginn erhalten Sie, im Fokus des jeweiligen Beitrags, eine allgemeine Darstellung des Settings oder der Diagnose. Hier wird in der Hauptsache Faktenwissen vermittelt zu Epidemiologie, Diagnosekriterien, typischen Symptomen, Verlauf, möglichen Therapieansätzen, Besonderheiten und Herausforderungen des Settings.

- Daran schließt sich ein Abschnitt an, der im Detail diskutiert, wie PEP in den jeweiligen Kontext integriert werden kann. Ein oder mehrere Fallbeispiele illustrieren die Herangehensweise. Dieser Abschnitt jedes Beitrags vermittelt Praxiserfahrungen und zeigt neben dem vorher beschriebenen Kontext auf, wie interveniert wurde und welche Folgen bzw. Wirkungen sich daraus ergeben haben. Die Leser·innen können damit die beschriebene PEP-Intervention besser beurteilen, an der Erfahrung der Autor·innen partizipieren und das Wissen schneller in eigene Handlungen übersetzen. Diese Übersetzung in die praktische Anwendung wird durch weiterführendes Zusatzmaterial, das als Online-Material Teil der Publikation ist, vereinfacht und unterstützt.
- Nachdem ein Resümee den Beitrag abrundet, finden Sie am Ende jedes Kapitels die zentralen Aussagen des Beitrags noch einmal prägnant zusammengefasst. Wer also vor dem Lesen eines Kapitels schon gespannt auf die zentralen Aussagen ist, sei auf das Ende der Kapitel verwiesen.

Die gesamte zitierte Literatur wird über alle Beiträge hinweg in ein gemeinsames Literaturverzeichnis am Ende des Buches zusammengeführt. Wir verzichten auf kapitelweise Literaturverzeichnisse, da diese zu Doppelungen geführt hätten. Vor dem Literaturverzeichnis erläutern wir in einem kurzen Glossar Fachbegriffe der PEP, die vielleicht nicht unmittelbar bekannt sind.

Wir bemühen uns, die Texte in diesem Buch gendersensibel zu formulieren. Es geht uns darum, dass sich alle Menschen angesprochen fühlen und gleichermaßen von den Leser·innen mitgedacht werden. Typografisch verwenden wir den sog. Mediopunkt (·) als Experiment dafür, wie in einem Sammelband mit unterschiedlichen Autor·innen und unterschiedlichen Schreibstilen eine gendersensible Sprache aussehen kann. Der besseren Lesbarkeit wegen werden Artikel oder Adjektive im Singular in den meisten Fällen in der weiblichen Form dekliniert. An Stellen, an denen die jeweilige Geschlechtszugehörigkeit von Bedeutung ist, differenzieren wir sprachlich. Ob diese Herangehensweise letztendlich überzeugt, sind wir auch nach Abschluss des Buches nach wie vor etwas unsicher.

Aufbau des Buches

In *Teil I* des Buches (Kap. 1 bis 9) nehmen die Beiträge PEP bei häufigen Diagnosen und in ausgewählten Praxisfeldern im Kindes- und Jugendalter in den Blick. Dazu beginnen Gunter Joas und Emanuel Pavlić mit einer Werkschau zu PEP in der Kinder- und Jugendpsychiatrie (Kap. 1). Claudia A. Reinicke zeigt uns, wie ADHS mit PEP besser bewältigt werden kann (Kap. 2). Ulla Engelhardt findet kreative Lösungen für Kinder und Jugendliche mit Ängsten (Kap. 3). Wie PEP in der Traumatherapie mit Kindern und Jugendlichen eingesetzt werden kann, erfahren wir in den Beiträgen von Cornelia Götz-Kühne (Kap. 4) und Gabi Maderböck (Kap. 5). Kinder und Jugendliche aus dem Autismusspektrum stehen im Zentrum des Beitrags von Josephin Lorenz (Kap. 6). Mélanie Maur macht Hochbegabung zum Thema ihres Beitrags (Kap. 7). Neue Technologien werden von Detlef Scholz und Josephin Lorenz adressiert. Detlef Scholz befasst sich mit der Frage exzessiver Mediennutzung (Kap. 8), und Josephin Lorenz zeigt den Einsatz von Smartphone & Co zur Selbstwertstärkung bei Kindern und Jugendlichen (Kap. 9).

Welchen Beitrag PEP in Krisensituationen leisten kann, erfahren Sie in *Teil II* dieses Buches. Emanuel Pavlić und Gunter Joas geben Einblick in die Behandlung akuter Suizidalität mit PEP im Kindes- und Jugendalter (Kap. 10). Marie-Ann von Detten zeigt, wie PEP in die Chatberatung integriert werden kann (Kap. 11).

Teil III eröffnet Einblicke in ein junges Anwendungsgebiet der Prozess- und Embodimentfokussierten Psychologie: PEP in Schule und Kita (Kap. 12 bis 17). Mélanie Maur führt den ZieGe-Test zur Transformierung von Loyalitätskonflikten im Rahmen der Lerntherapie ein (Kap. 12). Bettina Rohse zeigt, wie PEP als Coachingmethode bei Mobbingprozessen eingesetzt werden kann (Kap. 13). In Stefanie Kirschbaums Beitrag spielt der Elefant Peppo bei der Anwendung von PEP in der Grundschule eine wichtige Rolle (Kap. 14). Ebenfalls im Setting Grundschule illustrieren Stefan Fischer und Julia Hennig, wie mit PEP die Resilienz und Selbstwirksamkeit der Kinder gestärkt werden kann (Kap. 15). Sandra Hehrlein und Stefan Bettels entführen uns in ihr interaktives Kindertheaterstück zur Gewaltprävention (Kap. 16). Für die Kita hat Anja Thürnau das »Gefühle-Klopf-Lied mit PEP« auf die Melodie von »Meine Oma fährt im Hühnerstall Motorrad« entwickelt. Die Autorin zeigt auf, wie das Lied zur Stressreduktion stark belasteter Kinder und zur Selbstfürsorge für pädagogische Fachkräfte Anwendung finden kann (Kap. 17).

Hinweise zum Online-Zusatzmaterial

Als Ergänzung zu den Inhalten dieses Bandes finden Sie online Schaubilder, Arbeits- und Informationsblätter als umfangreiches Zusatzmaterial. Ein Pfeil (→) weist Sie während des Lesens symbolisch darauf hin. Dieses Material können Sie in Ihrer praktischen Arbeit mit den Kindern und Jugendlichen nutzen und Ihren Klient·innen, deren Eltern oder Bezugspersonen mit nach Hause geben.[2]

Dank

Ein Vorwort bietet die schöne Gelegenheit, Dank auszusprechen. Unser ganz besonderer Dank richtet sich an alle Autor·innen, die unser Buchprojekt mit ihrem Praxiswissen, ihrer Zuverlässigkeit und ihrem Engagement erst ermöglicht haben. Wir danken auch den Mitarbeiter·innen des Carl-Auer Verlags für ihre freundliche und professionelle Begleitung, insbesondere Dr. Ralf Holtzmann und Nora Wilmsmann. Bei unserem Lektor Markus Pohlmann möchten wir uns vielmals dafür bedanken, dass er uns wieder einmal in jeder Hinsicht eine Unterstützung und Hilfe gewesen ist. Und unser Dank gilt natürlich auch allen Kindern, Jugendlichen und Erwachsenen, die sich auf PEP eingelassen haben und uns gezeigt haben, welche Potenziale in einer Selbstentwicklung mit PEP stecken.

Hannover und München, im März 2022
Michael Bohne und Sabine Ebersberger

2 https://www.carl-auer.de/entwicklung-empowern-mit-pep.

I PEP im Kindes- und Jugendalter: Ausgewählte Praxisfelder

1 »Bei PEP tut sich in jedem Fall was!« PEP in der Kinder- und Jugendpsychiatrie

Gunter Joas, Emanuel Pavlić

1.1 Was es mit der Kinder- und Jugendpsychiatrie auf sich hat

Allein schon der Begriff Kinder- und Jugendpsychiatrie hat für viele Menschen immer noch eine eher abschreckende Wirkung. Obwohl psychische Erkrankungen inzwischen immer breiter diskutiert werden, fällt es vielen Familien schwer, die Angebote der Kinder- und Jugendpsychiatrie niederschwellig zu nutzen. Häufig mit der Konsequenz der Nichtbewältigung des Alltags oder des Zusammenbruchs im seelischen Erleben. Nicht selten ist erst dann der Punkt erreicht, an dem die Familien der betroffenen Kinder und Jugendlichen den Weg in die Kinder- und Jugendpsychiatrie wagen. Bis zur Entscheidung der Familie, in einen regulären therapeutischen Prozess in der Kinder- und Jugendpsychiatrie einzusteigen, kann es immer wieder zu ambulanten oder stationären Krisenvorstellungen kommen.

In den allerwenigsten Fällen ist es Idee der Kinder bzw. Jugendlichen, das Hilfesystem Kinder- und Jugendpsychiatrie in Anspruch zu nehmen. Sehr oft sind psychische Erkrankungen von Kindern und Jugendlichen durch psychosoziale Belastungsfaktoren stark beeinflusst. Auch wenn der Anamneseerhebung und der Diagnostik aus schulmedizinischer Sicht im Rahmen einer Erstvorstellung eine übergeordnete Rolle zukommt, ist es wichtig, einen vertrauensvollen Zugang zu den minderjährigen Klient·innen zu entwickeln. Die Behandlung stellt generell einen Balanceakt zwischen einer einzeltherapeutischen und einer familientherapeutischen Vorgehensweise dar. Meist kommen die Kinder und Jugendlichen nicht aus eigenem Antrieb in die Klinik. Bestenfalls kommen sie einfach mit. Unsere Aufgabe ist, die Diagnostik als gemeinsamen Entdeckungsprozess mit ihnen zu gestalten und so einen ersten Schritt in Richtung einer hilfreichen Veränderung zu ermöglichen.

1.1.1 Einstieg

Beim ersten gemeinsamen Kontakt gilt es wertzuschätzen, dass die Klient·in mitgekommen ist. Man sollte dabei sowohl bei geplanten Kontakten, aber auch bei Krisenvorstellungen das Gespräch mit dem Kind beginnen und die Eltern dafür zuvor um deren Erlaubnis bitten. Es ist wichtig, gerade mit den die Klient·innen eine vertrauensvolle Beziehung aufzubauen.

Es hat sich deshalb bewährt, den Klient·innen wertschätzend entgegenzutreten, sie von den Anwesenden jeweils als Erste zu begrüßen und ihnen anzubieten, erst einmal allein mit der Therapeut·in zu sprechen. Viele Klient·innen können dieses Angebot ohne Weiteres annehmen.

Zu Beginn des Gesprächs wird die Klient·in gefragt, wessen Idee es denn gewesen sei, heute hierherzukommen. Oftmals hat das Kind bzw. die oder der Jugendliche erst kurz zuvor erfahren, dass es zu einer Vorstellung in die Klinik kommen soll. Es bietet sich nun an, die Klient·innen erst recht zu loben, dass sie mitgekommen sind und, wenn sie schon da sind, die Möglichkeit zu einem Gespräch zu nutzen. Nur wie kann nun nach solch einem Einstieg das weitere Gespräch beispielhaft gestaltet werden, um die Klient·in und die Familie »abzuholen«?

1.1.2 Diagnostik als gemeinsamer Entdeckungsprozess

Im Sinne eines transparenten Vorgehens bieten sich visualisierende Techniken an, beispielsweise die Arbeit mit dem Flipchart. Zunächst wird gemeinsam mit den Klient·innen ein *Familiengenogramm* erstellt. Das bietet Raum, in spielerischer Weise etwas über den Familienkontext zu erfahren. Im nächsten Schritt werden die diversen Lebenskontexte Familie, Schule, Freizeit, Vorlieben etc. sehr ressourcenorientiert auf dem Flipchart vermerkt. Die Stärken der Klient·innen werden besonders hervorgehoben. Nach dem Herausarbeiten der Ressourcen und einer Runde erneuten Lobens stellt sich nun die Frage, weshalb der junge Mensch heute gekommen ist und welche guten Gründe es für die Vorstellung geben könnte.

Die guten Gründe: Die Angaben der Klient·innen werden in einer anderen Farbe auf dem Flipchart vermerkt. Auf Symptomebene werden sämtliche Anzeichen für das Problem vermerkt und auf einer Timeline eingezeichnet. Wann hat sich welches Symptom bzw.

Verhalten gezeigt? Welche Anlässe oder Ereignisse könnten mit dem Problem in Zusammenhang stehen?

Es bietet sich eine spielerische Skalierung der Problemschwere von 0 (»nicht vorhanden«) bis 10 (»schlimmer geht es nicht«) an. Weiter werden die Gedanken und Gefühle zu dem Problembereich abgefragt und ebenfalls auf dem Flipchart vermerkt.

Aus dem erhobenen Problembereich wird ein für den jungen Menschen stimmiger Satz für die Selbststärkungsübung abgeleitet, am Ende des Flipcharts aufgeschrieben und mit ihm eine Runde geklopft. Die Integration des Klopfens bereits im Rahmen der Erstvorstellung stärkt seine aktive Seite und eröffnet ihm Handlungsmöglichkeiten.

1.1.3 Auftragsklärung und Wahl des Settings

Die Therapeut·in fasst dann alle Informationen anhand des Flipchartprotokolls zusammen und lobt die Klient·in für die tolle Arbeit, die nachher den Eltern gezeigt werden kann, wenn sie einverstanden ist. Die Therapeut·in holt sich ihr Einverständnis ein, das geschilderte Problem gemeinsam mit den Eltern zu besprechen und zu bearbeiten.

Anschließend werden die Eltern hinzugebeten und das gemeinsam Erarbeitete erläutert. Oftmals hören die Eltern völlig neue Aspekte (Fokusverschiebung). Die Eltern sind eingeladen, Ergänzungen vorzunehmen. Es folgt eine erste wertschätzende Hypothesenrunde zu den beschriebenen Problemen. Das Klopfen wird vorgestellt, und es bietet sich an, gemeinsam eine Runde zu Klopfen. Den Klient·innen kommt dabei ein gewisser Expertenstatus zu. Es ist der erste fühlbare Schritt in eine lösungsorientierte Veränderung. Die Eltern werden eingeladen, mitzumachen. Damit wird auch verhindert, dass die Familie in eine ausgeprägte Problemtrance verfällt.

Gemeinsam werden dann aus dem entstandenen Ressourcenraum heraus die bestehenden Herausforderungen zusammengefasst, die jeweiligen Anliegen und Ziele festgehalten und anschließend der Behandlungsauftrag und das passende Setting geklärt. Wäre möglicherweise eine geplante tagesklinische, möglicherweise eine vollstationäre oder stationsäquivalente Behandlung sinnvoll? Genügt möglicherweise eine ambulante Psychotherapie? Vielleicht handelt es sich um eine kurze und ambulant handhabbare Krisenvorstellung, vielleicht ist eine vollstationäre Krisenintervention erforderlich.

Am Ende wird die Familie für die wertschätzende Zusammenarbeit und besonders die Klient·in für ihr Mitkommen nochmals wertgeschätzt. Die Familie wird eingeladen, die Protokolle auf dem Flipchart abzufotografieren. Die Therapeut·in erläutert, dass bei einem eventuellen nächsten Termin der erarbeitete Flipchart Protokoll wieder aufgehängt wird, um darauf dann die positiven Veränderungen zu ergänzen.

Wie auch immer Auftrag und passendes Setting letztendlich genau aussehen und wo auch immer »die Reise hingehen soll« – PEP lässt sich einerseits an verschiedenen Stellen der jeweiligen Behandlungsprozesse und andererseits auch bei verschiedenen Störungsbildern in der Kinder- und Jugendpsychiatrie anwenden. Daher möchten wir nach diesem Abschnitt als eine Art Appetizer in der Folge unsere Erfahrungswerte mit PEP in der Kinder- und Jugendpsychiatrie im Rahmen einer Werkschau mit Ihnen teilen.

1.2 Integration von PEP in die Kinder- und Jugendpsychiatrie

1.2.1 PEP in den verschiedenen Settings

Die Anwendungsmöglichkeiten von PEP sind vielfältig. Schon beim *Erstkontakt,* der beispielhaft in der vorausgegangenen Einleitung illustriert wurde, kann PEP als erster Schritt hin zu einer Veränderung ausprobiert werden, sofern ein direkter Auftrag zur Veränderung vorliegt. Die gemeinsam formulierten Behandlungsziele und Gedankenfelder können, verfeinert und in Affirmationen »gegossen«, direkt eingesetzt, beschriebene parafunktionale Emotionen und Stresserleben können »beklopft« werden. Häufig beschreiben unsere Patient·innen schon hier, dass sich etwas tut, dass es sich irgendwie gut, gleichzeitig aber auch ungewohnt anfühlt. Die Belastung wird häufig als nicht mehr so greifbar oder aber auch als »weiter weg« beschrieben. PEP stellt in jedem Fall für die meisten unserer Patient·innen eine komplett neue Erfahrung dar.

Bei einem Teil unserer Patient·innen scheint die schnelle Veränderung für Skepsis (ob die Veränderung Bestand hat), Zweifel (ob das Problem ein echtes Problem war, wenn es nun schon besser sei) oder Verunsicherung (dass sich tatsächlich durch eigene Kraft eine erste Veränderung ergeben hat) zu sorgen. Manche Patient·innen bestehen – womöglich aus Gründen »innerer Abwehr« – sogar darauf, dass es durch PEP keinen Deut besser sei, wenngleich ihr Embodiment positiv ist. Wie man also unschwer erkennen kann: Bei PEP tut sich in jedem Fall was!

Diese Dynamik kann in jedem anderen Setting und bei jedem weiteren Kontakt in der Kinder- und Jugendpsychiatrie genutzt werden – beispielsweise auch im Rahmen von *ambulanten Kontakten,* die in unserer Klinik der Anbahnung einer tagesklinischen oder vollstationären bzw. stationsäquivalenten Behandlung dienen. Hier kann PEP als Soforthilfemaßnahme und wertvolle »Take-home-Überbrückungshilfe« bis zu einem Behandlungsbeginn im intensivierten Setting greifen.

Im *(teil)stationären Setting* bietet sich PEP als integrative Methode an, die problemlos in jeden Therapieprozess, ganz gleich welcher therapeutischen Schule, eingeflochten werden kann. PEP kann insbesondere in solchen Settings, in denen die Patient·innen den milieutherapeutischen Alltag miteinander bestreiten, sogar »identitätsstiftende« Technik und Kommunikationscode werden. Je besser Patient·innen PEP beherrschen, desto mehr entsteht ein wechselseitiger Austausch darüber. Nicht selten haben wir schon die Beobachtung gemacht, dass Patient·innen untereinander über die jeweiligen individuellen Affirmationen, Lieblingsklopfpunkte, die besten »Humorkative« und die kraftvollsten Sätze gesprochen und sich gegenseitig Tipps und Empfehlungen gegeben haben. Patient·innen, die sich in emotional aufgeladenen und stressbehafteten Situationen befinden, werden manchmal auch von Mitpatient·innen ans Klopfen erinnert. Hier genügt meist die Andeutung der Klopfbewegung in Richtung Brustbein.

In solchen intensiveren Behandlungsprozessen kann *PEP* sogar *als Familienkompetenz* etabliert werden. Viele Kinder und Jugendliche machen ihre Familien auf PEP neugierig, indem sie ihnen vom Klopfen und von ihren Rezepten oder »Lunchpaketen« erzählen. So können einerseits die Eltern und Geschwister unserer Patient·innen in die Welt von PEP eingeladen werden und sich stärken. Andererseits kann aber auch hier durch PEP eine gemeinsame Sprache entwickelt werden, ein Bezogenheit schaffendes Element, was jedem einzelnen Familienmitglied, aber auch dem Familienverbund einen »Selbstwirksamkeitsboost« verleihen kann.

Nicht zuletzt kann PEP auch im Rahmen *ambulanter oder stationärer Kriseninterventionen* eingesetzt werden. In diesen sehr zugespitzten Situationen ist primär die Würdigung der schwierigen Situation unserer Patient·innen von hoher Bedeutung. Gerade in Krisen und auch in suizidalen Krisen finden sich die größten Chancen für Veränderung (Kap. 10). Behutsam und mit unseren Patient·innen Schritt haltend, kann PEP im Rahmen der Krisenintervention wieder den Raum für Möglichkeiten und Entwicklungen sichtbar, spürbar und erlebbar werden lassen.

1.2.2 PEP bei verschiedenen Diagnosen

PEP kann seine ganze Power bei psychischen Erkrankungen mit einer hohen emotionalen Beteiligung (z. B. Angsterkrankungen, akuten Belastungen oder posttraumatischem Stress) entfalten. Auch bei Erkrankungen, denen unbewusste bzw. vorbewusste negative Beziehungsmuster oder dysfunktionale Glaubenssätze zugrunde liegen (Anorexie, depressive Störungen), kann PEP sehr viel bewirken.

Es gibt jedoch auch *Einschränkungen,* was die Anwendungsbereiche und den Umfang der Interventionsmöglichkeiten betrifft, beispielsweise

- bei hochakuten psychiatrischen Erkrankungen (z. B. Psychose, akute manische Exazerbation)
- bei akuten Intoxikationen – beispielsweise mit psychoaktiven Substanzen)
- im Bereich manifester Persönlichkeitsstörungen (abgesehen von emotionalem Stresserleben beispielsweise bei emotional-instabilen Persönlichkeitsstörungen vom Borderline-Typ).

Bei aller manchmal notwendigen Vorsicht kann PEP in jedem Fall, besonders hinsichtlich der Wirkung der Ressourcen(re)aktivierung, im Laufe eines Behandlungsprozesses einen wichtigen Beitrag zur Behandlung psychischer Erkrankungen bei Kindern und Jugendlichen leisten.

Häufig entfaltet schon das »reine Klopfen« seine Wirkung, insbesondere als Tool zur Selbstregulation und Fokussierung. Dies gilt insbesondere, wenn wir Kinder und Jugendliche mit *ADHS* behandeln, die neben der Aufmerksamkeitsstörung Symptome von Hyperaktivität und Impulsivität zeigen, sprich in ihrer Selbstlenkung eingeschränkt sind. Wir denken aber auch an Patient·innen, deren Anspannung sich auf andere Art und Weise äußert, beispielsweise als *Tic-Störungen,* sonstige *psychomotorische Unruhe, Einschlafstörun-*

gen oder als *steuerbar erlebter Stress bei Borderline-Patient·innen:* Das Klopfen kann schon hier direkt als hilfreiches und selbstwirksam anwendbares Instrument, als Werkzeug zum »Runterkommen« angewendet werden.

Nimmt man weitere spezifische Wirkbereiche von PEP bei verschiedenen Diagnosen in den Fokus, so ist die Behandlung von Ängsten und Angststörungen die Hauptindikation von PEP. Die dabei typische große emotionale Beteiligung kann mit PEP ideal aufgegriffen, genutzt und transformiert werden.

Bei unseren jüngeren Patient·innen spielen die *»emotionalen Störungen des Kindesalters«* neben den »adulten Formen« der Angst eine wichtige Rolle. Themen wie *Trennungsangst, soziale Ängstlichkeit oder Geschwisterrivalität* sind zwar im Kindesalter in einem gewissen Rahmen normal. Bei unseren Patient·innen sind diese Themen jedoch übersteuert, nehmen manchmal derart viel emotionalen Raum ein, dass bestimmte alltägliche Aufgaben nicht mehr bewältigbar scheinen (wie der Schulbesuch bei Trennungsängsten). Nicht selten bestanden vorher bereits Ängste bei anderen Mitgliedern des Familiensystems, die einen optimalen Nährboden für die emotionalen Störungen der Kinder bildeten. Es kann sich also lohnen, bei den Störungen auch das Familiensystem in den Blick zu nehmen und PEP auch dort zu integrieren.

Schaut man nun gezielt auf die beschriebenen Ängste und auf adulte Angstformen wie *Panikstörungen, spezifische Phobien, soziale Phobien* etc., sehen wir einerseits deren hohe emotionale Komponente, für die »reines Klopfen« schon eine gute Behandlungsvariante darstellt. Sehr häufig spielen *unzureichend befriedigte Bedürfnisse* (z. B. das Bedürfnis nach Sicherheit oder nach Beziehung) eine große Rolle.

Der Blick auf die Big-Five-Lösungsblockaden zeigt bei unseren Patient·innen mit Angststörungen häufig: *Selbstvorwürfe* und *Altersregressionsphänomene* sind an der Tagesordnung. Eine Bearbeitung dieser Thematiken sorgt häufig und rasch für eine deutliche Reduktion der Angstsymptomatik. Bei *Ängsten mit Generalisierungscharakter,* die sich als hartnäckig erweisen, lohnt in jedem Fall der Einsatz des Kognitions-Kongruenz-Tests (KKT) – oder, systemisch gesehen, ein Blick auf die guten Gründe für die Hartnäckigkeit der Symptomatik. Nicht selten können durch entsprechende Transformationen Veränderungen herbeigeführt werden – Veränderungen im Sinne eines positiven Embodiments und dadurch einer spür- und erlebbaren inneren Lösung der vorigen Blockade. Auch bei unseren jungen Patient·innen mit *Zwangsstörungen,* bei denen häufig eine stark affektive, insbesondere mit Angst besetzte Komponente im Hintergrund wirkt, kann PEP sich auf ähnliche Art als Hilfe erweisen.

Der beschriebenen Systematik folgend, finden sich ferner erfahrungsgemäß Anwendungsmöglichkeiten bei Patient·innen mit Reaktionen auf schwere oder als bedrängend erlebte Belastungen. Bei *Anpassungsstörungen, akuten Belastungsreaktionen* (z.B. wenn Patient·innen einen vorübergehenden psychischen Schock im Rahmen einer Ausnahmesituation erlitten haben) und *posttraumatischem Stress,* insbesondere im Rahmen von einmaligen traumatischen Erlebnissen (sog. Typ-I-Traumata), können das »reine Klopfen« und Sicherheit spendende Affirmationen Abhilfe schaffen.

PEP kann gut mit anderen Techniken kombiniert werden. So haben wir bei der Behandlung von Traumafolgestörungen sehr gute Erfahrungen mit der Kombination mit EMDR (Eye Movement Desensitization and Reprocessing) gemacht. Während beispielsweise mit EMDR schwerpunktmäßig die wiederkehrenden traumatischen Erinnerungen bearbeitet wurden, stand beim Klopfen die Bearbeitung der Übererregbarkeit (Hyperarousal) im Vordergrund.

Führt man sich die diagnostische Brille (Bohne 2021, S.40) vor Augen, so richten wir unter Berücksichtigung *dys- bzw. parafunktionaler Emotionen* nun den Fokus vermehrt auf die dys- bzw. parafunktionalen Glaubens- und Beziehungsmuster, um die Behandlung jener Störungsbilder zu beleuchten, die ihren ursächlichen Schwerpunkt eher in diesem Bereich haben. Eine vertrauensvolle und tragfähige therapeutische Beziehung ist unserer Erfahrung nach grundlegend für eine gute, schrittweise Bearbeitung dieser Thematiken. Für viele unserer Patient·innen ist das Ergründen tiefer liegender Thematiken absolutes Neuland. PEP bietet hier insofern eine gute Einstiegsmöglichkeit, als anfänglich auch im »verdeckten Modus« gearbeitet werden kann und so eine schrittweise Annäherung an die Themen unserer Patient·innen gelingt. Als therapeutische Grundhaltung bietet sich dabei an, behutsam und respektvoll, gleichzeitig locker, zutrauend sowie im besten Sinne »un-verschämt« zu sein und vorzugehen.

Wenn wir nun auf die diesbezüglichen spezifischen Diagnosen blicken, so sehen wir sehr viele Patient·innen in der Kinder- und

Jugendpsychiatrie, die an einer *depressiven Störung* leiden. Neben den Kardinalsymptomen depressive Stimmung, Antriebsarmut und Interessensverlust bestehen fast immer schwere Beeinträchtigungen des Selbstwertgefühls und Selbstvertrauens. Diese Patient·innen erleben häufig ihre Selbstakzeptanz als nicht vorhanden und richten fast immer massive Selbstvorwürfe gegen sich. Die behutsame Arbeit mit Affirmationen mit anfänglich starken Verdünnungen kann neben der schrittweisen Bearbeitung der Big-Five-Lösungsblockaden im Rahmen eines therapeutischen Gesamtbehandlungskonzepts häufig erste Veränderungen möglich machen. Zugrunde liegende psychodynamisch relevante Themen können mit dem Kognitions-Kongruenz-Test (KKT) angegangen werden. Nicht selten vermag das Tool hier schnell einige innere rote Ampeln aufzudecken, die als Ansatzpunkte für eine gelingende weitere Behandlung dienen können.

Dem KKT kommt in dieser Weise insbesondere bei der Behandlung von Patient·innen mit *Anorexie* eine sehr große Bedeutung zu. Diesem Störungsbild liegen fast immer vor- bzw. unbewusste Prozesse zugrunde, die im Rahmen der »Probebohrungen« durch den KKT hochgespült und greifbar gemacht werden können. Beim KKT und der Bewertung, was sich stimmig oder unstimmig anfühlt, haben die Patient·innen selbstverständlich die Entscheidungshoheit. Ihre ersten unmittelbaren Reaktionen auf die ausgesprochenen Testsätze (welche noch Unstimmigkeit aufweisen können, aber manchmal von den Patient·innen dennoch als stimmig bewertet werden) können wertvolle Informationen über die jeweilige Psychodynamik enthalten. So vermögen sie Ansatzpunkte für die weitere Behandlung zu liefern, zu deren Bearbeitung die Patient·innen zum Zeitpunkt der Exploration vielleicht noch nicht bereit waren.

Übrigens – PEP ist auch bei Patient·innen mit *psychosomatischen Beschwerden und somatoformen Störungsbildern* erfolgreich eingesetzt worden. (Bei Jugendlichen findet sich häufig eine undifferenzierte Somatisierungsstörung.)

Nicht zuletzt ist PEP in Bereichen hilfreich, bei denen Reden nicht nur nicht reicht, sondern auch nicht ausreichend möglich ist. Ob das nun eine Störung wie der *elektive Mutismus* ist, an dem sich Therapeut·innen sonst gerne die Zähne ausbeißen und es am liebsten hätten, dass die Patient·innen sofort wieder mit dem Sprechen beginnen, oder ob es sich um *Patient·innen mit Sprachbarriere* wie *unbegleitete minderjährige Geflüchtete* handelt: Die nonverbale Wirkebene von PEP kann hier voll ausgeschöpft werden und Handlungsspielräume für Patient·innen und Therapeut·innen eröffnen.

Es lässt sich unschwer erkennen: PEP ist in der Kinder- und Jugendpsychiatrie bereits in vielen Punkten Bestandteil unserer Behandlungen und ein nicht mehr wegzudenkender Teil unseres Werkzeugkoffers. Unsere bisherigen Erfahrungen, die auf den Fortbildungsinhalten von PEP I und PEP II beruhen, sind dabei vielversprechend! Einige unserer Mitarbeiter·innen werden in Kürze die Weiterbildung mit den Inhalten aus PEP III abschließen. Wir sind daher sehr gespannt, wie wir die noch unbekannten Inhalte, Neuentwicklungen und Verfeinerungen von PEP in unsere Behandlungen integrieren werden, und freuen uns bereits jetzt auf die neuen guten Erfahrungen!

1.3 Fallbeispiel: Alicia will ihr Problem überwinden

Die 11-jährige *Alicia* ist auf eigenen Wunsch und auf den Wunsch ihrer Eltern auf unserer Kinderstation aufgenommen worden, nachdem sie seit nunmehr zehn Wochen ihre Nahrungsaufnahme immer mehr reduziert und immer schneller Gewicht verloren hat. Nur noch die Aufnahme klarer Brühe ist ihr möglich, bei allen anderen Speisen befürchtet Alicia, erbrechen zu müssen. Ferner hat sie sich nach eigener Aussage ungefähr im selben Zeitraum immer mehr zurückgezogen, ist nicht mehr ihren Hobbies nachgegangen und hat die vergangenen beiden Wochen vor der Aufnahme auch nicht mehr die Schule besuchen können. Wie ihre Eltern berichten, hat Alicia einen »Hygienetick« entwickelt und ihre Hände immer häufiger waschen müssen, die nun wund gescheuert sind. Die Eltern äußern im Erstgespräch, dass Alicias Problematik womöglich mit der Krebserkrankung des Vaters zu tun hat, der vor ungefähr drei Monaten eine Chemotherapie begann. Die Eltern und Alicia wünschen sich, dass Alicia körperlich wieder zu Kräften kommt und lernt, ihre Ängste zu überwinden.

Im Rahmen des differenzierten und hochstrukturierten (milieu)therapeutischen Konzepts der vollstationären Behandlung wird neben der körperlichen Restitution Alicias der Fokus auf die ihrer Problematik zugrunde liegenden Thematiken gelegt. In diesem Zuge kommt auch PEP zum Einsatz. Bei der Bearbeitung der Angst bewirkt das Klopfen zunächst keine für Alicia erlebbare Veränderung.

Daher werden gemeinsam mit Alicia mögliche Big-Five-Lösungsblockaden erforscht. Alicia vermag die »Big Five« zunächst nicht zu greifen. Daher entschließen wir uns dazu, »Probebohrungen« im Sinne des KKT zu machen.

Alicia äußert als Ziel, ihr Problem überwinden zu wollen. Entsprechend werden Testsätze gesprochen, und Alicia entdeckt für sich, welcher Satz sich stimmig (»grüne Ampel«) und welcher nicht stimmig (»rote Ampel«) anfühlt. Schnell taucht die erste rote Ampel auf (»Ich habe es verdient, mein Problem zu überwinden«), und einige weitere folgten (»Andere bleiben in Sicherheit, wenn ich mein Problem überwinde«; »Ich verletze die Verbundenheit zu meinem Vater, wenn ich mein Problem überwinde«; »Ein Teil von mir hält am Problem fest«; »Ein Teil von mir fühlt sich bedroht, wenn ich mein Problem überwinde«).

Die Transformation der roten Ampeln gelingt in weiten Teilen, der Verbundenheitsverlust zum Vater verbleibt jedoch auf »rot«. Die Thematik wird im familientherapeutischen Prozess mit Fokus auf die Krebserkrankung des Vaters und deren Auswirkungen auf die Familiendynamik erfolgreich weiterbearbeitet. Alicia erprobt sich im Verlauf zunehmend mit hilfreichen Affirmationen in Bezug auf ihre Kernbedürfnisse Sicherheit und Beziehung und mit Transformationssätzen zur Altersregression und Loyalitätskonflikten. Auch das »reine Klopfen« gelingt ihr immer häufiger, sprich: blockadefrei. Ihr Zustand bessert sich im Rahmen des Gesamtbehandlungskonzepts merklich. Alicia wird nach achtwöchiger Behandlung in stabilem physischem und psychischem Zustand und ausgestattet mit einem ordentlichen »Lunchpaket« wieder aus unserer Klinik entlassen.

1.4 Resümee

Wir haben uns in diesem Kapitel zum Ziel gesetzt, unsere bisherigen klinischen Erfahrungen mit PEP in unserer Kinder- und Jugendpsychiatrie mit Ihnen zu teilen. Dabei haben wir uns bewusst dafür entschieden, für Sie kleine, feine Ausschnitte der komplexen kinder- und jugendpsychiatrischen Welt abzubilden und Ihnen mittels dieser kompakten Werkschau eine gute und hoffentlich interessante Übersicht anzubieten.

1.5 Zentrale Aussagen

- Kinder- und Jugendpsychiatrie ist für unsere Patient·innen häufig komplettes Neuland. Den Behandlungsprozess als Einladung zu einem gemeinsamen Entdeckungs- und Entwicklungsprozess zu verstehen kann einen ersten Schritt in Richtung hilfreicher Veränderung bedeuten.
- PEP kann in der Kinder- und Jugendpsychiatrie dabei eine wichtige Rolle spielen und in eine therapeutische Gesamtbehandlungsstrategie integriert werden.
- PEP findet in der Kinder- und Jugendpsychiatrie ein breites Anwendungsspektrum: Verschiedene Settings und verschiedene Diagnosen bieten diverse Ansatz- und Entfaltungsmöglichkeiten für PEP.

2 Konzentration einfangen und Aufregung umlenken – ADHS mit PEP leichter gemacht

Claudia A. Reinicke

2.1 ADHS als Lebenskunst

Wenn wir über ADHS lesen, entdecken wir meistens Beschreibungen von Menschen, welche in den Bereichen Aufmerksamkeitseinschränkungen, Hyperaktivität und Impulsivität ein durchschnittliches Maß deutlich überschreiten. Diese drei Auffälligkeitsbereiche stellen die Hauptsymptome der diagnostischen Kriterien dar, die laut Definition mindestens sechs Monate in mehreren Lebensbereichen (z. B. Schule, Familie) auftreten müssen, eine Abweichung der alterstypischen Entwicklung repräsentieren und mit Beeinträchtigungen der Funktionsfähigkeit im Alltag einhergehen. Laut Robert Koch-Institut sind von ADHS weltweit ca. 5 % aller Menschen betroffen (Göbel et al. 2018).

Wenn wir von ADHS hören, kommen uns meist Beschreibungen bzw. Beschwerden zu Ohren, von – in den meisten Fällen – Kindern, die unruhig, zappelig unkonzentriert und häufig unwirsch sind, sich selbst oft nicht unter Kontrolle haben, Aufgaben nicht zu Ende führen können, in ihren Peergroups nicht angemessen »performen« und häufig den Anforderungen des Alltags nicht gerecht werden. Und wir hören von Jugendlichen, die während der Pubertät außer Rand und Band sind, kaum kontrollierbar, (fast) jede Grenze missachten und ziemlich häufig auf die schiefe Bahn geraten. Heutzutage erfahren wir auch mal von Erwachsenen, die immer wieder den Job wechseln, den Überblick bei verschiedenen Aufgaben nicht behalten, sondern hyperfokussiert Aufgabendetails in viel zu langer Zeit erledigen, manchmal jähzornig und impulsiv sind, in ihren Beziehungen nicht so richtig klarkommen und einfach die »reinsten Chaot·innen« sind. (Die aufgezählten Symptome sind im DSM-5 [American Psychiatric Association 2015] oder ICD-11 [WHO 2022] nachzulesen.) Von den Ruhigen, Verträumten, oft scheinbar nicht

Anwesenden, ihre Fähigkeiten nicht nutzenden »ADSler·innen« hören wir viel seltener.

Wenn wir Menschen mit ADHS antreffen, begegnen wir meist sehr feinfühligen Personen, die so empfindliche Antennen haben, dass sie sofort merken, ob ihr Gegenüber sie leiden mag oder nicht – manchmal vielleicht sogar rascher als wir selbst. Wir begegnen da Menschen, die oft mit viel Humor durchs Leben gehen, vor Energie sprühen, scheinbar nicht müde werden, rund um die Uhr arbeiten, wenn auch nicht immer mit dem gewünschten Erfolg, die sich manchmal in Projekten verrennen, Misserfolge vermeintlich gut wegstecken oder sogar ignorieren. Dabei haben wir es einfach nur mit »Lebenskünstler·innen« zu tun, denen es gelungen ist trotz der unablässigen negativen Rückmeldungen aus der Umgebung (»Passt doch mal auf!«; »Nie gibst du acht!«; »Sitz doch mal still!«; »Kannst du dich nicht einfach normal konzentrieren?«; »Hast du mir schon wieder nicht zugehört?«; »Das hast du ja wieder nicht hingekriegt!«; »Das haben wir doch jetzt schon so oft besprochen!«; »Mit dir kann man ja nicht reden!«; »Das ist alles viel zu riskant.«) den Kopf nicht in den Sand zu stecken, sondern irgendwelche Strategien zu entwickeln – ob bewusst oder unbewusst, sei dahingestellt –, um mit ihren Besonderheiten in dieser Welt zurechtzukommen. Sie haben aufgrund dieser vielen »selbstwertkillenden« Rückmeldungen im tiefsten Innersten ein sehr negatives Selbstbild entwickelt, dass nach außen oft durch Überheblichkeit, innere Distanzierung und umgekehrte Attributionen (»Die anderen sind schuld.«) verdeckt und dadurch oft übersehen wird. Nicht selten entwickeln sich daraus auch depressive Züge, Verweigerungshaltungen, lange motivationale Durststrecken oder einfach heftige Burn-outs. Aber auch aus tiefen Krisen erheben sich die Betroffenen häufig wie ein Phönix aus der Asche und agieren kreativ und geschäftig bis zum buchstäblichen Ende.

2.1.1 Epidemiologie

Heutzutage wissen wir, dass die Auffälligkeiten häufig schon im Kleinkindalter beginnen können, aber nicht müssen, und gelegentlich erst viel später entdeckt werden können als bislang gedacht. Erst im aktuellen DSM-5 wurde das Alterskriterium für das Auftreten der ersten syndromspezifischen Symptome auf das 12. Lebensjahr angehoben. Laut Schlack et al. (2007) liegen die Prävalenzen zwischen 2,9 % im Vorschulalter und bis zu 7,9 % bei Jugendlichen. Die Diagnose wird also im Schulalter am häufigsten gestellt, weil die Betroffenen im bestehenden System ganz besondere Schwierigkeiten hervorrufen und weil deshalb in diesem Lebensabschnitt auch am häufigsten nach Unterstützung gesucht wird.

Die Diagnose wird bei Jungen ungefähr viermal häufiger gestellt als bei Mädchen. Dies hat zum einen genetische Gründe und liegt zum anderen wahrscheinlich daran, dass Jungs häufig mehr hypermotorische Merkmale aufweisen und deshalb sehr viel auffälliger wirken und stärker in den Fokus geraten als der Anteil Mädchen, die eher verträumt und unaufmerksam sind. Dabei kann das Auftreten massiver Aufmerksamkeitsschwierigkeiten, natürlich nach Ausschluss von Differenzialdiagnosen (Minderbegabung, Beeinträchtigung schulischer Fertigkeiten wie Lese-Rechtschreib-Störung und Dyskalkulie, Hörverarbeitungsstörung, Anpassungsschwierigkeiten, traumatische Erlebnisse etc.), bereits das Stellen der Diagnose ADHS rechtfertigen.

Interessanterweise sind die genannten Zahlen über die letzten Jahrzehnte hin weg ziemlich konstant geblieben. Ich selbst arbeite nun seit ca. 30 Jahren mit großer Freude mit Menschen, die nach allen Regeln der Kunst den diagnostischen Kriterien von ADHS entsprechen. Ich möchte hier aus eigener Erfahrung einige Anmerkungen machen:

Häufig berichten Eltern retrospektiv, dass bereits das Baby auffällig war. Allerdings scheint es genauso auch sog. Easy-to-handle-Babys unter den später ADHS-Diagnostizierten zu geben. Im Kindergartenalter fallen diese Kinder bereits häufig schon deutlich auf, werden aber seltener diagnostiziert, weil es in diesem Lebensabschnitt eine altersgemäße Hyperaktivität gibt und sich die Diagnostik deshalb schwieriger gestaltet.

Am häufigsten wird die Diagnose ADHS oder ADS im Schulalter gestellt. Lange Zeit glaubte man, die Symptomatik müsse bereits im Grundschulalter auftreten, weswegen häufig Jugendliche oder junge Erwachsene undiagnostiziert blieben, wenn ihre Symptomatik nicht so stark ausgeprägt war oder sie mit sehr geschickten Eltern und Grundschullehrer·innen gesegnet waren. Heutzutage ist klar, dass die Auffälligkeit erst im Erwachsenenalter erstmalig diagnostiziert werden kann. Ein Blick in die Wortbeiträge der Grundschulzeugnisse kann bei diagnostischen Erhebungen von Erwachsenen sehr erhellend sein. Im Übrigen bleibt die Symptomatik bei manchen bis ins hohe Alter erhalten.

Neben dem Wissen über die Existenz einer genetischen Vulnerabilität für ADHS halte ich es für sehr wichtig und effizient, ADHS im Sinne von Barkley (Barkley 1997; Barkley et al. 2002) als eine von den katecholaminergen Neurotransmittersystemen verursachte Aktivitätsregulationsproblematik zu verstehen, die Probleme in den exekutiven Funktionen wie Verhaltenshemmung, Selbststeuerung und Arbeitsgedächtnis aufwirft – alles Prozesse, deren Steuerung Aktivitäten im präfrontalen Kortex voraussetzt. Diese Sichtweise impliziert unmittelbar einen Teil der therapeutisch relevanten Ziele und lässt die Frage nach dem Einfluss von Bottom-up-Techniken leicht herstellen – aber dazu später.

2.1.2 Diagnostik

Zur Diagnostik gehören ganz klar mindestens ein Leistungstest, unterschiedliche Aufmerksamkeitstests, bei Kindern die Beobachtungen in einer Peergroup, ausführliche Anamnese mit Eltern und Pädagog·innen und ggf. differenzierte Abgrenzung von Teilleistungsauffälligkeiten. Ich mache bei Verdacht auf ADHS aus Erfahrung eine Intelligenztestung, wenn möglich in der allerersten Einzelsitzung mit dem Kind. Solange Menschen mit ADHS in einer neuen Umgebung sind, in der sie sich noch nicht auskennen und sich noch keine Gewohnheiten ausgebildet haben, ist ihr Leistungspotenzial in der Regel viel besser abrufbar. Ich halte eine Testung in der Eins-zu-eins-Situation für unabdingbar, weil sonst ADHS-spezifische Symptome vom Testleiter als solche nicht bemerkt und als mangelnde Leistungsfähigkeit fehlinterpretiert werden könnten.

Tatsächlich vereinbare ich meist eine Testsitzung für einen ganzen Vormittag, sodass die Intelligenztestung gleich zu Beginn, wenn die Klient·innen noch frisch sind, stattfinden kann und im Anschluss die Aufmerksamkeitsdiagnostik durchgeführt wird, was zusammen ungefähr der zeitlichen Belastung eines Schulvormittags entspricht.

Die Testergebnisse und -profile nehme ich zum Anlass, weitere diagnostische Tests in Betracht zu ziehen mit dem Ziel, eine bessere differenzialdiagnostische Abgrenzung zu erreichen und damit eine spezifischere Beratung im schulischen Bereich zu ermöglichen.

2.1.3 Therapieansätze

Aus der Verhaltenstheorie kommend, habe ich zu Beginn meiner therapeutischen Praxis vor allem mit Techniken gearbeitet, deren Wirksamkeit belegt ist: direkte verhaltenstherapeutische Interventionen mit dem Kind und selbstverständlich auch mit den Eltern. Schon damals war für mich aus meinen Erfahrungen in meinen studienbegleitenden Praktika offensichtlich, dass das Einbeziehen des Umfelds, von Kindergarten, Schule, Freizeitinstitutionen, für den Erfolg höchst relevant ist. So wurde das Trainieren von Handlungsorganisation, angemessenen Verhaltensweisen, sozialer Kompetenz, des angemessenen Ausdrucks von Gefühlen, das Bewältigen alltäglicher Routinen bei grundlegenden schulischen Fertigkeiten und vieles andere mehr zum Kernstück meiner therapeutischen Interventionen.

Zum Differenzieren von explosiven und funktionierenden Situationen, zur Verstärkung erwünschter Verhaltensweisen, zur Steuerung des kindlichen Verhaltens sowie zur Selbstbeobachtung und zur Erlangung von mehr Selbstkontrolle im elterlichen Erziehungsstil habe ich ein *Elterntraining* entwickelt, aufbauend auf einer ressourcenorientierten Betrachtung des Kindes. Grundlage ist für mich immer eine ausführliche Diagnostik, die klare Analyse von Problemsituationen und das Schaffen von Verständnis für deren Entstehung – auf allen Seiten! Vor allem mit positiver, ressourcenorientierter Kommunikation und situationsangepasster Zielfokussierung habe ich versucht, das Umfeld mit ins Boot zu bekommen (Reinicke 2015). Formulierungen wie »Sie als Lehrerin wissen im alltäglichen Umfeld des Kindes viel besser als ich als dessen Therapeutin, die das Kind ja gar nicht so gut kennt, an welcher Stelle wir anfangen sollten« oder »Jetzt bin ich wirklich froh, denn Ihre Beschreibung der Auffälligkeiten des Kindes entspricht ganz den Ergebnissen meiner Diagnostik!« halfen oft, die Mitwirkungsbereitschaft zu erhöhen, neben einer ausführlichen, neurophysiologisch begründeten Erklärung der typischen Symptomatik (ebd.).

Natürlich spielte auch die Medikation in der Behandlung meiner Klient·innen schon immer eine Rolle, da die Wirksamkeit der Kombination aus Verhaltenstherapie und Medikation mit Methylphenidat wissenschaftlich belegt ist und sich als Königsweg der Behandlung erwiesen hat (z. B. Ludolph u. Pflazer 2013, S. 12). Allerdings lautet mein Motto: »So viel wie nötig, so wenig wie möglich«, und ich bevorzuge eine möglichst undogmatische Vorgehensweise. Das heißt, für mich ist der medikamentöse Therapiebedarf offensichtlich, wenn Schullaufbahn und vorhandene intellektuelle Fähigkeiten auseinanderdriften oder Eltern ihre Kinder nicht mehr aushalten können. Demzufolge gehören für mich die Vermittlung entsprechender Ärzt·innen und die Zusammenarbeit mit diesen genauso wie das Erklären der Wirkungsweise von Methylphenidat mit dem Ziel, die Compliance bei Kind und Eltern zu schaffen, selbstverständlich dazu.

Meiner persönlichen Erfahrung nach wird jedoch viel zu oft, zu früh und manchmal auch mit leicht übergriffigem Nachdruck nach dem Medikament gegriffen, ohne möglichen hilfreichen Veränderungen in der Umgebung Zeit zum Wirken zu geben. Gemeint sind damit z. B. kurze Signale des Lehrpersonals, um den Arbeitsbeginn bemerkbar zu machen, Veränderungen des Sitzplatzes bzw. der Arbeitsbedingungen in der Schule, das Einführen von Ernährungsveränderungen, das Etablieren vermehrter Routineabläufe im Alltag, um z. B. der Vergesslichkeit beim Einpacken des schulischen Materials entgegenzuwirken, und vieles andere mehr. Den Eltern, die ihr Kind aufgrund kritischer Berichte über die Medikationsbehandlung gerne ohne Medikation durch welche Schule auch immer begleiten wollen, wird damit das Leben häufig unnötig schwer gemacht, weil die Verabreichung von Methylphenidat oft als allein selig machender Königsweg angesehen wird.

Im Laufe der Jahre habe ich ganz en passant in diversen Therapiesituationen hypnotherapeutische Elemente integriert. Abgesehen von sprachlichen Mustern, die die Motivation aller Beteiligten verbesserten, hielten verschiedene weitere Techniken Einzug in meine Arbeit mit diesen Lebenskünstler·innen. So z. B. Geschichten und Metaphern, die unbewusste Lösungsprozesse anregen, die Arbeit mit inneren Anteilen, die den Beteiligten oft sehr augenscheinlich bewusst macht, dass nicht das ganze Kind so anstrengend ist, sondern nur ein Teil seiner Persönlichkeit, sowie Imaginationen »funktionierender« Situationen und vieles andere mehr. Das Zusammenspiel dieser verschiedenen Techniken ist in dem von mir entwickelten KIKOS®-Kompass enthalten.

KIKOS®, der Kompass zur Integration komplexer Systeme –
bringt Leichtigkeit in den Alltag mit ADHS zurück.

Irgendwie war mir in meiner langjährigen Arbeit mit Menschen mit ADHS aus frühen Erfahrungen heraus immer klar, dass therapeutisches Wirken viel effektiver, energiesparender und leichter wird, wenn die Eltern und auch das pädagogische Umfeld mitwirken. Umgekehrt kämpft ein Kind bei seinen Bemühungen um Verhaltensänderungen gegen Windmühlen, wenn dieses Umfeld nicht mit im Boot sitzt. So war für mich eine Zusammenarbeit mit dem Umfeld immer selbstverständlich, und mein Wirken war darauf ausgerichtet, den Einstieg in das Boot möglichst einladend zu gestalten.

Im Laufe der Jahre haben sich neben meiner verhaltenstherapeutischen Grundausbildung weitere praxiserprobte Techniken zunächst für meine Arbeitsweise mit Klient·innen mit ADHS und später auch mit anderer Klientel als hilfreich erwiesen:

- Trance und alle hypnotherapeutischen Elemente
- Ressourcenorientierung
- Impacttechniken
- PEP
- Lösungsfokussierung
- Embodiment
- alle anderen Techniken, die die Therapeut·in mitbringt.

Um die Vorgehensweise zu systematisieren, entwickelte ich ein Modell, das zunehmend einem Kompass glich. Einem Kompass, der Orientierung bietet, wie man die passende Technik entsprechend der eigenen Konstitution, Erfahrung und Herangehensweise in unterschiedlichen Situationen für sich selbst, für die Klient·innen und für das jeweilige Setting auswählt und anwendet (Abb. 1):

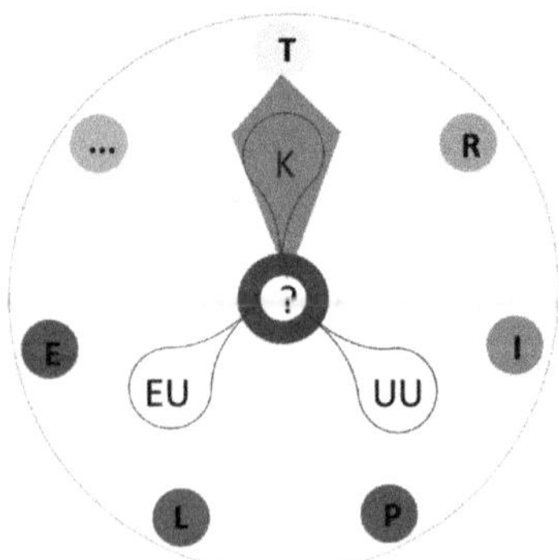

Abb. 1: KIKOS-Ansatz

> Die Kompassscheibe stellt dabei die Therapeut·in oder Anwender·in mit ihrer Grundausbildung, ihrer Persönlichkeit und ihren ganz eigenen Erfahrungen dar. Liest die Therapeut·in oder Anwender·in die Buchstaben auf dem Kompass im Uhrzeigersinn, entsteht das Wort TRIPLE, wie dreifacher Erfolg oder drei Erfolge in Reihe.
>
> Die Anwendung von KIKOS ist unabhängig von spezifischen therapeutischen Ausrichtungen und kann in alle integriert werden. Die einzelnen Systeme sind Klient·in (K), unmittelbares Umfeld (UU) und erweitertes Umfeld (EU) und werden in der Anwendung nach Bedarf kombiniert. Weitere Informationen sind verfügbar unter: https://www.claudiaareinicke.de/kikos.

An dieser Stelle möchte ich auch gerne aus meiner Erfahrung anfügen, dass bei Klient·innen mit ADHS die »Therapeutenvariable« eine ganz entscheidende Rolle spielt. Gewinnen diese Patient·innen den Eindruck, ihr therapeutisches Gegenüber habe nicht genügend Energie, agiere nicht auf Augenhöhe, habe kein Feeling für die Thematik oder ließe sich von ihnen zum Narren halten, dann wird das therapeutische Miteinander keinem Spaß machen, ineffektiv sein und die Menschen mit ADHS um viele ihrer vorhandenen Chancen bringen.

In meinen Vorgehensweisen hat mich neben meinen eigenen Erfahrungen Thom Hartmann (1997) erheblich geprägt: Er betrachtet ADHS nicht als Krankheit, sondern als eine Ausprägung bestimmter Fähigkeiten, die leider heutzutage und vor allem in unserem Schulsystem nicht mehr gebraucht werden. Diese Perspektive fand in meiner Wahrnehmung dieser Menschen einen sehr guten Nährboden, da sie dringend benötigte Ressourcen fokussiert und von den Betroffenen zutiefst wertschätzend erlebt wird. Dabei soll ADHS keinesfalls verharmlost werden, was manche Kritiker Hartmann vorgeworfen haben. Es geht lediglich darum, eine ressourcenorientierte Sichtweise zu fokussieren, die das Dilemma der Betroffenen in ihrem heutigen Umfeld erklären und einen handlungsorientierten, positiven Ausblick schaffen kann.

Doch fehlte mir vor allem in den Interventionen mit den Kindern und Jugendlichen immer noch eine prozessorientierte, »bottom up« gesteuerte körperliche Komponente, und zwar vor allem zur Emotionsregulation. Ich habe mit den Betroffenen viele Fähigkeiten zunächst in Bewegung trainiert, um sie dann Schritt für Schritt auf das weniger bewegungsintensive schulische Umfeld zu übertragen. Aber bei der kognitiven Umstrukturierung und dem Erlernen von Impulskontrolle blieb immer etwas auf der Strecke – impulsivitäts- und vergesslichkeitsbedingt. Bis ich PEP kennenlernte! Ganz gleich ob in Einzelsitzungen, in Gruppensitzungen mit Kindern und manchmal additiv mit Eltern, in Eltern- oder Familiensitzungen, in Sitzungen mit dem pädagogischen Umfeld bis hin zu Sessions mit der ganzen Klasse – PEP ist kombinierbar mit all den anderen Techniken, die sich in diesen Behandlungen als hilfreich erwiesen haben, und deshalb für mich nicht mehr wegzudenken!

2.2 Integration von PEP bei ADHS-Betroffenen

Die Klopftechnik hilft ADHS-Betroffenen zunächst oft in akuten Situationen, um erstmals zu spüren, dass sie das Explodieren, also die mangelnde Impulskontrolle, durchaus beeinflussen können. Wichtig ist, sie diese Erfahrung erleben zu lassen, um sie dann kreativ im Alltag zu verankern. Dann nutze ich diese Erfahrung oft, um das Lernverhalten positiv zu beeinflussen, also zu Beginn einer Trainingseinheit, häufig gekoppelt mit Selbststärkung, weil das Lernen meist konsequent mit Selbst- und Fremdvorwürfen verwoben ist.

Die »Selbststärkungsübung« (auch »Kurbeln« genannt) eignet sich hervorragend, um die selbstabwertenden Gedanken beim Gewahrwerden sämtlicher ADHS-Symptome und anderer »nerviger« Verhaltensweisen zu bearbeiten und erst mal zu akzeptieren, dass es diese gibt. Symptome werden ja manchmal negiert, um den Selbstwert zu schützen, und sämtliche Schuld wird gerne mal den anderen zugewiesen. Mit Kindergartenkindern eignen sich stärkende Sätze wie z. B.:

- *»Auch wenn ich das manchmal selber doof finde, wenn ich dies oder jenes tue, bin ich ein ganz tolles Kind und mögen mich meine Eltern (oder das geliebte Haustier oder das Kuscheltier), so wie ich bin.«*
- *»Auch wenn ich oft Streit mit anderen habe, bin ich ein cooler Oscar (bzw. Name des Kindes)!«*
- *»Auch wenn das heute echt blöd war, kann ich das beim nächsten Mal anders!«*
- *»Auch wenn ich Streit mit XY hatte, mögen mich die anderen so, wie ich bin!«*
- *»Auch wenn ich lieber gar nicht in den Kindergarten will, bin ich ein netter Kerl / schaff ich das!«*

Weitere kindgerechte Vorgehensweisen finden Sie in meinem Buch *Klopfen mit Kindern* unter anderem im Kapitel über ADHS (Reinicke u. Bohne 2019, S. 127 ff.). Für die größeren Kinder bietet *Selbstwert. Einfach. Stark. Der Selbstwertgenerator für junge Menschen* eine wahre Fundgrube (Bohne u. Ebersberger 2020a).

Die eigentliche Konzentrationsschwäche bei ADHS-Betroffenen lässt sich meiner Erfahrung nach durch das Klopfen nur kurzzeitig beeinflussen, wenn überhaupt. Wohl aber der Ärger darüber, nicht konzentriert zu sein. Außerdem hilft das Klopfen manchen Schüler·innen, die Zeit der Langeweile zu überbrücken und sich zu refokussieren, wenn man der Lehrer·in gerade mal wieder nicht folgen kann. (Sie kennen alle den Ausruf »Laaaangweilig!«, wenn über Schule gesprochen wird.) Dabei hat sich gezeigt, dass die zuvor gemeinsam erarbeiteten Selbststärkungssätze für diesen Zusammenhang öfters mal aufpoppen und von den ADHS-Betroffenen selbstständig verwendet werden können, zumal das Wahrnehmen von Konzentrationslecks meist zu Selbst- oder Fremdvorwürfen führt.

Der Kognitions-Kongruenz-Test (KKT) eignet sich auch für die Behandlung ADHS-Betroffener. Der Test ist ein fantastisches Instrument, um ihn manchmal auch nur auszugsweise mit den blockierten Patient·innen zu nutzen. Er wird in diesem Buch in den Kapiteln 5, 10, 12 und 13 weitergehend beschrieben.

2.2.1 PEP bei ADHS in Familiensitzungen

In Familiensitzungen lassen sich erfahrungsgemäß auch Selbststärkungsübungen vor den anderen Mitgliedern ganz geschmeidig einführen, wenn die Ankündigung solcher Techniken im Vorfeld bereits erfolgt ist. Die berührenden Momente, die entstehen, wenn beim Bericht über eine explosive Situation im häuslichen Umfeld einer der Beteiligten (oder auch alle) nach einer Klopfsession immer noch ziemlich sauer oder enttäuscht ist und dann vor den anderen sagt: *»Auch wenn meine Mutter mir an der Stelle ziemlich auf den Wecker geht, mag ich und schätze ich mich so, wie ich bin!«* oder gar *»… mögen mich meine Eltern, so wie ich bin!«*, haben mir die rasante Tiefenwirkung dieser Technik in Gruppensituationen verdeutlicht und mich die Anwendung in derartigen Sessions ausweiten lassen. So nutze ich Selbststärkungssätze auch für das Gegenüber, quasi als Fremdstärkungssätze. Eltern können also auch zu ihrem Kind sagen: *»Auch wenn wir immer wieder Streit bei diesem Thema haben,* *lieben und akzeptieren wir dich so, wie du bist!«* Das führt zu ganz unterschiedlichen Reaktionen: von Ankuscheln und Entspannung bis zu Äußerungen wie »Stimmt doch überhaupt nicht!« und damit zur Fortführung dieser Intervention über Selbststärkungen z. B. mit dem Satz: *»Auch wenn XY [Name des Kindes] wegen der Streitigkeiten gar nicht mehr glaubt, dass ich ihn/sie liebe und akzeptiere, wie er/sie ist, bin ich eine gute Mutter / ein guter Vater und mache es so gut, wie ich es kann.«* Sie können sich vorstellen, dass das dann nicht der letzte Satz der Intervention bleibt und Kinder und Eltern voneinander erfahren, wie sie an sich selbst zweifeln bzw. was sie sich gegenseitig eigentlich vorwerfen. Die Auflösung der Blockaden erfolgt in kindgerechter Sprache mit möglichst von den Klient·innen selbst gewählten Formulierungen.

Im Kontext von ADHS hat das Klopfen mit der ganzen Familie natürlich noch einen ganz anderen Charme: Die ja oft auch selbst recht explosiven Eltern kommen dadurch viel leichter über die direkte Erfahrung vorwurfsarm zu der Erkenntnis, dass ihr eigenes Verhalten das Ausmaß des Verhaltens des Kindes erheblich beeinflusst. Damit rückt auch das Kind mit ADHS aus dem Fokus, die exklusive Ursache der Schwierigkeiten zu sein.

> Aufgrund meiner großen Begeisterung für die in der PEP-Ausbildung erfahrenen Techniken wundert es mich gar nicht so sehr, dass diese sich ganz einfach in den Arbeitsalltag mit ADHS-Betroffenen integrieren lassen. Die oft über ihre eigenen Verhaltensweisen verzweifelten Kinder oder Eltern nehmen die neue Technik auf »spielerische« Weise gerne an. Das Einführen nehme ich gerne in Situationen vor, in denen die Klient·innen oder die Beteiligten bereits aufgeregt von misslichen Situationen erzählen und schon »auf 180 sind« – oft in Familiensitzungen, sodass sofort alle unmittelbar Beteiligten involviert sind. Die den Auftrag abholende Frage »Soll ich dir/euch/Ihnen jetzt mal gleich eine Technik zeigen, mit der man so eine Aufregung umlenken kann?« erzeugt recht einfach ein »Ja« und die Anwendung eine sofort veränderte Empfindung für die problematische Situation. Nicht selten wird direkt danach eine andere, positivere Betrachtung der Situation geäußert, samt dem großen Erstaunen, dass einem diese Sichtweise vorher noch gar nie eingefallen ist. Bei Skeptiker·innen kann über die neurophysiologische Erklärung von ADHS und die Beschreibung der Wirkungsweise des Klopfens oftmals zumindest die Zustimmung eingeholt werden, die Methode einmal zu versu-

chen. Wenn eine Patient·in diese Technik dennoch ablehnt, nutze ich aus dem KIKOS-Kompass eine andere Methode, wie z. B. Impact-Techniken, gerade auch weil es meist an Formulierungen fehlt. So können die Betroffenen ohne zu reden ins Spüren kommen und unbewusste Lösungsstrategien anregen. Solche Interventionen machen oftmals bislang verdeckte Empfindungen für alle sichtbar und lösen teilweise intensive Reaktionen bei den anderen Anwesenden aus. Dadurch kann es auch geschehen, dass das Anwenden des Klopfens doch noch interessant wird.

Unlängst habe ich bei einem Fünfjährigen zum ersten Mal erlebt, dass er keinesfalls mitklopfen wollte, nachdem die Eltern seine jüngste Konfliktsituation geschildert hatten. Er beobachtete aber das Vorgehen der Erwachsenen ganz genau. Nach der Intervention gab er über den Abstand zwischen den Händen einen deutlich geschrumpften Wert für »Unangenehm« an, während er verbal äußerte, es habe sich nichts verändert (was sich ja leicht mit dem »Nichtmitklopfen« erklären ließ) – scheinbar haben da seine Spiegelneuronen ganz konzentriert mitgearbeitet.

Übrigens können Kinder ab 3–4 Jahren schon an das Selbstklopfen herangeführt werden. Natürlich benutzen sie nicht alle Punkte, sondern nur die, die sie sich sofort gemerkt haben oder diejenigen Punkte, die intuitiv guttun.

2.2.2 PEP bei der Arbeit mit Klient·innen mit ADHS in Gruppensitzungen

Mit ADHS-Klient·innen ist das Arbeiten in Gruppensituationen sehr angesagt, sei es zur Verbesserung der sozialen Kompetenz, im Sinne des sozialen Miteinanders, der Konzentration in ablenkungsreicher Umgebung und vieles anderes mehr. Auch da ist die Kombination von Klopfübungen mit Selbst- und Fremdstärkung ein hocheffektives Mittel. Ich halte es dabei für wichtig, Kindern erst in Einzelsitzungen bestimmte Arbeitsstrategien, z. B. im Sinne der besseren Handlungsorganisation, beizubringen, bevor sie zu einer Gruppe stoßen oder eine kleine Gruppe neu zusammengesetzt wird, die dann langsam wachsen kann. Denn frustrierende Gruppenerlebnisse haben die Betroffenen genügend, also ist es wichtig, dass wir dafür sorgen, dass dies nicht auch noch in der Therapie passiert, jedenfalls nicht vor erfolgreichen Erfahrungen. Das laute Äußern einer Selbstbestärkung im Rahmen von Gruppenaufgaben, wie »*Auch wenn es die anderen nervt, dass ich langsamer bin, weiß ich, dass ich was anderes richtig gut kann!«*, führt die anderen Teilnehmenden elegant auf einen Weg, auf dem sie ihre kritischen Worte zukünftig besser wählen – wenn man es lang genug trainiert und verstärkt.

Ich will nicht in Abrede stellen, dass ADHS-Betroffene sich häufig in der Situation sehen, manche Vorgehensweisen öfter wiederholen und üben zu »dürfen« als andere Menschen, bis sie jederzeit abrufbar sind. Damit scheint auch die größte Schwierigkeit beim Einführen dieser Techniken eine gute Verankerung derselben zu sein, da sie sonst einfach vergessen werden, wenn es wieder explosiv wird. Außerdem explodieren Menschen mit ADHS meist schneller als andere, sie haben also weniger Vorwarnzeit, in der die Techniken angewandt werden können, um Verhaltensausbrüche in konstruktivere Verhaltensweisen umzulenken. Dafür ist das soziale Umfeld eine hervorragende Ressource, die den Betroffenen dabei behilflich ist. Ein Grund mehr, die Nutzung des Klopfens sowohl im familiären als auch im schulischen Umfeld zu etablieren.

Es hat sich als sehr hilfreich erwiesen, Lehrpersonen – am besten gleich einer ganzen Fachlehrkräfterunde – neben den geschickt und schulspezifisch übermittelten Diagnoseergebnissen auch gleich zu präsentieren, dass man dem Kind die Klopftechnik beigebracht hat. Dies ist sinnvoll, weil es erstens hilft, Fehldeutungen zu vermeiden, wenn das Kind im Unterricht klopfen sollte, und zweitens, weil viele Pädagog·innen in vorwurfsfreien Gesprächen über das Kind genauer nach dem Klopfen fragen, um es vielleicht mit der ganzen Klasse anzuwenden. Die hilfreiche Wirkung auf die Lehrperson selbst beim Vormachen der Klopftechnik brauche ich hier ja nicht genauer zu darzulegen.

2.3 Fallbeispiel: Paul wird zum Klopfexperten

Der 8-jährige *Paul* befindet sich in der 2. Klasse einer Grundschule mit offenem Unterricht. Paul kann nicht an seinen Aufgaben dranbleiben, ist abgelenkt, stört die anderen durch Herumlaufen und findet sozial keinen guten Anschluss. Vielmehr benimmt er sich den Mitschüler·innen gegenüber ungeschickt. Wenn ein Annäherungsversuch nicht funktioniert, wird er verbal ausfällig und wütend.

Die ADHS-Diagnostik dient u. a. dazu, mit der Lehrerin zu schauen, welchen Anforderungen er realistischerweise derzeit Folge leisten kann. Paul selbst vermag durch die Diagnose verstehen, dass er nicht

»zu dumm« ist, sondern dass er eine besondere Lernaufgabe (vom Schicksal, dem lieben Gott oder sonst wem) bekommen hat: mit dieser Konzentration, die immer wieder flüchtet, zu arbeiten, sie immer wieder einzufangen; außerdem zu lernen, wie man sich in andere hineinversetzt, was ihm zwar retrospektiv hervorragend gelingt, aber nicht in der Situation.

Der Junge lernt zusammen mit seiner Mutter das Klopfen und Kurbeln in Bezug auf Streit und Konzentrationsmangel während der Hausaufgaben. Wir formulieren in der Therapie folgende Selbststärkungssätze: *»Auch wenn wir eigentlich gerade beide keine Lust haben, was für die Schule zu tun, darf es auch Spaß machen, wenn es keinen Spaß macht.«; »Auch wenn ich jetzt lieber spielen würde, fang ich jetzt einfach an, und Mama bügelt und schaut nicht hin.«; »Auch wenn es mir schwerfällt, nicht dazwischenzuquatschen, bügle ich jetzt, und wir schauen nachher gemeinsam drüber.«; »Auch wenn ich befürchte, dass es beim späteren Korrigieren unterschiedliche Ansichten geben könnte, vertraue ich auf unsere Teamfähigkeit und weiß, dass wir das hinkriegen.«*

Während einer hypnotherapeutischen Online-Sitzung, in der Paul zu Hause auf seinem Bett imaginiert, dass er mit den beiden »problematischen« Jungen aus seiner Klasse auf einem Segelboot unterwegs ist, fängt er selbstständig an zu klopfen, weil die drei dort in Streit geraten. Dadurch werden in der Imagination alle ein bisschen ruhiger und können sich Problemlösungen vorstellen. Bei der Auswahl der priorisierten Lösung geraten sie wieder in Streit, dabei geht der »Hauptproblematische« über Bord. Den beiden anderen wird sofort klar, dass sie ihn retten müssen. Während der Rettungsaktion ruft er dem anderen »Retter« zu, er solle klopfen, dadurch können sie ihn leichter aus dem Wasser ziehen. Wieder an Bord beschließen sie, zukünftig zusammenzuhalten. Es werden passende Selbststärkungssätze gefunden: *»Auch wenn wir uns so doll gestritten haben, sind wir zusammen stark.«* und *»Auch wenn es eigentlich blöd ist, sich so zu streiten, finden wir zukünftig immer einen Weg.«* Fortan fängt Paul tatsächlich in kritischen Situationen in der Schule immer an zu klopfen, allerdings verborgen, weil es ihm peinlich ist. Die eingeweihte Lehrerin, macht ihn zum Klopfexperten in der Klasse und lässt ihn die Technik allen zeigen. Daraufhin können alle eine Klopfrunde anfordern, wenn es irgendwie zu Streit oder Spannungen kommt. Im Morgenkreis wird das immer wieder angewandt.

Zu Hause nutzen beide Elternteile die Technik, um sich von dem Kind nicht mehr so »hochbringen« zu lassen. Die Selbststärkungsübungen werden vor jeder Lernsituation angewandt, wenn jemand Paul daran erinnert. Der aktuelle Stand: In den Lernsituationen vergisst er die Technik immer noch – in den sozialen Konfliktsituationen selten!

2.4 Resümee

Meiner Meinung nach muss die Therapie von ADHS bei Kindern und Jugendlichen folgenden fünf Kriterien entsprechen: Sie sollte

1) multimodal sein, um möglichst viele Sinne und neurophysiologischen Prozesse gleichzeitig anzusprechen
2) mit den Systemen arbeiten, weil das Kind allein sein Umfeld nicht verändern kann
3) ressourcenorientiert sein, weil aus meiner Erfahrung alle Beteiligten an sich zweifeln und verzweifeln
4) embodimentfokussiert sein, weil Reden allein bei diesen Menschen meistens nicht reicht
5) sehr flexibel und prozessorientiert sein, weil die zu bearbeitenden Baustellen abwechselnd für Aufruhr sorgen und weil es den Klient·innen sonst langweilig wird und sie sich eine neue Therapeut·in suchen.

PEP ist dabei als Zusatztechnik und auch als Methode sehr hilfreich und kann in verschiedenen kreativen therapeutischen Settings angewandt werden

2.5 Zentrale Aussagen

- Klopfen und Selbststärkungsübungen sind wichtige Elemente für das ganze Familiensystem, damit ADHS-Betroffene ressourcenorientiert zu mehr Selbstkontrolle gelangen.
- Klopfen hilft Menschen mit ADHS dabei, ihre Impulsivität zu beeinflussen, wenn der Nutzen der Methode gut im Alltag verankert wird und sehr früh in der Erregungskurve zum Einsatz kommt.
- Das Einbeziehen des unmittelbaren und des erweiterten Umfelds birgt viele Ressourcen, um die ADHS-bedingten Stolperfallen zu bewältigen (siehe KIKOS®-Kompass, Abb. 1).
- Methodenvielfalt, häufige Musterunterbrechung und prozessorientiertes Vorgehen hilft Menschen mit ADHS in einer Therapie die Motivation zu behalten.

3 Monster-Zähmung im Sorgenland – Kreative und spielerisch leichte Lösungswege für Kinder und Jugendliche mit Ängsten

Ulla Engelhardt

In meinem Beitrag geht es um die spielerische Verflechtung von PEP und Hypnotherapie zu einer therapeutischen Geschichte, mit deren Hilfe die betroffenen Kinder und Jugendlichen ihre Ressourcen ausgraben und ihre Ängste bewältigen können. Der Schwerpunkt liegt hier auf dem Externalisieren der Angst und der »Monster-Zähmung« mit PEP. Die Anleitung soll Mut machen, die jungen Menschen im spielerisch-leichten Miteinander auf Augenhöhe bei der Bearbeitung ihrer oft sehr belastenden Angstthemen zu begleiten.

3.1 Ängste bei Kindern und Jugendlichen

»*Maria* klagt schon vor der Schule über Bauchschmerzen. Ständig gibt es Tränen bei den Hausaufgaben. Sie sagt, sie könne das alles nicht und sei zu dumm dafür. Sie traut sich auch nicht, sich im Unterricht zu melden, weil sie Angst davor hat, ausgelacht zu werden. Vorlesen vor der Klasse ist das Allerschlimmste für sie«, sorgt sich Frau M., die Mutter der 9-Jährigen, in einem Erstgespräch.

»*Jan* muss bald seine Gesellenprüfung machen und hat fürchterliche Angst davor, weil er in der Zwischenprüfung mehrere Sechser bekommen hat. Außerdem ist er schon zweimal durch die Führerscheinprüfung gefallen. Jetzt traut er sich gar nichts mehr zu. Dabei macht er seine Arbeit so gut und gerne, und sein Chef schätzt ihn sehr. Aber wenn er an seine Prüfungen denkt, würde er am liebsten alles hinschmeißen«, befürchtet Frau J., Mutter des fast 18-Jährigen im Beratungsgespräch.

Solchen und ähnlichen Berichten über junge Menschen mit verschiedenen Ängsten begegnen wir in unserer Arbeit immer häufiger. Aktuelle Studien, wie die BELLA-Studie (Klasen, Reiß u. Otto 2017), unterstreichen diese Beobachtungen. Die Ergebnisse der COPSY-Studie (Ravens-Sieberer, Kaman u. Otto 2021; Lemm 2021) weisen sogar auf einen deutlichen Anstieg der Zahlen als Folge der Belastungen durch die Covid-19-Pandemie hin.

Inzwischen leiden weit mehr als 10 % aller Kinder und Jugendlichen in Deutschland unter diversen Ängsten. Ängste gehören zu den häufigsten psychischen Störungen junger Menschen und werden sowohl in der ICD-10 (F93, F40, F41) (ab 2022: ICD-11; Vloet u. Romanos 2020; WHO 2022) als auch im DSM-5 (APA 2013) beschrieben (Rotthaus 2021, S. 32). Oftmals treten verschiedene Angststörungen kombiniert oder eine Angststörung in Verbindung mit anderen psychiatrischen Diagnosen, wie Depressionen oder Teilleistungsstörungen (F80), auf. Unbehandelt können Angststörungen im Erwachsenenalter chronifizieren. Detaillierte Erläuterungen zu dem Thema liefern unter anderem Rotthaus (2021) und Voigt (2021).

Angst ist eine »lebensnotwendige Beschützerin« und »Sicherheitsexpertin« (Voigt 2021, S. 140), »... ein Zeichen dafür, dass du kurz davor bist, etwas wirklich Mutiges zu tun« (Young u. Dovidonyte 2020). Angst ist auch der »Motor der persönlichen Entwicklungsgeschichte« (Rotthaus 2021, S. 149). Wird sie zu groß und übermächtig, wie bei Maria und Jan, schränkt sie das Leben der Betroffenen drastisch ein und kann zu Gefühlen von Hilflosigkeit und Ausgeliefertsein führen. Der Körper reagiert dann mit Zittern, Herzklopfen, Erröten, Schwitzen, Übelkeit oder Bauchschmerzen. Psychische Folgen können Scham, Unsicherheit, Verzweiflung, sozialer Rückzug, Depressionen und ein schrumpfendes Selbstwertgefühl sein. Lösungsversuche beschränken sich oft auf das Vermeiden der angstauslösenden Situationen, was allerdings für die Aufrechterhaltung und Verschlimmerung der Ängste sorgen kann.

Dabei sind meist nicht die Situationen selbst angstauslösend, sondern die gedanklich vorweggenommenen inneren Vorstellungen von Versagen oder Demütigungen in der Zukunft. Diese sorgen dafür, dass der junge Mensch in einer blockierenden Problemtrance verbleibt, in der er sich seiner Ressourcen nicht mehr bewusst ist. Grundlegende Bedürfnisse nach Beziehung, Sicherheit und Wachstum werden so nicht mehr erfüllt.

Ängste lassen sich aber nicht, wie oft gewünscht, einfach übergehen oder »wegmachen«, sondern möchten gesehen und gewürdigt werden. Es geht also darum, einen anderen Umgang mit ihnen zu erlernen, ihre guten Absichten zu erkennen und sie zu kooperativen Mitarbeiter·innen zu erziehen. Nur so kann der junge Mensch Chef bleiben, das heißt Handlungsstrategien für sich entwickeln und seine Wege selbstbestimmt gestalten.

Allerdings erweist es sich häufig als schwierig, mit den Betroffenen über ihre Ängste zu reden. Meist sind sie ja nicht aus eigenem Antrieb losgezogen, um Unterstützung zu finden, sondern wurden von ihren Eltern geschickt. Viele reagieren zunächst mit Schweigen oder dem Beschönigen der Situationen und Gefühle. Damit sie dennoch aus ihrem emotionalen Tief herausfinden, ist es wichtig, den Weg für eine vertrauensvolle Zusammenarbeit zu ebnen und einen guten Rapport zwischen Therapeut·in und Klient·in aufzubauen.

Um die jungen Menschen in ihrer Lebenswelt abzuholen, lade ich sie zu einer Tätigkeit ein, der sie meist besonders gern nachgehen: zum Spiel. Die Spielform vermittelt den Kindern und Jugendlichen eine Atmosphäre von Leichtigkeit, Freude, Neugier und Kompetenz, in der sie sich mit nach innen gerichteter Aufmerksamkeit, in Trance, auf die Suche nach ihren verborgenen Schätzen machen können. So mobilisieren sie ihre Kräfte, um die bestehenden Hindernisse zu überwinden.

Ein wichtiger Baustein der im Spielprozess enthaltenen hypnotherapeutischen Methoden und von PEP sind imaginative Verfahren. Einerseits werden diese als Zugang zu Stärken, Fähigkeiten und Ressourcen genutzt, andererseits aber auch zum Aufrufen angstbesetzter Erlebnisse. Ressourcen- und lösungsorientiert werden die jungen Menschen in einer Begegnung auf Augenhöhe durch den therapeutischen Prozess geführt, den nur sie selbst als Expert·innen ihres Lebens mit ihren ganz persönlichen Geschichten füllen können. An diesem sicheren Ort verschiebt sich der Fokus weg von der Erstarrung in Angst und Hilflosigkeit hin zu Öffnung und motiviertem Handeln. So wächst die Bereitschaft, die »Angstmonster zu zähmen«, und die Hoffnung selbstwirksam auch schwierige Situationen meistern zu können.

3.2 Hypno trifft PEP – die Heldenreise

Der von mir entwickelte spielerische Therapieprozess »Hypno trifft PEP – Leicht gem...8 mit der Kraft der 8 & Co.« (Engelhardt 2019; https://leichtgem8.de/) ist wie eine klassische Geschichte aufgebaut: Die Protagonistin, ich nehme als Beispiel Maria, macht sich in Begleitung der »Reiseleitung« auf eine Reise durch vier Länder, um ihre Ängste zu überwinden:

1) Zunächst stärkt sie sich im *Kraftland* mit wiedergefundenen Ressourcen und positiven Erinnerungen, die sie als Kraftbilder aufmalt, denn Bilder und Farben sprechen das Unterbewusstsein an.
2) Nach Überkreuz- und Fingerberührübung und einer verankernden Ressourcen-Trance am »Platz der Entspannung« stellt sie sich im *Sorgenland* (Allemann 2006) ihrer Antagonistin, der Angst. Hierfür wird Maria eingeladen, ihr Angstmonster oder eine andere Figur zu malen, das heißt ihre Angst zu externalisieren. Im »Monster-Interview« kommt es anschließend zur Auseinandersetzung mit dem ungeliebten Anteil, aber auch zu seiner Wertschätzung. Für die Monster-Zähmung erhält Maria von der Reiseleitung ein »Zauberelixier«: PEP, das mit Kurbeln und Klopfen seine Wirkung zeigt. Die Reisende spürt die neue Energie, mit der sie Körper, Gedanken und Gefühle positiv beeinflussen kann.
3) Mit Kraftsätzen und Klopfpunkten im Gepäck möchte unsere Heldin jetzt weiterreisen, doch hier und da stellen sich ihr »finstere Gestalten« in den Weg, die Big-Five-Lösungsblockaden. Mit Selbststärkungssätzen und Klopfen gelingt es ihr jedoch schon bald, diese Hindernisse im *Blockadenland* zu überwinden.
4) Glücklich und erleichtert wandert Maria nun weiter zu ihrem Ziel, dem *Wohlfühlland,* wo mit Zwischenentspannung, Zielbildimagination und Kraftsätzen weitere PEP-Tools zur Verankerung des Gelernten auf sie warten. Hier findet die Reisende ihren absoluten Powersatz und formuliert drei konkrete Schritte zur Zielerreichung. Diese werden notiert und dem jungen Menschen zusammen mit den von ihnen gemalten Ressourcen-Bildern, den Handpuppen, an den verschiedenen Stationen gesammelten Glitzersteinchen und Kraftsätzen als Anker mit nach Hause gegeben – einerseits als Erinnerung, andererseits als Kraftsymbole für zukünftige Herausforderungen.

Zu dieser »Heldenreise« lade ich die Kinder und Jugendlichen meist schon zu Beginn der Therapie ein, damit die Ängste möglichst schnell an Kraft verlieren. Die Dauer richtet sich nach den Bedürfnissen und dem Arbeitstempo der Reisenden, durchschnittlich beträgt sie durch alle vier Länder circa drei bis fünf Sitzungen. Mithilfe des Spielplans, der von den Reisenden auch selbst gemalt werden kann, des Protokollbogens und der erstellten Utensilien ist es leicht, immer wieder neu in die Reise einzusteigen. Als Material lege ich bereit:

- DIN-A4-Blatt in zwei Felder geteilt für Monster- und Sorgenlandbild, Buntstifte, Bleistift, Handpuppen- oder Fingerpuppenrohlinge und Stoffmalstifte
- als Verankerung für Kraftsätze: Glitzersteinchen, Muscheln o. Ä., kleines Stoffsäckchen
- für die Big-Five-Lösungsblockaden: fünf dunkle Figuren als »finstere Gestalten«
- für die Skalierung: laminierte Fächer-Bewertungsskala mit Pfeil zum Einstellen der Befindlichkeit (siehe das zugehörige Arbeitsblatt des → Online-Zusatzmaterials).

Im Folgenden verdeutliche ich anhand der Beispiele von Maria und Jan, wie ich die Konfrontation mit der Angst, die »Monster-Zähmung« im Sorgenland und die Entlarvung der »finsteren Gestalten« im Blockadenland mit den Reisenden durchführe bzw. begleite. Für diese Sequenz haben beide circa eine Sitzung benötigt. Die zugehörigen Einführungen und Fragestellungen befinden sich auf den Arbeitsblättern des → Online-Zusatzmaterials.

3.3 Fallbeispiel: Monster-Zähmung im Sorgenland

Nach einem Selbstwerttraining und der anschließenden Verankerung der wiedergefundenen Ressourcen im *Kraftland* kommen die Protagonist·innen im *Sorgenland* an. Hier führe ich zunächst mit einer kleinen Trance (siehe → Online-Zusatzmaterial) das »Angstmonster« ein. Anschließend lade ich die Kinder und Jugendlichen dazu ein, ihr »Angstmonster« oder ein anderes Angstsymbol auf einer Karte oder einem Handpuppen-Rohling malerisch zu gestalten.

3.3.1 Externalisierung der Angst und Teilearbeit mit Handpuppen

Sobald das Kind oder die Jugendliche die Angst als Monster, Figur oder Symbol aufgemalt hat, bekommt das belastende Gefühl eine Gestalt, es wird personifiziert, nach außen verlagert und verliert dadurch an Kraft (Voigt 2021, S. 152). So fällt es den Betroffenen viel leichter, über ihre Probleme zu sprechen. Sie kommen in eine Beobachterposition, aus der heraus sie die Angst anders betrachten können (Bierbaum-Luttermann u. Mrochen 2019, S. 121).

> »Das Problem wird zum Problem – nicht das Kind, das ein Problem zeigt« (Rotthaus 2021, S. 181).

Maria als Person »ist« nicht die Leseangst, sondern das Monster vertritt diesen Anteil. Jan als Person »ist« nicht die Prüfungsangst, sondern sein Monster repräsentiert diese. Die Betroffenen selbst haben in dieser distanzierten Position eher die Fäden in der Hand. Sie können als Chef·in mit ihren verschiedenen Anteilen in Kontakt treten, verhandeln, ihre Ressourcen kennenlernen und nutzen und ihnen später neue, akzeptable Aufgaben übertragen und sie damit zu nützlichen Helfern machen. Ausführliche Erläuterungen zu Externalisierung und Teilearbeit bieten unter anderem Allemann (2017), Bierbaum-Luttermann u. Mrochen (2019), Mrochen u. Bierbaum-Luttermann (2017), Rotthaus (2021) und Voigt (2021).

3.3.2 Monster-Interview

Um nun die Sorgen, Ängste und einschränkenden Gefühle für die Selbststärkungssätze zu sammeln, führe ich ein Interview durch (siehe → Online-Zusatzmaterial). Bei Maria, die eine Handpuppe bemalt hatte, richte ich meine Fragen direkt an die Puppe, die das Mädchen auf der Hand hält und der sie ihre Stimme leiht. Jan, der seine Angst lieber auf eine Karte malt, spreche ich im Interview direkt an und befrage ihn zu seinem Angstmonster. Die Antworten notiere ich in einem Protokollbogen und verwende sie später beim Kurbeln als Selbststärkungssätze.

Maria, 9 Jahre: In einem vorab erstellten psychologischen Gutachten werden folgende Punkte aufgeführt: einfache Aktivitäts- und Aufmerksamkeitsstörung (F90.0), Angststörung des Kindesalters, hier: Schul- und Prüfungsängste (F93.8); umschriebene Entwicklungsstörung: kombinierte Störung schulischer Fertigkeiten (Legasthenie und Dyskalkulie; F81.3), häufige Klagen über Bauchschmerzen, Erleben von Versagen, Selbstzweifeln, Angst – massiv belastet und gefährdet; altersentsprechende Integration ins gesellschaftliche Leben auf Dauer gefährdet.

Im Sorgenland begegnet Maria ihrem »Lesemonster«. Sie malt es auf einen Handpuppen-Rohling (Abb. 2). Im anschließenden Interview mit der Handpuppe gibt das Monster mit Marias Stimme folgende Auskünfte: »Ich bin seit dem dritten Schuljahr bei ihr. Ich komme immer in die Schule, wenn sie vorlesen soll. Das kann sie nicht, die anderen Kinder können das besser als sie. Deshalb sage ich ihr, sie soll das lassen, weil sie sowieso alles falsch liest.« Auf die Frage, warum es das denn mache, antwortete das Monster: »Die anderen Kinder lachen sie dann aus, und ich will nicht, dass Maria vor den anderen anfängt zu weinen!« Hier zeigt sich die gute Absicht des Monsters.

Maria ordnete das Toben des Lesemonsters auf der Smiley-Skala (von 0 = alles ist toll bis 10 = es ist ganz schrecklich) beim Wert 9 ein.

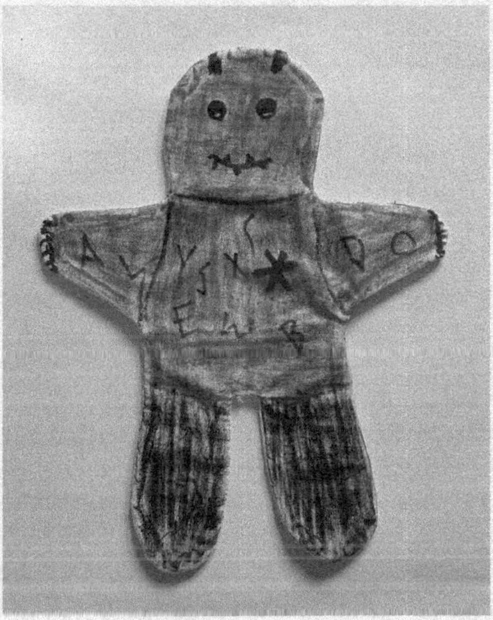

Abb. 2: Marias Lesemonster

Jan, 17 Jahre: erhebliche Prüfungs- und Versagensängste mit körperlichen Symptomen und Schlafstörungen; eine früher nicht erkannte Lese-Rechtschreib-Schwäche führte er lange Zeit auf seine »Dummheit« zurück; ausgeprägte familiäre Probleme in der Kindheit.

Jan malt seine Angst auf eine Karte (Abb. 3). Im anschließenden »Monster-Interview« erfahre ich Folgendes: »Mein Monster ist ein Männchen in meinem Kopf, das macht den Schalter auf ›off‹, und dann ist Ende! Das war früher auch manchmal schon in der Schule da, aber damals war es noch ziemlich schwach. Seit der Zwischenprüfung ist es immer größer geworden. Es löscht einfach alles aus, und nichts geht mehr!« Auf die Frage, warum es das wohl mache und ob da vielleicht auch eine gute Absicht dahinterstecken könne, antwortet Jan, vielleicht wolle es ihm sagen, dass er sich besser aufs Lernen konzentrieren und vorbereiten solle.

Auf der Skala befindet sich das Verhalten des Monsters beim Wert 10.

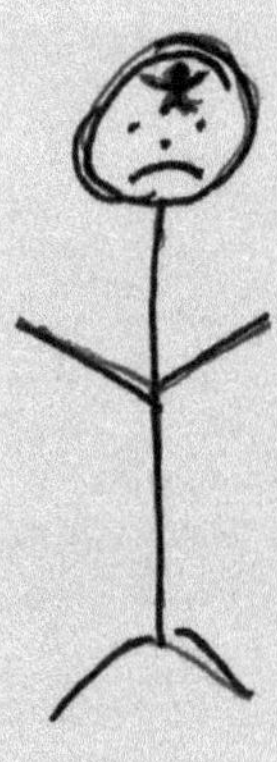

Abb. 3: Jans Prüfungsangst-Monster

3.3.3 Sorgenland-Interview

Danach lade ich die Reisenden ein, ihre Sorgenland-Karte zu malen. Im anschließenden Interview (siehe → Online-Zusatzmaterial) erfahre ich weitere Details über einschränkende Gedanken und Gefühle.

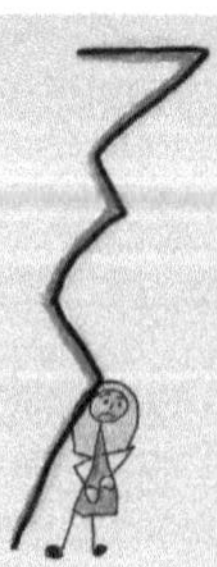

Abb. 4: Marias Sorgenland

Marias Sorgenland (Abb. 4): »Ich fühl mich wie vom Blitz getroffen. Mein Kopf ist verwüstet, er ist ganz heiß, meine Hände und Knie zittern, mein Bauch tut weh, und mein Herz schlägt ganz schnell. Ich sitze im Klassenraum und hab Angst. Manchmal weine ich auch und denke ›Ich kann das alles nicht!‹«

Skalierung (von 0 = alles ist toll bis 10 = es ist ganz schrecklich): 10; Bereitschaft, aktiv etwas zu ändern (von 0 = keine Bereitschaft bis 10 = 100 % bereit): 9.

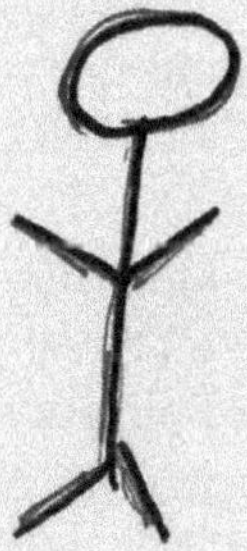

Abb. 5: Jans Sorgenland

Jans Sorgenland (Abb. 5): »Ich habe dann so einen Druck auf den Schultern: Auf der einen Schulter drückt die eine Prüfung, auf der anderen die andere. Ich kann dann nicht mehr sprechen. Es fühlt sich so an, als hätte ich kein Gesicht mehr. Im ganzen Körper spüre ich dann meine Nervosität, meine Hände schwitzen, und ich bin ganz unruhig. Ich drehe mich dann um, gucke überall hin, nur nicht aufs Blatt.«

Skalierung: 10; Bereitschaft, aktiv etwas zu ändern: 10.

Mit diesen gesammelten Informationen folgt jetzt der PEP-Ablauf mit Selbststärkungssätzen, Kurbeln, Klopfen und Skalierungen. Häufig schlage ich für die Sätze »Kraftsätze« vor, die die Reisenden vorher im Kraftland formuliert hatten, oder lasse wählen zwischen: *»Auch wenn ich … / Auch wenn das Monster …,*

- *… habe ich mich lieb, so wie ich bin.«*
- *… gehe ich meinen eigenen Weg.«*
- *… bleibe ich in Sicherheit.«*

Oft finden die Kinder und Jugendlichen für sie passendere eigene Sätze, die kraftvolle Energie für die Bildung von Zuversicht und Selbstvertrauen bieten.

3.3.4 Finstere Gestalten im Blockadenland

Tauchen in den beiden Interviews, also im Monster- und Sorgenland-Interview, Big-Five-Lösungsblockaden auf, stelle ich für jede gefundene Blockade eine *finstere Gestalt* (Holzfigur) auf den Spielplan (Abb. 6). Hier im *Blockadenland,* wird jetzt ein »Hindernisparcours« durchlaufen, damit die Ampeln für die Fortsetzung der Reise ins Wohlfühlland auf Grün wechseln können. Dafür wandern wir zu den entsprechenden Blockaden und lösen sie im PEP-Prozess mit der Selbststärkungsübung, dem Kurbeln und Klopfen auf – je nachdem, was nötig ist. Für die Selbsteinschätzung dient auch hier wieder die Smiley-Skala (von 0 = alles ist toll bis 10 = es ist ganz schrecklich).

Für jede gelöste Blockade kippt die Reisende die entsprechende finstere Gestalt um und entwickelt einen Kraftsatz. Beim altersgemäß formulierten Kognitions-Kongruenz-Test (KKT) wird dann ein smartes Ziel formuliert und getestet. Sind alle finsteren Gestalten entlarvt, geht die Reise weiter. Mit der Zwischenentspannung wird zunächst der Lösungsprozess verankert, um dann frisch und erholt im Wohlfühlland anzukommen. Hier werden die drei konkreten Schritte zum Ziel und der Powersatz / das Lunchpaket formuliert.

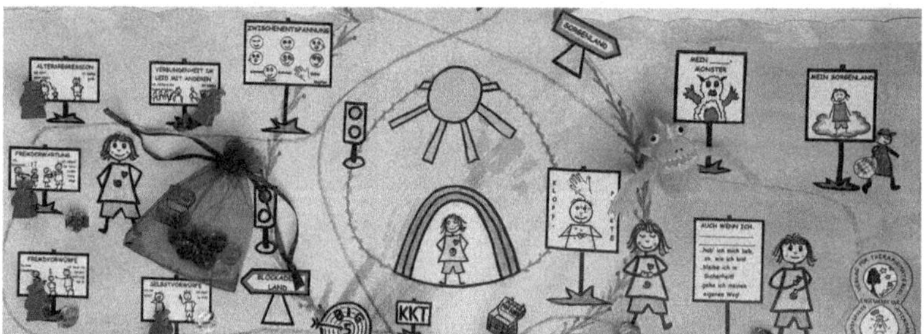

Abb. 6: Ausschnitt aus dem Spielplan »Hypno trifft PEP – Leicht gem...8 mit der Kraft der 8 & Co.«

Marias finstere Gestalten

- Selbstvorwurf: *»Ich bin selbst schuld, weil ich so dumm bin.«* (Skalierung: 8)
- Fremdvorwurf, -erwartung: *»Die anderen Kinder lachen mich aus, das sollen sie nicht tun!«* (Skalierung: 10)

- Altersregression: »*Ich fühl mich wie 'ne kleine Maus!*« (Skalierung: 10.)
- Nach mehreren Durchgängen mit Kurbeln, Klopfen und Selbstverzeihübung bildet Maria folgende Sätze: »*Ich traue mich, auch wenn mal was falsch ist!*« – »*Kleine Mäuschen können nicht lesen, ich bin 9, und ich kann's lernen!*« – »*Egal, was die anderen machen, ich kann's lernen!*« (Skalierung: 3)
- Zielsatz im KKT: »*Ich traue mich vorzulesen. Ich schaffe das!*«
- Drei konkrete Schritte zum Ziel: »*1) Ich lese meiner Familie und Frau Engelhardt vor. 2) In der Klasse übe ich erst leise und melde mich dann. 3) Ich lese auf meiner Kommunion in der Kirche vor.*«
- Kraftsatz: »*Ich schaffe das – und wenn mal was falsch ist, ist es egal!*«
- Ergebnisse: Die vorher diagnostizierte Rechenschwäche verschwindet wie von selbst, es gibt kein Weinen und keine Bauchschmerzen mehr. Kurz darauf liest Maria tatsächlich in der Kirche vor der Gemeinde vor. Etwas später darf ich selbst miterleben, wie sie vor über 300 Menschen eine Rede hält. Inzwischen zählt sie zu den leistungsstärksten Schüler·innen ihrer Klasse und, was viel wichtiger ist: Sie geht sehr gern zur Schule.

Jans finstere Gestalten

- Selbstvorwurf: »*Ich denke dann: Mist, hättest du mal richtig gelernt!*« (Skalierung: 9)
- Altersregression: »*Ich fühl mich dann wie 10, so, als hätte ich davon noch nie etwas gehört!*« (Skalierung: 10)
- Nach mehreren Durchgängen mit Kurbeln, Klopfen und Selbstverzeihübung: »*Popeye* (Jans Kraftwesen aus dem Selbstwerttraining im Kraftland) *ist der Widersacher gegen meinen inneren Schweinehund! Ich kremple die Ärmel hoch und lerne!*«; »*Ab jetzt bleibe ich in Prüfungen so alt, wie ich bin! Ab jetzt fühl ich mich frei!*«
- Zielsatz im KKT: »*Ich bleibe ruhig und schaffe meine Prüfungen!*«
- Drei konkrete Schritte zum Ziel: »*1) Ich übe mit meinem Chef für die Prüfung und lerne. 2) Ich mache Tests für die Führerscheinprüfung und lerne. 3) Wenn ich unruhig werde, klopfe ich meinen Lieblingspunkt und sage mir meinen Spruch.*«
- Kraftsatz: »*Jan, bleib ruhig – du machst das!*«
- Spätere Rückmeldungen: Zunächst besteht Jan die Führerscheinprüfung. Danach benötigt er keine weitere Unterstützung mehr. Circa acht Wochen später überbringt er mir die gute Nachricht über die bestandene Gesellenprüfung und die unbefristete Anstellung in seinem Ausbildungsbetrieb.

3.4 Resümee

Die Verflechtung von PEP, Hypnotherapie und Spiel zu einer therapeutischen Geschichte entfacht Neugier und dadurch eine große Bereitschaft der Betroffenen, sich zu öffnen und sich ihren Ängsten zu stellen. Visualisieren und Externalisieren der inneren Anteile wirken unterstützend und helfen, Distanz zu den belastenden Gefühlen zu entwickeln. Während ich beim Reden über die Ängste als Antwort meist nur »Keine Ahnung ... ich weiß nicht ... so schlimm ist es auch wieder nicht ...« höre, ändert sich dies grundlegend, wenn ich die jungen Menschen zu ihrer persönlichen »Heldenreise« einlade.

Die Methoden sprechen das Unterbewusstsein an und lassen die verschütteten Ressourcen wieder sichtbar werden. Die PEP-Tools mit Selbststärkungsübung, Kurbeln, Klopfen und KKT entlarven schnell die Lösungsblockaden und sorgen für die wertvolle »Zauberkraft« der Selbsthilfe und Selbstwirksamkeit. Darüber hinaus verankern selbst erstellte kreative Utensilien, wie Bilder, Handpuppen und PEP-Poster, die erlernten Methoden und helfen bei der Integration im Alltag. Häufig berichten die Kinder und Jugendlichen später, wie liebevoll sie ihre Schätze zu Hause aufbewahren und wie sie weiterhin PEP für sich nutzen.

3.5 Zentrale Aussagen

- Mit PEP erhalten die jungen Menschen ein kraftvolles Tool, mit dem sie sich als selbstbewusste Gestalter·innen ihres Lebens wahrnehmen können. Spielerisch-kreative hypnotherapeutische Methoden unterstützen dabei altersgerecht das kompetente Miteinander zwischen Therapeut·in und Klient·in. In vertrauensvoller Atmosphäre begegnen sich beide im Spielprozess auf Augenhöhe, was beide enorm erleichternd empfinden. Zudem bieten die PEP-Tools die Möglichkeit, offen oder verdeckt, ausgesprochen oder unausgesprochen an den belastenden Themen zu arbeiten.
- Die PEP-Rituale geben den Kindern und Jugendlichen Sicherheit und Kompetenz. Die jungen Menschen fühlen, dass sie alles an Bord haben, was sie brauchen, um sich ihren Ängsten zu stellen. Auch die Haltung der Reiseleitung strahlt dies aus.

- Mit PEP nehmen die Reisenden einen wertvollen Schatz mit nach Hause, der ihnen Selbsthilfe für verschiedenste zukünftige Herausforderungen bieten kann – ein Leben lang.
- Zusätzlicher Bonus: Auf die Reise können auch Familienmitglieder mitgenommen werden. Wenden die Familienmitglieder gemeinsam PEP an, fühlt sich das Kind verbunden und durch sein Familiensystem gestärkt und getragen.

4 »Inzwischen spüre ich schon eine Entlastung, wenn ich nur ans Tappen[2] denke.« PEP in der Psychotherapie mit traumatisierten Kindern und Jugendlichen

Cornelia Götz-Kühne

4.1 Traumatherapie in einer ambulanten Praxis für Kinder- und Jugendlichenpsychotherapie

> »Mehr als die Hälfte aller Kinder und Jugendlichen ist vor Erreichen des Erwachsenenalters Opfer eines oder mehrerer potenziell traumatisierender Ereignisse« (Starostzik 2021, S. 21).

Ein Teil der Menschen mit traumatischen Erfahrungen reagiert mit einer posttraumatischen Belastungsstörung (PTBS) mit den klassischen Symptomen Wiedererleben, Vermeidung oder Übererregtheit. Des Weiteren gibt es eine Vielzahl anderer Symptome, wie mangelnde Impulskontrolle, gestörte Affektregulation, depressive Verstimmungen, Angst und Panik, Gefühle von Schuld und Scham, Hoffnungslosigkeit und Verzweiflung, psychosomatische Beschwerden, Selbstverletzungen bis hin zur Suizidalität. Fast immer geht eine PTBS mit Komorbiditäten einher (Schäfer et al. 2019, S. 51 ff.).

Im Rahmen langjähriger Erfahrungen in meiner Praxis für Kinder- und Jugendlichenpsychotherapie mit dem Schwerpunkt »Posttraumatische Belastungsstörungen« habe ich eine große Anzahl traumatisierter Kinder und Jugendlicher behandelt. Zunächst mit dem Schwerpunkt »Essstörungen« und der Vermutung, dass es sich bei einigen Patient·innen um eine Reaktion auf traumatisches Erleben handeln könnte. Insofern war es für mich erstrebenswert, mir neben einem Richtlinienverfahren, der Systemischen Therapie und einer körpertherapeutischen Weiterbildung erweitertes »traumafokussiertes Handwerkszeug« (EMDR, PITT, CIPBS)[3] anzueignen,

---

2 Manche Jugendliche nutzen alternativ zum Wort »Klopfen« den eingedeutschten englischen Begriff »Tappen«.

3 EMDR: Eye Movement Desensitization and Reprocessing; PITT: Psychodynamisch Imaginative Traumatherapie (Reddemann 2012); CIPBS: Conflict Imagination, Bilateral Stimulation (Diegelmann 2011).

um den komplexen Anforderungen einer Traumafolgestörung im Sinne einer guten Versorgung der Klient·innen gerecht werden zu können. Aufgrund dieser Spezialisierung suchten immer mehr Kinder und Jugendliche mit traumatischen Erlebnissen, wie sexuellen Gewalterfahrungen, körperlichen Gewalterfahrungen, unbegleitete minderjährige Flüchtlinge aus Kriegsgebieten sowie Kinder mit Vernachlässigungen oder schwierigen Lebensbedingungen meine Praxis auf.

Um die Möglichkeit des Bestehens einer PTBS abzuklären und damit die betroffenen Kinder oder Jugendlichen vor Flashback-Situationen zu schützen, führe ich das erste Gespräch in der Regel mit dem Familien- oder Bezugssystem. Im Rahmen dieser Sitzung vermittle ich psychoedukative Inhalte in Bezug auf ein Psychotrauma, erkläre, welche Prozesse im Gehirn bei einem Trauma ablaufen, weise auf validierte PTBS-Erhebungsinstrumente hin und bespreche das traumaspezifische psychotherapeutische Vorgehen. In Bezug auf validierte Diagnoseinstrumente orientiere ich mich an den Leitlinien und den Empfehlungen des Offenburger Kindertraumainstituts. Eine Testung ist deshalb empfehlenswert, weil es durchaus sein kann, dass sich hinter anderen Diagnosen, wie ADHS, sozialen Auffälligkeiten oder Essstörungen, eine Traumabelastung verbirgt. Sollte sich eine PTBS bestätigen, macht es gemäß der S3-Leitlinie (Schäfer et. al. 2019) Sinn, weitere begleitende Symptome, wie mangelnde Affektregulation, Selbstverletzungen, Schwierigkeiten im Sozialverhalten, Substanzmissbrauch, dissoziative Symptome oder Suizidalität, abzufragen.

In den Folgestunden erhalte ich von den Kindern und Jugendlichen selbst Einblicke in ihre aktuelle Lebenswelt, und entsprechend ihrem Alter erkläre ich ihnen anhand sehr anschaulicher Materialien (Krüger 2015, S. 10 f.), was bei einem Trauma geschieht. Hierbei erfahren sie oft erstmals, dass ihre Symptome und Verhaltensweisen einen guten Grund (Bundesarbeitsgemeinschaft Traumapädagogik 2011, S. 5) haben und dass sie nicht falsch, schlecht oder »psycho« sind.

Neben einer gründlichen Anamnese, bei der es um Belastungen, Symptome und ihren Leidensdruck geht, ist eine ausführliche Ressourcenanamnese von zentraler Bedeutung. Dadurch erleben die Klient·innen, dass sie neben ihren Symptomen sehr gesunde Anteile haben und dass es in der Behandlung nicht ausschließlich um

Probleme und Belastungen geht, sondern auch um Stärken und Ressourcen. Besonders anschaulich kann dies durch das Kreieren der eigenen Lebenslinie mit entsprechenden Symbolen vermittelt werden. Somit können erste Erfahrungen gesammelt werden, dass sich »eine belastende Situation weniger belastend anfühlt, wenn man ihr aus der Position einer inneren Stärke oder Ressource begegnet« (Reinicke u. Bohne 2019, S. 15). Meine Haltung als Therapeutin, immer wieder aus der Ressourcenperspektive auf die Belastungen zu schauen, zieht sich unabhängig von der jeweiligen Methode durch den gesamten Therapieprozess.

4.2 Integration von PEP

Auf der Suche nach Selbsthilfe- und Selbstwirksamkeitsmöglichkeiten, nach Methoden, die den Körper auf möglichst leichte, angenehme und triggerfreie Weise in den therapeutischen Prozess einbeziehen, habe ich unterschiedliche Klopfverfahren ausprobiert und vor einer Reihe von Jahren PEP kennengelernt. Ein Hauptanliegen war dabei, dass die Übertragung der Methode auf die Therapie mit traumatisierten Kindern und Jugendlichen möglichst leicht gelingen sollte. Durch die klare Struktur der gut durchdachten Abfolge ist es mir schnell gelungen, PEP in mein therapeutisches Repertoire zu integrieren.

Besonders begeistert hat mich neben dem Klopfen die Herausarbeitung eines emotional stimmigen, stärkenden Powersatzes. Diesen als Rezept aufzuschreiben und nicht als Hausaufgabe, sondern als leckeres Lunchpaket zum Üben mit nach Hause zu geben, ist für Kinder und Jugendliche großartig. Diese Möglichkeit, im Sinne einer Selbstermächtigung und Selbstwirksamkeit für Klient·innen, die regelmäßig Gefahr laufen, in Triggersituationen von Intrusionen[4] überrascht und überschwemmt zu werden, hatte ich mir immer gewünscht! Bei den jüngeren Kindern habe ich zusammen mit dem gesamten Familien- oder Bezugssystem aufgeklärt, geklopft, gekurbelt, Lunchpakte mit Kraftsätzen herausgearbeitet, wie in Krisensituationen zu Hause gemeinsam geklopft werden kann.

4 Unter Intrusionen versteht man das Wiedererinnern und Wiedererleben traumatischer Ereignisse sowie die damit verbundenen Gedanken und Emotionen.

Die Klient·innen durften sich in der Praxis ein Krafttier aussuchen, das ihnen beim Klopfen hilft. Erleichternd war für sie auch, mir erst einmal beim Klopfen zuzuschauen. Fast alle jugendlichen Klient·innen konnte ich trotz anfänglicher Skepsis dafür gewinnen, mit mir zu klopfen. Für viele von ihnen war insbesondere die Arbeit am Selbstwert die grundlegende Voraussetzung, positive Kraft- und Powersätze überhaupt annehmen zu können, um dann selbstständig zu klopfen.

Schwer traumatisierte Jugendliche haben häufig mit Schuld, Scham und massiver Entwertung zu kämpfen. Gerade bei ihnen hat der *Selbstwert-Generator* (Bohne u. Ebersberger 2020a, 2022a) eine wirklich beeindruckende Wirkung: vom Erstaunen darüber, wie viele Möglichkeiten es gibt, richtig gute eigene Powersätze für sich zu kreieren, bis hin zu der Möglichkeit, den aktuell stimmigen, maßgeschneiderten eigenen Satz zu finden, der emotional auch wirklich andockt und spürbar unterstützt. Außerdem bekamen alle meine Klient·innen das wunderbar handliche Büchlein *Bitte klopfen!* (Bohne 2020a) als Unterstützung zum häuslichen Üben überreicht.

In den Rückmeldungen der meisten Klient·innen wurde deutlich, dass sie durch das Klopfen schnell eine deutliche Entlastung wahrnehmen konnten. So berichtete eine 16-Jährige nach einigen Wochen regelmäßigen Klopfens, Ihr Stresspegel sei schnell gesunken, Angst vor Flashbacks oder Hyperarousal, die sie befürchtet hatten, seien nicht spürbar gewesen: »Inzwischen spüre ich schon eine Entlastung, wenn ich nur an das Tappen und meinen Powersatz denke.«

Durch diese Erfahrungen ist mir klar geworden, dass Klopfen traumatisierten Klient·innen dabei hilft, die traumaspezifischen Trigger von den dahinter liegenden traumatisch abgespeicherten Erfahrungen zu entkoppeln. Im Gegensatz zu anderen therapeutischen Möglichkeiten ist die Wirkung des Klopfens deutlich schneller.

Bei denjenigen jugendlichen Patient·innen, die durch Klopfen ihre Belastungen nicht ausreichend reduzieren konnten, habe ich mit den Big-Five-Lösungsblockaden gearbeitet oder den Kognitions-Kongruenz-Test angeboten. Dies war häufig der Fall bei ausgeprägten Schuldgefühlen und Selbstvorwürfen, sowohl sich selbst als auch anderen gegenüber. Das Phänomen des tief verwurzelten eigenen Schuldempfindens nach massiver Gewalterfahrungen durch andere Menschen hat mich immer wieder beeindruckt. Gerade für diese Klient·innen war das Abfragen von eventuell vorhandenen

Selbstvorwürfen, Fremdvorwürfen, Erwartungshaltungen, innerem Schrumpfen und parafunktionalen Loyalitäten außerordentlich hilfreich. Oft waren sie sehr erstaunt darüber, in welch kurzer Zeit schwer belastende Themen bearbeitet werden konnten.

4.3 Fallbeispiel: Isabel lernt, bei aufkommenden Drucksituationen zu klopfen

Die 15-jährige *Isabel* wird von ihrem Vater in meiner Praxis angemeldet. Als Grund der Anmeldung nennt er ausgesprochen aggressives Verhalten ihm und seiner zweiten Frau gegenüber, immer schlechter werdende Schulnoten und Klagen der Klassenlehrerin über mangelnde Beteiligung am Unterricht sowie seit einiger Zeit selbstverletzendes Verhalten in Form von Ritzen. Alles in allem benehme sich seine Tochter unmöglich, und er wisse nicht, was wirklich mit ihr los sei. Er habe auch keine Idee, ob es einen Auslöser gibt.

Beim Erheben der Familiengeschichte mittels eines Genogramms erfahre ich, dass es bei Isabels Geburt zu heftigen Komplikationen gekommen ist. Die Nabelschnur habe um Isabels Hals gelegen, und das Kind wurde direkt nach der Geburt künstlich beatmet. Im Alter von 3 Jahren saß Isabel im Auto ihrer Patentante und erlebte einen Autounfall, der jedoch glimpflich verlief. Allerdings habe sie danach eine Zeit lang heftige Albträume gehabt. Als Isabel knapp 5 Jahre alt war, habe die Mutter die Familie verlassen und eine Beziehung mit einem alten Schulfreund begonnen. Isabel blieb mit ihrem Vater und dem zwei Jahre jüngeren Bruder in der Wohnung zurück. Die Mutter teilte ihnen mit, sie wolle erst einmal keinen Kontakt mehr.

Als ich Isabel persönlich kennenlerne, ist sie sehr zurückhaltend, macht aber deutlich, dass es ihr nicht gut geht und dass sie selbst nicht mehr weiterweiß. Sie könne sich nicht vorstellen, dass ihr irgendetwas hilft, und ob eine Therapie dies kann, wisse sie auch nicht, sie sei da eher skeptisch.

In derartigen Fällen schlage ich vor, die probatorischen Sitzungen zu nutzen, um diese Einschätzungen zu überprüfen und danach zu entscheiden, ob eine Therapie beginnen soll. Ihr Interesse zu erfahren, wie ich arbeite, bekundet Isabel deutlich. Nachdem ich ihr mitteile, dass ich Vorinformationen bezüglich ihrer Lebensgeschichte vom Vater erhalten und gehört habe, dass sie in ihrem bisherigen Leben schon einige heftige Themen bewältigt hat, frage ich sie, was sie glaube, was ihr dabei geholfen hat, bis heute zu überleben. Diese Frage verblüfft Isabel, sie antwortet aber sehr schnell: »Meine beste Freundin, die ich schon seit dem Kindergarten kenne, meine Musik und irgendwie auch meine Wut«. Der CROPS-Test[5] ergibt wie vermutet, dass bei ihr eine posttraumatische Belastungsstörung (PTBS) vorliegt. Zusätzlich hat sie Schwierigkeiten, ihre Affekte angemessen zu regulieren, ein mangelndes Selbstwertgefühl und spricht sich für viele Dinge die Schuld zu, auch dafür, dass ihre Mutter sie verlassen hat.

In den ersten Stunden beginne ich mit Psychoedukation. Ich erkläre Isabel, dass es für bestimmte Verhaltensweisen oder Symptome meist gute Gründe gibt. Deshalb geht es in der Therapie nicht ausschließlich um ihre Probleme, sondern um ihre Akzeptanz und Wertschätzung sich selbst gegenüber. Dafür gibt es eine sehr schöne Möglichkeit des Klopfens an bestimmten Körperpunkten, die zunächst vielleicht etwas komisch aussieht, aber bei den meisten Menschen außerordentlich hilfreich ist.

Ich demonstriere ihr das Klopfen an mir und lade sie ein, an eine kleinere Belastung zu denken und zu spüren, wie es ihr damit geht. Das findet sie ziemlich witzig, macht aber mit. Danach zeige ich ihr das Buch *Selbstwert. Einfach. Stark – Der Selbstwert-Generator für junge Menschen* (Bohne u. Ebersberger 2020a) mit seinen vielen Kombinationsmöglichkeiten für tolle selbstwertstärkende Sätze und lasse sie eine Kombination von Satzfragmenten auswählen. Sie entscheidet sich für *»Ab heute steht fest: Ich höre mit dem Grübeln auf, und zwar sofort!«*.

Aus den klassischen Stabilisierungsübungen der Psychodynamisch Imaginativen Traumatherapie (Reddemann 2012, Hörbuch CD) entscheidet sie sich für einen Wohlfühlort am Meer und eine Meerjungfrau als innere Helferin. Diese Bilder, die sie auch malt, werden bilateral verankert. In der nächsten Stunde beginnen wir mit dem Herausarbeiten ihres aktuell belastenden Themas. Sie benennt ihr selbstverletzendes Verhalten und ihre große Wut auf sich selbst, aber auch auf ihre Mutter.

---

5 Die Traumascreening-Skala CROPS (Child Report of Post-Traumatic Symptoms) ist ein bewährtes und zeitsparendes Instrument zur Diagnose- und Therapieevaluation bei Kindern ab 7 Jahren (Dauer max. 15 Minuten), bei dem ein einfacher Punktwert ermittelt wird (Antworten »gar nicht«, »etwas« und »sehr« zählen 0, 1, 2 Punkte; bester Cut-off-Wert für eine PTBS-Diagnose: 19 Punkte) (Kindertraumainstitut Offenburg 2011).

Bei den folgenden Überkreuz- und Fingerberührübungen wird eine leichte Entspannung erkennbar. Die ersten Klopfsequenzen gelingen ihr zunächst mit verdünnten Selbststärkungssätzen (Bohne 2021, S. 50):

»Auch wenn ich mich manchmal selbst verletze, obwohl ich eigentlich weiß, dass dies keine gute Lösung ist, möchte ich versuchen, mich zu lieben und zu akzeptieren, so gut es geht.«

»Auch wenn ich mir ins eigene Fleisch schneide, um mich zu spüren, und ich das gar nicht liebenswert finde, sagt mir meine Therapeutin, dass es hilfreich sein könnte, wenn ich mich liebe und akzeptiere.«

Auf der Skala von 0 bis 10 geht die Belastung vom Wert 8 lediglich auf 5 zurück.

Sehr schnell wird deutlich, dass das ungeklärte Thema mit ihrer Mutter, zu der sie seit einem Jahr den Kontakt abgebrochen hat, die deutlich größere Belastung ist und eine große Blockade darstellt. So starte ich relativ schnell mit der Abfrage der Big-Five-Lösungsblockaden, und es zeigt sich, dass Isabel Vorwürfe gegen sich selbst richtet. Sie wirft sich vor, daran schuld zu sein, dass ihre Mutter weggegangen ist. Beim Kurbeln am Selbststärkungspunkt erkennt sie Dreierlei:

1) Als kleines Kind konnte sie damals dafür gar keine Verantwortung tragen. Damit gelingt es Isabel besser, sich ohne Einschränkungen zu lieben und zu akzeptieren, so wie sie ist. Das Lunchpaket zum Mitnehmen enthält den Satz: *»Als Kind trage ich weder Schuld noch Verantwortung für das Handeln meiner Mutter.«*

2) Sie hegt massive Vorwürfe gegenüber ihrer Mutter, dass diese ihre beiden Kinder allein beim Vater zurückgelassen hat. Isabel ist es egal, ob die Mutter nicht anders konnte oder wollte, sie pocht darauf, das Recht zu haben, sauer auf sie zu sein. Denn eine Mutter hat nach ihrer Auffassung nicht das Recht, ihre Kinder zu verlassen. Hilfreich ist am Ende, dass sie die gesamte Verantwortung bei der Mutter belassen kann. Deutlich wahrnehmbar sind danach ihre entspannte Körperhaltung und ihr veränderter Gesichtsausdruck.

3) Isabel hat eine ausgeprägte Erwartungshaltung gegenüber ihrer Mutter. Wie sie findet, ist sie dazu berechtigt. Ihre Mutter soll sich bei ihr entschuldigen oder ihr wenigstens erklären, weshalb sie damals gegangen ist und ihre kleinen Kinder zurückgelassen hat. Hier findet sie den Satz: *»Auch wenn ich immer noch darauf warte, dass meine Mutter mir ihr Verhalten erklärt, und ich mich damit ein bisschen unselbstständiger und jünger mache, als ich bin, liebe und akzeptiere ich mich, so wie ich bin und gehe meinen eigenen Weg.«*

Nach dieser Sequenz mit zwei Klopfdurchgängen zeigt sich eine noch größere Entlastung, und Isabel sagt plötzlich, sie könnte sich ja auch trauen, ihre Mutter zu fragen, und müsse gar nicht mehr warten, bis die Mutter den ersten Schritt macht. Allerdings müsse sie darüber noch mal schlafen. Zum Abschluss fragt sie mich, ob ich ihre Mutter auch zur Therapie einladen kann. Als Familientherapeutin habe ich dem sofort zugestimmt, sie aber darum gebeten, ihre Mutter selbst dazu einzuladen. Zu ihrer Stärkung sucht Isabel sich einen weiteren selbststärkenden Satz mit dem erwähnten Selbstwert-Generator-Buch: *»Auch wenn der Gedanke neu ist: Die Trennung meiner Eltern hat nichts mit mir zu tun.«*

Die nächste Therapiestunde mit Tochter und Mutter ist für mich berührend und ergreifend. Mutter und Tochter klopfen und kurbeln zusammen, und es gelingt Isabels Mutter, ihrer Tochter Liebe und Zuneigung zu zeigen und ihr zu erklären, weshalb sie damals gegangen ist. Isabel kann ihrer Mutter in einer der nächsten Stunden letztlich verzeihen.

In der Folge besteht ein guter Kontakt zwischen Tochter und Mutter. Im Laufe weiterer Sitzungen vermag Isabel auf ihr selbstverletzendes Verhalten zu verzichten, weil sie bei aufkommenden Drucksituationen stattdessen klopft. Ferner trifft sie die Entscheidung, mit Nachhilfeunterricht ihre schulischen Lücken aufzuarbeiten.

4.4 Resümee

PEP als eine schonende Therapie-, Selbsthilfe- und Selbstwirksamkeitsmöglichkeit für Kinder und Jugendliche ist für mich eine ausgesprochene Bereicherung meines Praxisalltags. Dies gilt in psychohygienischem Sinne auch für mich selbst. Das mehrmalige tägliche »Mitklopfen« hat trotz sehr schwerer Themen, die meine Klient·innen präsentieren, meine Freude am Arbeiten deutlich verbessert und gestärkt.

Meine Überzeugung, dass jeder Mensch, egal wie schwer sein »Päckchen« auch sei, über eigene Ressourcen verfügt, sie jedoch oft nicht parat hat, um sie direkt abzurufen, führt mithilfe des Selbstwert-Generators zu einem oft humorvollen und unbeschwerten Zusammenarbeiten und bringt insbesondere den Jugendlichen viel Spaß. Nicht weniger wichtig für traumatisierte Klient·innen ist aus meiner Beobachtung die Arbeit mit den Lösungsblockaden; für die

Älteren unter ihnen bei sehr hartnäckigen Themen auch die Einbeziehung des Kognitions-Kongruenz-Tests. Neben dem Klopfen sind die Fragen nach Selbst- und Fremdvorwürfen von großer Bedeutung, häufig auch die Altersregression oder die destruktive Verbundenheit mit Personen, die Traumata verursachet haben, in Form von parafunktionalen Loyalitäten. Gerade diese Arbeiten sind außerordentlich hilfreich dabei, die oft schon früh traumatisierten jungen Menschen darin zu unterstützen, sich nicht in Opferhaltungen oder Täterloyalitäten zu verfestigen.

Es ist für mich sehr beeindruckend zu erleben, wie viel Veränderung möglich ist, wenn Klient·innen nicht förderliche Sätze und Haltungen verabschieden oder »wegwedeln«; wenn über die Selbstakzeptanzstärkung ihr Selbstwert steigt und sie herausfinden, welche verletzten oder nicht erfüllten Grundbedürfnisse sich hinter den Symptomen verbergen. Den eigenen Weg zu finden und zu gehen und dafür die Verantwortung zu übernehmen, wieder Sicherheit spüren zu können, vermittelt gute Erfahrungen für ein selbstbestimmtes Leben. Eine wichtige Voraussetzung dafür ist, den Kindern und Jugendlichen mit Anerkennung, Respekt und Wertschätzung für ihre Überlebensleistung zu begegnen und zu akzeptieren, dass sie die Entscheidung, eine Veränderung herbeiführen zu wollen, ausschließlich selbst treffen können (und müssen).

»Das Schwere leichter zu machen« ist für meine oft schwer traumatisierten Klient·innen, aber auch für mich von herausragender Bedeutung.

4.5 Zentrale Aussagen

- Für Kinder und Jugendliche mit Traumafolgestörungen ist PEP außerordentlich hilfreich, förderlich und heilsam.
- PEP ist eine gute Möglichkeit für Therapie- und Selbsthilfeprozesse und fördert die Selbstwirksamkeit, ohne traumatische Erlebnisse zu triggern.
- Gut abgestimmte Kraftsätze können als Lunchpakete zu Hause große Erleichterung und Stabilisierung bewirken.
- Der Selbstwert-Generator (Bohne u. Ebersberger 2020a, 2022a) ist gerade für Jugendliche ein hervorragendes Werkzeug zur kreativen und humorvollen Stärkung der eigenen Persönlichkeit.

5 Rabe Rudi und der Wutanfall – Mit Handpuppen und Monsterparcours belastenden Erinnerungen die Stirn bieten

Gabriele Maderböck

Ich stelle in meinen Beitrag zwei einfach durchzuführende Interventionen vor, die Kinder lustvoll zum Mitmachen einladen. Diese Interventionen eignen sich für die Traumabehandlung von Kindern der Altersgruppen 4–7 und 8–12 Jahre. Der spezielle Schwerpunkt liegt auf Kindern mit Traumatisierungen, wie sie sich in vielen Kindertherapien zeigen, z. B. durch Mobbing, traumatisierende medizinische Behandlungen, Unfälle, Verlust von Bezugspersonen, aber auch Prüfungssituationen, die zu Versagensängsten führen. Die Traumata führen bei den Kindern häufig zu schweren Symptomen.

5.1 PEP in der Traumatherapie mit Kindern

Die hier vorgestellten Interventionen sind altersangepasste Selbstwerttrainings. Sie stellen die Bindung zur Therapeut·in her und schaffen die Basis für die Traumabearbeitung. PEP, insbesondere das Klopfen, kann den Kindern in einer unbelasteten Situation nahegebracht werden.

Kindertherapeut·innen müssen sehr kreativ sein, um den Kindern den für die therapeutische Bearbeitung notwendigen Zugang zu belastenden Ereignissen zu ermöglichen. Gefühle von Angst, Hilflosigkeit, Schmerz oder Scham sind meistens sehr gut »abgesichert«, das heißt verdrängt. Die Erinnerung daran wird von Kindern möglichst vermieden. Hier braucht es also eine geschickte Einladung.

Bei Kindern im Kindergarten- und Grundschulalter arbeite ich gerne mit einer großen Handpuppe. Diese wird als »dritte Person« im therapeutischen Prozess eingesetzt und übernimmt verfremdet die Symptome des Kindes. Für etwas ältere Kinder (8–12 Jahre) eignet sich ein »Monsterparcours«. Hierbei handelt es sich um einen Hindernis-/Geschicklichkeitslauf, der angepasst an Alter und Geschicklichkeit des Kindes zu bewältigen ist. Bei diesem Parcours sind »Monster« (Gummischlangen, Spinnen etc.) zu besiegen und »gefährliche« Situationen zu bewältigen.

Mit diesen Interventionen erreicht man eine hohe Methodenakzeptanz. So lässt sich PEP losgelöst von der traumatischen Belastungssituation zunächst primär selbstwertstärkend einsetzen. Für *Erwachsene und ältere Jugendliche* ist es therapeutisch richtig und wichtig, sich an kompetenzstarke und positive Momente in der Vorstellung zu erinnern und diese mit PEP zu verankern. Dabei verändert sich die Einschätzung des eigenen Selbstwerts. Bei *Kindern* hingegen ist das bloße kognitive Erinnern oder Zuschreiben von Stärke und Handlungsfähigkeit nur bedingt hilfreich – je jünger die Kinder sind, umso weniger. Kinder sollten diese positiven Gefühlsmomente unmittelbar erleben, das heißt, in der Therapie müssen Momente von Stärke, Selbstwirksamkeit und positiver Selbstbeziehung erlebbar gemacht werden.

Traumatische Erinnerungen sind in der Regel immer mit Angst, Verlust der Handlungsfähigkeit und enorm belastenden Gefühlen verbunden. Wenn in der Therapie zu einem frühen Zeitpunkt eine Verknüpfung dieser unangenehmen Gefühle mit einer (zwar durchaus wirksamen) Traumabehandlungsmethode geschieht, führt das leicht zur Ablehnung der Methode. Es sollte also gut darauf geachtet werden, dass zu Beginn der Therapie ausschließlich positive und stärkende Inhalte mit PEP in Verbindung gebracht werden.

Die Grundidee zum Einsatz von Handpuppen als dritte Person in der Therapie habe ich aus dem *Safe-Place-Konzept* von Nitza Katz-Bernstein übernommen, die diese Technik bei mutistischen Kinder einsetzt (Gahleitner, Katz-Bernstein u. Pröll-List 2013).

5.1.1 Handpuppen

Ich bevorzuge große Puppen, die den Mund bewegen können (Abb. 7). Sie sollen sympathisch aussehen, damit sich die Kinder mit der Figur identifizieren können. Die Therapeut·in wählt eine geeignete Handpuppe aus, die das Kind während des gesamten therapeutischen Prozesses begleitet. Es eignen sich Tiere oder liebenswerte »Monster«. Grundsätzlich sollte der Charakter der Puppe zur Persönlichkeit und der Symptomatik des Kindes passen. So wähle ich beispielsweise für ein

- aggressives Kind mit Verhaltensauffälligkeiten in der Schule einen frechen Raben, der zwickt und mitunter einen Zornanfall bekommt
- gehemmtes, schüchternes Kind ein »Monsterchen«, welches sich nicht traut, laut zu reden und sich immer wieder versteckt, oder eine Schnecke, die sich meist in ihr Haus zurückzieht.

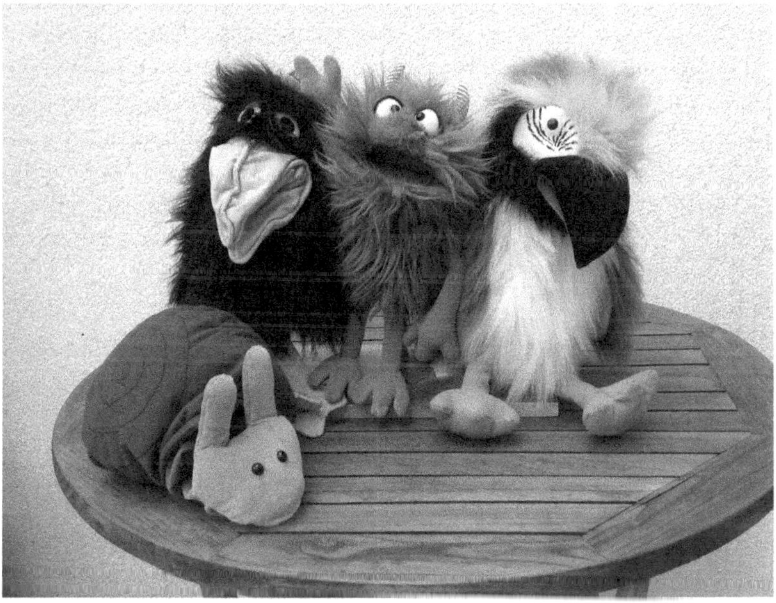

Abb. 7: Handpuppen

Am leichtesten fällt das Spiel mit der Puppe, wenn man sich vorstellt, eine dritte Person wäre in der Therapiestunde anwesend, die ganz ähnliche Probleme wie das Kind hat. Wer sich mit der grundlegenden Technik dieses Handpuppenspiels näher auseinandersetzen möchte, sei auf die Videos und Bücher vom großartigen Puppenspieler und Theaterpädagogen Olaf Möller verwiesen (Möller 2021).

5.1.2 Monsterparcours

Analog zu Videospielen, mit denen sich Kinder in aller Regel sehr gerne beschäftigen, sind hierbei aus der Perspektive des Kindes Monster (Gummischlangen, Spinnen etc.) zu besiegen und gefährliche Situationen zu bewältigen (z. B. auf einem Seil über glühende

Lava balancieren). Dabei können Schätze wie Schoko-Goldmünzen und Gummibärchen gefunden und geborgen werden.

Zum Aufbau eines derartigen Monsterparcours kann im Prinzip alles, was im Praxisraum vorhanden ist, verwendet werden: Sessel, Sofa, Polster, Zeitungspapier, Klebestreifen, bunte Bänder, Seile etc. (Abb. 8). Mit auf dem Boden ausgelegten Bändern lässt sich über Abgründe und Schluchten balancieren; auf Zeitungspapierbögen kann man von einer rettenden Insel zur anderen springen; mit einem Holzstab oder -schwert können die gefährlichsten Ungeheuer abgewehrt und besiegt werden. Der Parcours wird gemeinsam mit dem Kind entwickelt und aufgebaut. Muss er aufgrund der räumlichen Gegebenheiten sehr einfach ausfallen, kann man den Schwierigkeitsgrad erhöhen, indem man dem Kind etwas zum Balancieren gibt (z. B. eine Kugel auf einem Löffel tragen).

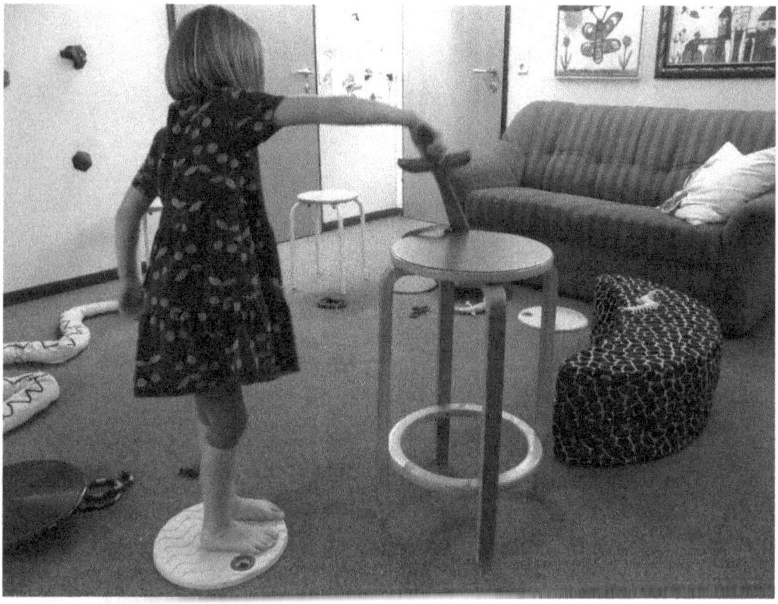

Abb. 8: Monsterparcours

Mit ein, zwei Klopfrunden wird das Kind vorab auf diesen gefährlichen Weg vorbereitet und gestärkt. Beim Durchlaufen des Monsterparcours begleitet die Therapeut·in das Kind sprachlich wie bei einer Sportreportage:

- *»... und jetzt kommt eine wirklich gefährliche Stelle – unser Held zeigt keine Angst und hechtet mit einem großen Sprung über die Schlucht ...«*
- *»Auch dieses Ungeheuer wird von unserer unerschrockenen Heldin sehr gekonnt aus dem Weg geräumt ...«*
- *»Achtung: Jetzt kommt die schwierigste Stelle – wird unser Held es schaffen, auch das zu bewältigen? Ja! Toll gemeistert ...«*

Zum Schluss fotografiere ich das Kind in einer Siegerpose und formuliere einige selbstwertstärkende Affirmationen. Für die gesamte Intervention, inklusive PEP-Anwendung, sind mindestens 20 Minuten einzuplanen.

5.2 Integration von PEP in die Traumatherapie mit Kindern

Zu Beginn des therapeutischen Prozesses wird PEP ausschließlich mit positiven Inhalten in Verbindung gebracht. Das heißt, die Therapeut·in schafft Momente und Situationen, in denen sich das Kind wirklich sehr gut, stark und kompetent fühlen kann.

Beim *Puppenspiel* übernimmt die von der Therapeut·in gespielte Handpuppe in verfremdeter Weise die Symptome des Kindes und begibt sich während des therapeutischen Prozesses in einen triadischen Dialog. Mithilfe der Puppe ist es möglich,

- die Traumageschichte des Kindes zu erzählen
- PEP-Interventionen wie das Klopfen stärkend einzusetzen
- die aus der traumatischen Situation stammenden negativen Überzeugungen mittels Kognitions-Kongruenz-Test (KKT) aufzufinden und aufzulösen
- letztlich das Trauma konkret zu bearbeiten.

Es ist überaus entlastend für das Kind zu sehen, dass es mit seinen Schwierigkeiten nicht allein ist bzw. dass jemand (die Puppe) noch größere Probleme hat als es selber.

Kinder erleben es als positiv und durchaus lustvoll, nicht immer im Fokus von korrigierenden Erziehungsmaßnahmen zu stehen. Durch störendes Verhalten kommen Kinder leicht in eine negative Aufmerksamkeitsspirale, in der sie in Alltagssituationen immer wieder zurechtgewiesen und ausgeschimpft werden. Übernimmt die Handpuppe stellvertretend diese Symptome, ist es stets eine große

Freude zu sehen, wie glücklich und befreit die Kinder reagieren. Meistens bemühen sie sich dann, besonders »brav« zu sein und der Puppe als Vorbild zu dienen. Diese positiven Momente können von der Therapeut·in unmittelbar aufgegriffen und durch Klopfen und eine stärkende Affirmation verankert werden: »*Ich kann es gut schaffen, auch brav zu sein.*«

Das Durchlaufen des Monsterparcours gibt den Kindern die Möglichkeit,

- sich aktiv gegen eigene Ängste zu stellen
- auftretende Schwierigkeiten und »Gefahren« zu überwinden
- zu sehen, dass sie mit zunehmender Übung und Unterstützung durch PEP immer besser werden.

Die Kinder durchlaufen den Parcours mehrmals hintereinander. Dabei kann er durchaus modifiziert und in der Schwierigkeit angepasst werden. Für manche Kinder eignet sich eine Zeitnahme als zusätzliche Motivation.

Zwischen den einzelnen Durchgängen kann das Kind aufgefordert werden, reale Problemsituationen zu reflektieren und diese im Parcours zu verorten:

- »Welche ist die schwierigste Stelle, wo musst du dich am meisten anstrengen?«
- »Wobei hast selbst du als Held·in Angst?«
- »Hinter welchem Monster verbirgt sich dein Englischreferat?«

5.3 Fallbeispiel: Der ausflippende Rabe

David ist 5 Jahre alt und ein sehr aufgeweckter, intelligenter Junge. Seit einem Jahr besucht er den Kindergarten. Seine Mutter ist verzweifelt, weil ihr Sohn seit der frühesten Kindheit aus heiterem Himmel heftige Zornanfälle bekommt, bei denen er sie und die jüngere Schwester (3 Jahre) extrem attackiert, beißt, schlägt und völlig außer sich gerät. Auch im Kindergarten treten zunehmend solche Situationen auf, speziell den anderen Kindern gegenüber. Davids Vater hat sich vor zwei Jahren von der Familie getrennt und besucht das Kind selten, weil er mit der Symptomatik überfordert ist.

Als Traumatherapeutin frage ich die Eltern immer sehr genau nach eventuellen traumatischen Situationen, denen das Kind ausgesetzt war. Solche Ereignisse können durchaus lange Zeit zurückliegen und werden oft nicht mehr mit der momentanen Symptomatik in Zusammenhang gebracht. Der Zeitpunkt des ersten Auftretens der Symptome wird im Hinblick auf außergewöhnliche Ereignisse (Schulwechsel, Tod eines Angehörigen, Scheidung, Krankheiten im Familienkreis, ...) durchleuchtet.

Im Anamnesegespräch, das ich immer in Abwesenheit des Kindes durchführe, berichtet die Mutter von schwerwiegenden Problemen nach Davids Geburt. Er musste als Neugeborenes am Herzen operiert werden. Außerdem waren weitere operative Eingriffe und längere Krankenhausaufenthalte in den ersten drei Lebensjahren notwendig.

Nach unserem ersten Kennenlernen erkläre ich David, dass in meinem Regal ein Rabe schläft, der sehr gerne in der Stunde dabei wäre. Ich erzähle ihm, dass mein Rabe eigentlich ein ganz Lieber ist, er aber manchmal mit seinen Gefühlen nicht zurechtkommt und mitunter sehr zornig ist: »Weißt du, der Rabe Rudi muss sich sehr bemühen, brav zu sein. Es könnte passieren, dass er sich ziemlich ärgert und ausflippen muss. Wir müssen dann mit ihm geduldig sein, weil er es nicht absichtlich macht.«

Und schon »passiert« es, dass Rudi bei der ersten Gelegenheit bei einem gemeinsamen Spiel zu dritt einen Wutanfall bekommt und David zwickt. Als erste Reaktion schimpfe ich mit dem Raben und entschuldige mich bei David für sein Verhalten. Weil der Rabe immer noch so wütend ist, frage ich das Kind als Experten, ob es irgendeine Idee hat, was jetzt zu tun wäre. In dieser Situation kann man das Kind loben und als positives Beispiel hervorheben. Wie können hier konkrete PEP-Interventionen aussehen?

1) *Klopfen* – zum Raben Rudi gewandt: »Jetzt sieh mal, wie toll sich David benimmt. Der hat heute noch keinen einzigen Zornanfall bekommen, da kannst du dir was abschauen.« Zu David gewandt: »Manchmal hilft es Rudi, wenn er auf einige Punkte klopft, dann kann er sich leichter beruhigen.« Ich zeige dem Kind an der Puppe, welche Punkte der Rabe Rudi klopfen kann. »Du könntest das auch versuchen, wenn dir mal was Ähnliches passiert.« Hier zeige ich meist nur wenige Punkte an Kopf und Körper.

2) *Mit dem Kognitions-Kongruenz-Test (KKT) bei jüngeren Kindern negative Überzeugungen und Big-Five-Lösungsblockaden aufspüren:* Da-

für macht es durchaus Sinn, im Spiel mit der Handpuppe zu bleiben. So beantwortet David meine Frage »Glaubst du, dass Rudi selbst schuld daran ist, dass er so ausflippt und dann alle mit ihm schimpfen?« klar mit einem auf den Raben projizierten Selbstvorwurf: »Der ist halt ziemlich blöd, so darf man sich nicht aufführen.« »Denkst du, dass er das absichtlich macht, oder kann er nicht anders? Wie ist das denn bei dir, wenn du dich so ärgern musst?« An dieser Stelle wird David klar, dass manchmal sowohl bei ihm als auch beim Raben Rudi keine Kontrolle über das Verhalten möglich ist.

3) Selbstverzeihende Übung – *»Auch wenn Rudi manchmal so wütend wird und er ausflippen muss, ist er trotzdem ein toller Vogel (und ich bin ein großer, toller Junge).«* Bei jüngeren Kindern ist es durch ihre Identifikation mit der Handpuppe manchmal gar nicht erforderlich, selbstverzeihende Aussagen umzuformulieren und explizit auf das Kind zu beziehen.

David fordert die Anwesenheit von Rudi in den Therapiesitzungen mit großer Begeisterung ein. Er ist Rudis Verhalten gegenüber sehr tolerant und findet die Fortschritte, die die Puppe durch das Klopfen gemacht hat, sehr toll. Gleichzeitig bessert sich Davids Verhalten enorm. Seine Mutter ist in den Therapiestunden gelegentlich anwesend und klopft zu Hause mit David.

In einer der Folgesitzungen erzähle ich David Rudis Traumageschichte: »Weißt du, Rudi ist, nachdem er aus dem Ei geschlüpft ist, aus dem Nest gefallen und hat sich arg verletzt. Er musste im Rabenspital behandelt werden. Er hat viele Spritzen und große Verbände bekommen und war ganz allein ohne seine Rabenmama. Darum passiert es ihm jetzt manchmal, dass er so ausflippt.« Darauf entgegnet David: »Stell dir vor, mir ist ganz was Ähnliches passiert!«

Bei älteren Kindern kann es sinnvoll sein, die Traumageschichte stärker zu verfremden als in Davids Fall.

Davids Mutter bringt in der nächsten Therapiestunde Babyfotos von seinem Krankenhausaufenthalt mit, die wir gemeinsam anschauen. Sobald ich bemerke, dass der emotionale Stress sehr ansteigt, klopfen wir alle gemeinsam (inklusive Rudi).

Ich nehme an, dass auch David sich verantwortlich für die Trennung seiner Eltern fühlt und deshalb schuldig. In Ergänzung zur Traumageschichte »spricht« Rudi in einer weiteren Therapiestunde diese vermuteten Schuldgefühle an. Die Therapeutin lässt die Puppe sagen: »Wenn ich damals nicht so schlimm gewesen wäre, dann wäre mein Rabenpapa nicht davongeflogen.«

Daraufhin wende ich mich an David: »Was meinst du denn, war das wirklich der Grund?« Mit dieser Frage, die auf eine Big-Five-Lösungsblockade abzielt, setzt sich das Kind mit seiner eigenen Geschichte auseinander. Darauf antwortet David sehr heftig: »Na klar, wenn Rudi so schlimm war, hat das sein Papa nicht ausgehalten!« Nach Bestätigung meines Verdachts bezüglich Davids Selbstvorwürfen eröffnet sich für mich die Möglichkeit der Bearbeitung mittels PEP (Verzeihübung).

In Davids Fall gelingt es, seine starke traumabedingte Symptomatik in relativ kurzer Zeit (3 Monate, 12 Therapiesitzungen) zum Verschwinden zu bringen.

5.4 Resümee

Grundsätzlich eignet sich PEP für alle Arten von Traumatisierungen. Die größte Stärke von PEP sehe ich in der Behandlung »kleiner« Traumatisierungen, wie sie in sehr vielen Therapieverläufen und nicht nur bei klassischen Traumabehandlungen zu sehen sind.

Der Therapieansatz von PEP bietet die Möglichkeit, blockierende negative Überzeugungen und Altersregressionen, die durch ein Trauma entstanden sind, aufzuspüren und zu bearbeiten. Besonders das Klopfen ist von Kindern aller Altersstufen erlernbar und kann zur Selbstberuhigung eingesetzt werden, wenn Flashbacks auftreten. Während des Therapieprozesses bietet es sich an, die Eltern mit zu schulen, damit sie den Kindern zu Hause Hilfestellung geben können.

Zum Aufspüren von blockierenden Überzeugungen und Gefühlen kläre ich ab, ob Big-Five-Lösungsblockaden vorliegen und nutze den Kognitions-Kongruenz-Test. In Verbindung mit den Handpuppen können sich die KKT-Testsätze auf die Puppen beziehen (wie oben im Fallbeispiel gezeigt).

Kinder können sich selbst mit erlerntem Klopfen beruhigen – speziell in Drucksituationen (z. B. bei Schulängsten, Ängsten beim Einschlafen). Da PEP – besonders das Klopfen, aber auch der KKT – zuerst nur mit positiven Inhalten und stärkenden Situationen in Verbindung gebracht wird, haben die Kinder viel Spaß und arbeiten gerne mit.

Für die Behandlung schwerer Traumatisierungen und komplexer Traumafolgestörungen bei Kindern ist unbedingt eine spezielle und vertiefende Traumaausbildung notwendig. Ich möchte hier besonders auf Dorothea Weinberg mit ihrem Konzept der *trauma-bezogenen Spieltherapie* und der strukturierten *Trauma-Intervention* hinweisen (Weinberg 2019, 2021). PEP ist aber auch bei komplexen Traumafolgestörungen ein für mich unverzichtbares Tool für die Selbstberuhigung bei Flashbacks und dem Schaffen einer besseren Selbstbeziehung.

5.5 Zentrale Aussagen

- Eine Traumabehandlung von Kindern mit PEP zeigt schnelle Erfolge, weil blockierende negative Überzeugungen, die aus der traumatischen Situation stammen, mittels Big-Five-Lösungsblockaden und KKT aufgespürt und durch die selbstwertstärkenden Interventionen verändert werden können.
- Kindertherapeutische Interventionen in Verbindung mit PEP führen zu Selbstwertstärkung und einer besseren Selbstbeziehung und ermöglichen somit erst die Traumabearbeitung.
- Zu Beginn sollte man den therapeutischen Prozess mit PEP ausschließlich mit positiven Inhalten kombinieren, um ein Ablehnen der Methode durch das Kind zu vermeiden.

6 »Ich bin ich, weil ich anders nicht sein kann!« Selbstwirksamkeit fördern bei Kindern und Jugendlichen aus dem Autismusspektrum

Josephin Lorenz

6.1 Vielfalt im Autismusspektrum

> »Was immer Autismus ist – er ist kein singuläres Produkt der modernen Zivilisation, sondern ein eigenartiges Erbe aus ferner Vergangenheit, das durch Millionen Jahre der Evolution weitergegeben wurde« (Silberman 2016, S. 500).

Bei dem Begriff Autismus denken viele an ein geistig behindertes Kind, das den Kopf gegen die Wand schlägt oder, ganz im Gegensatz dazu, an die Figur »Rainman« aus dem gleichnamigen Kinofilm, einen hochfunktionellen Autisten mit besonderen Inselbegabungen. Den meisten Menschen aus dem Autismusspektrum sieht man ihr »Anderssein« jedoch nicht an. Das heißt allerdings nicht, dass ihre Probleme deswegen weniger beeinträchtigend sind. Das Spektrum autistischer Besonderheiten kann gemäß der ICD-10, der Internationalen statistischen Klassifikation der Krankheiten und verwandter Gesundheitsprobleme der WHO,[6] vom frühkindlichen Autismus mit fehlender Sprachentwicklung und geistiger Behinderung (F84.0) bis hin zum Asperger-Syndrom (F84.5), das durch stereotypes Verhalten und eingeschränkte Interessen gekennzeichnet ist, reichen. Aufgrund einer anderen Gehirnstruktur und, damit einhergehend, einer anderen Informations- und Wahrnehmungsverarbeitung entstehen bei den Betroffenen auf der Verhaltensebene vielfältige Besonderheiten, vor allem in den Bereichen Kommunikation, Sozialverhalten und Interessen bzw. Spielverhalten (Dilling u. Freyberger 2019).

Neurowissenschaftler haben festgestellt, dass die Gehirnaktivität bei autistischen Kindern im Ruhezustand durchschnittlich um 42 % höher ist als bei Kindern ohne Autismus (Velazquez a. Galán 2013,

6 Die ICD-10 war von 1992 bis 2021 gültig (https://icd.who.int/browse10/2019/en) und wurde 2022 abgelöst durch die ICD-11 (WHO 2022), in der keine Subtypen mehr unterschieden werden, weil die Übergänge zwischen diesen als fließend gelten.

p. 9). Im Gehirn der Betroffenen findet eine permanente Reizüberflutung statt. Neben Über- und Unterempfindlichkeiten gegenüber den Sinneseindrücken kann es zusätzlich zu Aufmerksamkeitsstörungen und körperlicher Unruhe kommen.

Bereits im Kleinkindalter fallen Kinder mit frühkindlichem Autismus durch fehlenden Blickkontakt, das Vermeiden von Körperkontakt, Schlafstörungen und wenig Interesse an Interaktions- und Bewegungsspielen auf. Kinder mit dem Asperger-Syndrom unterscheiden sich von Kindern mit frühkindlichem Autismus in erster Linie dadurch, dass sie oft keine Verzögerung in der Sprachentwicklung oder der kognitiven Entwicklung zeigen. Ihre Auffälligkeiten sind eher in der psychomotorischen Entwicklung und der sozialen Interaktion wahrnehmbar.

In Deutschland liegen bislang keine genauen Angaben zur Häufigkeit von Autismus vor. Forscher aus unterschiedlichen Ländern gehen davon aus, dass derzeit mindestens eines von 160 Kindern von einer Autismusspektrumstörung betroffen ist. Andere Untersuchungen berichten von etwa zwei- bis dreifach höheren Prävalenzraten, sodass aktuell etwa eines von hundert Kindern von einer Autismusspektrumstörung betroffen ist (Kim et al. 2011, S. 18). Autismus lässt sich derzeit noch nicht auf eine klare Ursache zurückführen. Angenommen wird eine Vielzahl genetischer Faktoren, die Autismus verursachen. Diese können dazu führen, dass sich das Gehirn anders entwickelt und sich die Person in einer Weise verhält, die wir autistisch nennen.

Autistische Verhaltensweisen sind neurotypischen Menschen (also Menschen ohne Autismus) nicht unmittelbar verständlich und lösen immer wieder große Missverständnisse aus (Lorenz 2020, S. 171). Diese Schwierigkeiten können nicht nur Eltern und Lehrkräfte, sondern auch Therapeut·innen und Coachs an ihrer Kompetenz zweifeln lassen. Besonders schlimm für das betroffene Kind ist es, wenn es für diese Schwierigkeiten verantwortlich gemacht wird und zusätzlich negative Glaubenssätze wie »Ich mache immer Ärger« oder »Mich versteht keiner!« verankert.

Häufig haben die Kinder und Jugendlichen neben der Diagnose Autismus mindestens eine weitere Diagnose wie eine soziale Angststörung und/oder Depression. Oft haben sie insgesamt das Gefühl, nicht richtig zu sein, und geben an, sich wie auf einem fremden Planeten fühlen. Heftige Selbstzweifel und Selbstvorwürfe beherrschen ihr tägliches Leben. Zudem erleben zwei von drei autistischen Schüler·innen Mobbing und Ausgrenzung in der Schule.

Die Abweichungen des Verhaltens der Betroffenen von der Norm werden in der Regel mit der Einschulung auffälliger. Eltern suchen dann oft verzweifelt nach professioneller Hilfe. Studien der Autismus-Forschungs-Kooperation Berlin (AFK 2009) zeigen jedoch, dass es für Menschen mit einer Störung aus dem Autismusspektrum schwierig ist, professionelle Hilfe zu bekommen. Therapeut·innen fühlen sich oft für diese Klient·innen nicht ausreichend ausgebildet.

In der Regel liegt der Schwerpunkt der bislang vorhandenen Förderung und Unterstützung der Betroffenen auf dem Erlernen von Fähigkeiten, die sie noch nicht beherrschen. Die dabei angewendeten Lehrkonzepte können den Kindern und Jugendlichen unter Umständen schwerfallen und in der Folge weiteren Stress auslösen. Der Fokus der Prozess- und Embodimentfokussierten Psychologie (PEP) liegt jedoch auf Stressreduzierung und Selbstwertstärkung und kehrt folglich das übliche pädagogische und therapeutische Handeln bei der Förderung von Menschen mit Autismus um.

In diesem Beitrag beschreibe ich, wie die Integration von PEP in den therapeutischen Prozess Kinder und Jugendliche aus dem Autismusspektrum individuell und passgenau unterstützen kann. Besonders wichtig ist mir dabei, dass es mit PEP möglich ist, mehr Leichtigkeit in den Umgang mit den betroffenen Kindern und Jugendlichen zu bringen.

6.2 Integration von PEP in die Unterstützung von Kindern und Jugendlichen aus dem Autismusspektrum

Autistische Kinder kommen oft mit einer ängstlich abwartenden, manchmal sogar mit einer deutlich abwehrenden Schutzhaltung in meine Praxis. Diese Haltung ist für mich vollkommen nachvollziehbar, denn die Kinder »wollen« ja nicht anders sein, als sie sind, sondern es wird von außen an sie herangetragen, sich mehr der Norm entsprechend zu verhalten. Nach einer ausführlichen Anamnese mit den Eltern ist daher eine genaue Auftragsklärung auch mit dem Kind bzw. der Jugendlichen ein zentrales Element, um eine hilfreiche Unterstützung gestalten zu können. Bereits für sehr junge Klient·innen aus dem Autismusspektrum ist es wichtig, von Beginn der Therapie an zu wissen, dass sie weder passiv »behandelt« werden noch dass ich ihnen als Expertin etwas »überstülpe«.

Eine lösungsorientierte Grundhaltung der Therapeut·in, die auf Wertschätzung und Empathie aufbaut, hilft den Kindern und Jugendlichen, ihren ganz eigenen Weg zu finden. Wichtig dabei ist, dass die Klient·in die Angebote der Therapeut·in ohne die Angst, diese vielleicht zu kränken, ablehnen kann. Meinen »Therapiekindern« sage ich deswegen im Vorfeld immer: »Ich werde dir Angebote machen, und du kannst prüfen, ob sie zu dir passen oder nicht. Wenn sie nicht passen, schmeißen wir sie sofort in die Tonne!« Dabei zeige ich dann auf meinen Papierkorb. Die Idee, dass sie entscheiden können, was gut für sie ist und was nicht, löst meist schon einen Teil der Unsicherheit oder Befangenheit auf.

Wenn beim Kind bzw. bei der Jugendlichen der Wunsch nach dem Aufbau einer vertrauensvollen Beziehung besteht, eignen sich dazu zunächst besonders kreativ-therapeutische Angebote (Lorenz 2020, S. 39 ff.). Diese helfen den Betroffenen dabei, ihre individuellen Stärken und Ressourcen erfahrbar zu machen. Haben sie genügend vertrauensvolle Erfahrungen gesammelt, können PEP-Tools wie das Klopfen und Kurbeln, die Bearbeitung der Big-Five-Lösungsblockaden, ein Selbstwerttraining und der Kognitions-Kongruenz-Test (KKT) in die therapeutische Arbeit integriert werden (vgl. Bohne 2021).

6.2.1 Blick auf die Big-Five-Lösungsblockaden – Fremd- und Selbstvorwürfe

In den meisten Fällen steigen Kinder und Jugendliche mit einer Autismusspektrumstörung über vorhandene Fremdvorwürfe schneller in PEP ein, da es aus ihrer Sicht die anderen sind, die nerven oder sogar stressen. Selten sind sie als Erstes bereit, an ihrer eigenen Wut durch mögliche Selbstvorwürfe zu arbeiten und diese ggf. durch das Klopfen und Kurbeln im Rahmen von PEP zu reduzieren. Was will also das Kind oder die Jugendliche? Was genau soll sich verbessern?

Je nach Alter und Fähigkeit, sich mit Worten auszudrücken, kann man diese Frage direkt stellen oder im Kontakt über nonverbale Ausdrucksformen (z. B. im Spiel oder beim Gestalten) klären. Manchen Kindern fällt es sehr leicht, auf diese Fragen zu antworten. Sie sprudeln dann nur so vor Wünschen, was sich alles ändern soll. In ihren Augen sind es meistens die anderen Menschen, die sich ihnen gegenüber ungerecht verhalten. Sie können sich dann ereifern, wie »blöd, gemein und unmöglich« diese Menschen sind. Sie fühlen sich unverstanden und wollen, dass sich das ändert. Aus ihrer Sicht müssen sich dazu die anderen ändern. Sie können Ungerechtigkeiten sehr genau formulieren, wenn ihre Ängste und Sorgen uneingeschränkt ernst genommen werden.

Beim Bearbeiten dieser Fremdvorwürfe mit PEP wird zunächst der Fremdvorwurf in den Anfangssatz eingebaut. Beschwert sich ein Kind z. B. bei mir, dass ein Geschwisterteil so idiotisch ist, greife ich dies auf, zeige ihm das Kreisen des Selbststärkungspunkts und biete ihm folgenden Satz an: »*Auch wenn ich meinem Bruder / meiner Schwester vorwerfe, dass er ein Idiot / sie eine Idiotin ist, bin ich völlig okay!*« Immer wieder berührt mich die Reaktion auf einen solchen angebotenen Satz, denn sehr oft höre ich dann ein lautes »Nein, das stimmt doch nicht, wenn ich so wütend bin, bin doch ich nicht okay!« Diese Kinder hören leider zu oft, dass sie so, wie sie sind, eben nicht in Ordnung sind. Nicht selten höre ich heftige Selbstvorwürfe wie »Ich bin einer, der immer Ärger macht« oder »Ich bin völlig verkehrt« bis hin zu der Selbstablehnung »Ich bin ein Zombie«.

In dieser Situation begebe ich mich dann zusammen mit dem Kind auf die Suche nach Sichtweisen, die so wenig negativ wie möglich und so positiv wie möglich sind. Vielleicht kann ein Kind jetzt schon annehmen, dass es vielleicht »nur im Kindergarten Ärger macht« oder eben »nur anders ist« und deswegen nicht gleich ein Zombie. Sobald das Kind / die Jugendliche für sich ein Minimum an Selbstakzeptanz spürt, können wir die vorhandenen Selbst- und Fremdvorwürfe schrittweise genauer ansehen und mit den jeweiligen PEP-Tools bearbeiten und auflösen. In kleinen Schritten bewegen wir uns so in Richtung einer besseren Selbstbeziehung und eines achtsameren Umgangs mit den autismusbedingten Besonderheiten.

6.2.2 »Jetztzeitalter« aktivieren

Ein weiteres Phänomen beobachte ich immer wieder bei autistischen Kindern und Jugendlichen. Eine in einem jüngeren Alter als überlastend wahrgenommene Begebenheit löst immer wieder negative Gefühle aus. Damals waren sie vielleicht tatsächlich noch nicht in der Lage, anders zu handeln. Hier ist es wichtig, das die Klient·innen ihre ganzen Kompetenzen im »Jetztzeitalter« spüren und nutzen. Kinder verstehen das Phänomen dieses »Schrumpfens«, wenn man nachfragt, wie alt sie sich in einer bestimmten Situation fühlen. So konnte z. B. ein 8-jähriger Junge genau sagen, dass es sich bei seinen Wutattacken wie damals mit 3 Jahren fühlt. Folgender Satz war für ihn der erste Schritt zu mehr Selbstwirksamkeit: »*Auch wenn ich mich manchmal wieder wie mit 3 verhalte, bin ich ein starker Junge!*« Noch mehr Selbstbewusstsein aktivierte in ihm der Kraftsatz: »*Ab jetzt bleibe ich der 8-jährige Junge, der ich bin. Ich werde täglich größer!*«

6.2.3 Loyalitäten hinterfragen

Ein weiterer Aspekt der Therapie von Kindern und Jugendlichen mit Störungen aus dem Autismusspektrum sind ihre »Loyalitäten gegenüber neurotypischen Vorbildern«. Sobald sie ihre autistischen Besonderheiten verstehen lernen und besondere autistische Fähigkeiten wertschätzen können, ist für sie es leichter, ihre Kernbedürfnisse nach Beziehung, Autonomie und Sicherheit erfüllt zu bekommen (von Witzleben 2019, S. 15 ff.).

6.2.4 Stark werden mit PEP

Damit sie sich besser konzentrieren oder Reize filtern können, nutzen Autist·innen oft intuitiv Selbstberuhigungsstrategien. Dies hilft ihnen beispielsweise dabei, schwierige Situationen zu überstehen. Diese als »Stimming« (kurz für »self-stimulating behavior« oder selbststimulierendes Verhalten) benannte Selbstberuhigungsmethode ist im Diagnostischen und Statistischen Manual Psychischer Störungen (DSM-5; APA 2015) auch als Symptom bei den Diagnosekriterien für Autismusspektrumstörungen aufgeführt. Mit dem Einsatz von PEP besteht die Möglichkeit, dass die Betroffenen an ihren bereits vorhandenen Selbstberuhigungsstrategien anknüpfen und diese mit PEP erweitern. Die klare Struktur des Interventionsablaufs beim Klopfen und das Nachspüren der angebotenen Selbststärkungssätze bei gleichzeitigem Kurbeln des Selbststärkungspunkts erleichtern und unterstützen den Prozess der Selbstbestätigung sehr. Dies gemeinsam zu erleben, erleichtert den Klient·innen, ihre Befindlichkeiten der Therapeut·in gegenüber zu verdeutlichen.

Die Therapeut·in macht immer wieder Angebote, die die Klient·innen für sich überprüfen können, und erhält im Gegenzug ein entsprechendes Feedback. Dies fördert nicht nur die Kompetenzen der Klient·innen, eigene Emotionen und Bedürfnisse zu erkennen und zu äußern. Auch die Kompetenz der Behandler·in, individuelle

Besonderheiten der Klient·innen wahrzunehmen und diese Erkenntnisse in den weiteren Prozess gewinnbringend einzubringen, verbessert sich zunehmend. Eventuelle Vorbehalte der Klient·innen, dass man sich möglicherweise nicht genügend mit dem Störungsbild auskennt, können mit PEP unmittelbar abgebaut werden.

In sehr gefühlsbeladenen Situationen hat sich die Skalierung überschäumender Gefühle oft als hilfreich erwiesen. Wenn einfache Zahlen-Skalierungen für Klient·innen nicht passend sind, kann es hilfreich sein, kreativ-gestalterisches Material anzubieten, damit sie ihre Befindlichkeiten mit einer individuellen Skalierung zum Ausdruck bringen können (Lorenz 2020, S. 78 f.).

Die selbstaktivierenden Interventionen von PEP können besonders förderlich sein, da die Kinder und Jugendlichen die Interventionen immer selbst durchführen. Die Therapeut·in leitet an bzw. führt durch den Prozess, die Klient·innen beklopfen sich jedoch selbst. So erleben die Klient·innen von Anfang Selbstwirksamkeit. Sie entscheiden auch, welche Punkte sie wie lange klopfen möchten. Punkte, die sie als (zu) unangenehm empfinden, können sie auslassen. Die Klient·innen entscheiden ebenfalls, mit welcher Intensität sie die Punkte beklopfen. Je nach Eigenwahrnehmung entscheiden sie, ob sie ein zartes Berühren oder ein stärkeres Klopfen für sich als hilfreich empfinden. Gerade Klient·innen mit autismusspezifischen sensorischen Sensitivitäten behalten mit PEP jederzeit die Kontrolle, da sie die Wirkung der Klopfpunkte beobachten und selbst verändern können. Schon allein das Imaginieren der Klopfpunkte kann eine Veränderung ihres Stressniveaus bewirken.

Bei Kindern kann man das Klopfen auch humorvoll kreativ abwandeln: Während die Therapeut·in die vertraute PEP-Klopfreihenfolge einhält, darf das Kind entweder mit Farbstiften oder mit einem in Farbe getauchten Finger auf ein Papier klopfen. Bei Bedarf kann eine einfach zu erstellende Schablone (siehe Online-Zusatzmaterial → »Gemeinsam mit Kindern klopfen – Malvorlagen«) für das Kind ein zusätzlicher Ansporn sein, das Klopfen zu nutzen. Dabei entsteht ein Bild, welches das Kind nachhaltig an das Klopfen erinnern kann. Bei manchen Kindern ist es sehr beliebt, das Klopfen am Körper dadurch zu ersetzen, dass sie die Noppen einer Luftpolsterfolie zwischen ihren Fingern aufplatzen lassen.

Damit sich bei den Klient·innen ein positives Selbstbild aufbaut und verankert, finden wir gemeinsam auf detektivische, aber immer humorvolle Art nach passenden Lösungssätzen. Körperliche Reaktionen, wie ein spürbares »Großwerden« oder das Aufleuchten ihrer Augen, sind die erkennbaren körperlichen Marker, die zeigen, dass es sich wirklich um passgenau formulierte Sätze handelt. Individuelle Gestaltungen zu diesen Affirmationen dienen als wichtige »Reminder« bei der Umsetzung im Alltag.

Festzuhalten bleibt: Menschen mit Autismus lernen Schritt für Schritt, ihr Leben besser zu gestalten, indem sie sich von Blockaden und hemmenden Glaubenssätzen befreien und ihre ganz eigenen Fähigkeiten entwickeln und ausleben. Anhand von zwei Fallbeispielen möchte ich die Integration von PEP in die Förderung von Menschen mit Autismus anschaulich aufzeigen.

6.3 Fallbeispiele

6.3.1 Fallbeispiel I: Prüfungen meistern

Karl (16 Jahre) kommt zu mir mit einem konkreten Wunsch: Er wolle die anstehenden Abschlussprüfungen der 10. Klasse »überleben« und dabei keine Ausraster bekommen. Er weiß bereits, dass es für ihn nicht förderlich ist, seine Meinung den Lehrern gegenüber ehrlich und offen zu sagen. Zu oft ist er mit seinen Äußerungen angeeckt und hat sogar Strafen dafür bekommen. Soziale Normen zu lernen und zu verinnerlichen, die gegen seine Moralvorstellungen verstoßen, etwa dass man ehrlich sein soll, ist ihm bislang nicht möglich gewesen. Außerdem wolle er mit mir Konflikte, die er mit seiner Familie hat, klären. Da er konkrete Wünsche nennt, mache ich ihm das Angebot, PEP kennenzulernen, und erkläre ihm den Ablauf einer PEP-Sitzung.

Er meint: »Das probiere ich aus. Mal sehen, ob es mir etwas bringt!«

Zunächst frage ich ihn: »Wie hoch schätzt du dein Stresslevel auf einer Skala von 1 bis 10 ein, wobei 1 ›ganz entspannt‹ und 10 ›echt sehr gestresst‹ bedeutet?«

»Ich denke, es liegt so bei 8!«, lautet seine Antwort.

Als Selbststärkungssatz schlage ich ihm vor: »Auch wenn mich die Prüfungen echt mega stressen, liebe und akzeptiere ich mich so, wie ich bin!«

Der zweite Teil des Satzes passt ihm nicht. »Das ist ja wohl Old Fashion!«, so seine Reaktion.

»Okay, dann suchen wir nach einem besseren Satzteil! Der Satz soll ja bei dir ein gutes Gefühl auslösen. Was hältst du von *›... bin ich so, wie ich bin, okay?‹* Und mir scheint, dass es wichtig ist, dass du sicher bleibst. Also fügen wir noch *›und bleibe in Sicherheit‹* hinzu?«

Beim Wiederholen dieses Satzes »Auch wenn mich die Prüfungen mega stressen, bin ich so, wie ich bin, okay und bleibe in Sicherheit!« nickt er zustimmend.

Nun zeige ich ihm die Überkreuzübung und führe ihn durch den Klopfvorgang aller 16 Punkte.

Nach dem Klopfen und einer Zwischenentspannung ist sein Stresslevel auf 6 gesunken. Wir starten einen zweiten Klopfdurchgang, und sein Level sinkt auf 4.

Er meint nun: »Ein bisschen Stress darf schon noch sein, sonst lerne ich ja nichts!«

Darüber muss ich schmunzeln. Er kennt sich also schon ganz gut und weiß, dass er ein wenig Stress zum Lernen braucht.

Ich erkläre ihm weiter: »Damit dein Gehirn deinen Wunsch, sich bei den Prüfungen nicht allzu sehr stressen zu lassen, erfüllen kann, braucht es einen guten ›Powersatz‹! Fällt dir selbst einer ein?«

Er überlegte kurz und meint: »Ich werde die Prüfungen erfolgreich schaffen!«

Auch bei der Frage nach einem passenden Bild dazu fällt ihm sofort etwas ein: »Ein Licht am Ende des Tunnels – das Bild gibt mir zusätzlich Kraft für die Prüfungen!«

Seine Wünsche gehen in Erfüllung. Er schafft die Prüfungen zum Realschulabschluss und hat auch keine Ausraster. Dies ist für mich besonders bemerkenswert, da die Kommunikation mit seiner Englischlehrerin durch wiederholte, gravierende Missverständnisse geprägt ist. Doch kann er diese Verständigungsschwierigkeiten nun besser einordnen und muss sich deswegen nicht mehr aufregen.

6.3.2 Fallbeispiel II: Schritt für Schritt den eigenen Weg gehen

Susanne, 17, fühlt sich von Beginn ihrer Schulzeit an als Außenseiterin. Die Mitschüler·innen lassen sie nicht mitspielen und stellen sie oft bloß. Es gibt nicht eine Freundin, die ihr in irgendeiner Weise beisteht. Für Susanne ist Schule ein Ort, an dem man sie nicht ernst nimmt und man sich über sie lustig macht. Ihre Eltern können sie nicht vor den Anfeindungen der Mitschüler·innen schützen. Susanne sieht nur den einen Weg, sich selbst zu schützen, indem sie sich mehr und mehr verweigert und kaum noch zur Schule geht. So schafft sie nur einen Hauptschulabschluss, obwohl sie deutlich mehr leisten könnte. Susannes Erleben ist geprägt von Selbstzweifel, Angst, Traurigkeit und Ärger.

Sie kommt mit dem Wunsch in die Therapie, den vielen Misserfolgserfahrungen etwas entgegenzusetzen und zu verstehen, warum sie so anders ist. Zusätzlich stellt sie sich die Frage, wie es für sie in Zukunft weitergehen kann. Susannes Traum ist es, Geschichten zu schreiben und mit diesen Geschichten andere Menschen zu berühren und damit später als Autorin Geld zu verdienen. Doch ist ihr es bislang nicht möglich gewesen, eine ihrer Geschichten bis zum Ende aufzuschreiben.

Susannes negative Haltung sich selbst gegenüber ist die Folge vieler Selbstvorwürfe, wie z. B.: »Ich strenge mich nicht genug an. Würde ich das tun, müssten die anderen mich ja nicht so sch... behandeln« oder »Ich kann nicht gut erklären, denn sonst würden mich die anderen ja besser verstehen«.

Um dieser Selbstsabotage etwas entgegenzusetzen und sie wieder mehr in ihr Gleichgewicht zu bringen, beginnen wir mit der Überkreuzübung. Dabei entspannt sie sich schon deutlich. Im Anschluss bearbeiten wir die Selbstvorwürfe gut nach dem PEP-Vorgehen. Bei dem Satz: »*... und dazu stehe ich!*« wird Susanne schon deutlich selbstbewusster.

Auch die Bearbeitung der Fremdvorwürfe ist wichtig, um die Verantwortung bei den Erwachsenen zu lassen, die sie nicht vor Mobbing beschützen können.

Beschreibungen zum Thema Mobbing fallen Susanne zunächst schwer, deshalb mache ich ihr das Angebot, ihr Gefühl dazu mit Stiften oder Farben darzustellen. Bei ihrer Zeichnung fällt mir auf, wie ziellos sie mit dem Stift »umherschwirrt« und keinen Halt findet. Ich äußere meine Wahrnehmung des »Gefühls, haltlos umherzuschwirren«. Das trifft es für sie genau auf den Punkt. Ihre Augen leuchten, denn sie fühlt sich komplett verstanden.

Nun können wir gut mit dem Kurbeln beginnen. *»Auch wenn ich mich damals völlig haltlos gefühlt habe, gehe ich jetzt meinen eigenen Weg.«* Für Susanne ist der Autonomieaspekt im zweiten Teil des Satzes sehr wichtig. Gleichzeitig verunsichert sie jedoch alles Neue enorm. Nach genauem Nachspüren ihrerseits und mehreren Angeboten meinerseits finden wir eine passende Affirmation für aufkommende Unsicherheit: *»Bei Ungewohntem gehe ich Schritt für Schritt!«*

Als sie dann noch ein Lösungsbild dazu zeichnet, wird sie sichtbar zuversichtlicher. Ihre Augen beginnen zu regelrecht zu leuchten, und sie lächelte sehr zufrieden.

Wenige Tage darauf schickt Susanne mir ihre erste eigene vollständige Geschichte.

6.4 Resümee

In meiner Praxis setze ich PEP gezielt ein, um bei Kindern und Jugendlichen sowie bei Erwachsenen aus dem Autismusspektrum Stress zu reduzieren und individuelle Stärken auszubauen. Durch das gemeinsame Klopfen und Kurbeln wird die Beziehung durch Imitation und Spiegeln gestaltet und eine lebendige Beziehungsdynamik ermöglicht. Im Fokus steht dabei immer das Bewusstmachen von Ressourcen und die Förderung der Autonomie durch schnelles Auflösen von dysfunktionalen Gefühlen und Glaubenssätzen. Die Klient·innen werden dabei unterstützt, sich ihren Gefühlen, Empfindungen und Gedanken zuzuwenden und beginnen so, sich selbst und ihre Reaktionen auf die Umwelt besser zu verstehen. Individuelle Bedürfnisse werden ebenso wahrgenommen wie Kompetenzen und Interessen.

Eine konsequente Stressreduktion, die nach Vermittlung der Technik schnell eigenständig eingesetzt werden kann, erweist sich für die betroffenen Kinder und Jugendlichen als besonders hilfreich. Sowohl das Klopfen und Kurbeln als auch das Wiederholen stimmiger Affirmationen können die Kinder selbstständig zu Hause oder in der Schule durchführen. Interessant ist es immer wieder zu sehen, dass auch autistische Kinder das Klopfen in der Schule so abwandeln, dass sie Mitschüler·innen oder Lehrkräfte, die das Klopfen noch nicht kennen, nicht irritieren (besonders beim Klopfen des Punkts zwischen den Augenbrauen).

6.5 Zentrale Aussagen

- Kinder und Jugendliche aus dem Autismusspektrum benötigen unterschiedlichste Hilfen, je nach Grad der individuellen Abweichungen von der Norm. Je nach Betroffenheit ist es hilfreich, PEP unterschiedlich zu dosieren.

- PEP bietet mit einem klar strukturierten Ablauf Sicherheit und Verlässlichkeit im therapeutischen Prozess. Dies ist besonders für autistische Kinder und Jugendliche mit ihrer besonderen Wahrnehmung, die sie verunsichert, von Bedeutung.
- PEP bietet den Behandelnden somit einen »roten Faden«, mit dem sie einen klaren Kopf behalten, vor allem auch, wenn bei den betroffenen Kindern und Jugendlichen überfordernde Gefühle aufkommen.
- PEP unterstützt eine konstruktivere Grundhaltung sich selbst und anderen Menschen gegenüber. Der Bearbeitung von Frustrationen und Verwirrungen durch konsequentes Benennen der Verantwortlichkeiten kommt eine besondere Bedeutung zu.
- Mit PEP erleben die Kinder und Jugendlichen wieder mehr Selbstsicherheit. Zunehmend gelingt ein Wechsel von der Rolle des »ausgelieferten Eigenartigen« zum »ausgefallenen Gestalter«.

7 »Jetzt bringe ich meine PS auf die Straße!« Hochbegabung entfalten und (er)leben mit PEP

Mélanie Maur

»Wenn man mich doch nur verstehen würde und lassen würde, wie ich wollte und tatsächlich könnte, dann würde ich noch viel mehr können und auch noch sehr viel mehr wollen!« (Merlin, 8 Jahre, 3. Klasse)

7.1 Hochbegabung ist nicht gleich Hochleistung

In der Forschung sind unzählige Theorien und Modelle zur Hochbegabung und außergewöhnlichen Leistung beschrieben worden. Wir finden ebenso viele Definitionen von Hochbegabung in der Fachliteratur. In meiner Beratungspraxis und im Coaching stehen Schwierigkeiten bei der *Performanz,* also der Umsetzung des Potenzials, im Vordergrund. Diskrepanzen zwischen dem vorhandenen Potenzial und dessen Entfaltung treten nicht nur im schulischen Kontext, sondern häufig bereits im vorschulischen Bildungsprozess auf. Nicht selten hören wir, vor allem bei mittels Intelligenztest als hochbegabt diagnostizierten Kindern, von deren Erzieher·innen und Lehrer·innen ein Unverständnis darüber, »warum das Kind es denn nicht kann und einfach macht, wenn es doch so schlau ist«. Deshalb liegt der Fokus dieses Beitrags auf den mentalen intellektuellen Fähigkeiten.

Eine überdurchschnittliche Intelligenz ist in den meisten Modellen das Merkmal intellektueller Hochbegabung. Häufig wird sie als einziges Merkmal für deren Definition herangezogen. Intelligenz ist jedoch kein beobachtbares Merkmal, sondern ein von ganz unterschiedlichen Bedingungen beeinflusstes Konstrukt (Preckel u. Vock 2021, S. 45). Stern (1935) definierte Intelligenz als »die personale Fähigkeit, sich unter zweckmäßiger Verfügung über Denkmittel auf neue Forderungen einzustellen«. Für Wechsler (1956) bedeutet Intelligenz »die zusammengesetzte oder globale Fähigkeit eines Individuums, zweckvoll zu handeln, vernünftig zu denken und sich mit seiner Umgebung wirkungsvoll auseinanderzusetzen« (S. 13). Eine Begriffsdefinition von Hochbegabung, die nicht an das Maß des Intelligenzquotienten (IQ) angelehnt ist, stammt von Heller (2000, S. 251), der Hochbegabung als »individuelles Fähigkeitspotenzial für herausragende Leistungen« versteht.

Inwieweit sich dieses Fähigkeitspotenzial entwickeln kann, ist von zahlreichen Umwelt- und Persönlichkeitsfaktoren abhängig. Bei der Betrachtung der gaußschen Normalverteilung gelten etwas über 2 % eines jeden Altersjahrgangs als weit überdurchschnittlich intelligent mit einem IQ von 130 und darüber. Dieser Bereich wird im Allgemeinen mit Hochbegabung gleichgesetzt. Ab einem IQ von 145 wird häufig von intellektueller Höchstbegabung gesprochen, die bei ca. 0,1 % jeder Altersstufe festgestellt werden kann (Maur 2011, S. 20).

Möglichkeiten für schulische Begabtenförderung (nach Preckel u. Vock 2021) sind:

- die innere Differenzierung im Unterricht
- die klassenstufenbezogene Akzeleration (z. B. vorzeitige Einschulung oder Überspringen einer Klasse)
- das Enrichment (Zusatzangebote außerhalb des Unterrichts)
- die Kombination aus Akzeleration und Enrichment
- spezielle Klassen und Schulen
- bundes- und landesweite Schülerwettbewerbe
- jahrgangsübergreifende Arbeitsgemeinschaften
- Kooperationen mit Universitäten und Wirtschaftsunternehmen
- Schüleraustauschprogramme
- Schülerakademien
- Frühstudium als besondere Form von Akzeleration und Enrichment.

Auch im privaten Umfeld gibt es zahlreiche Möglichkeiten der Forderung und Förderung besonders begabter Kinder, wie z. B. die Kinder-Uni oder außerschulische Angebote von Elternvereinen. Die Aufmerksamkeit sollte stets auf die Bedürfnisse der Kinder ausgerichtet sein. Einen hilfreichen Einstieg in das Thema Hochbegabung für Eltern und pädagogische Fachkräfte bietet der Wegweiser *Begabte*

Kinder finden und fördern, den das Bundesministerium für Bildung und Forschung (BMBF 2015) herausgegeben hat.

Nicht automatisch sind Menschen mit einer hohen Begabung auch »Hochleister« oder »Überflieger«. Besonders im schulischen Alltag zeigen sich häufig sehr deutliche Unterschiede zwischen dem vorhandenen Potenzial und dessen tatsächlicher Entfaltung. Zudem sind Lehrkräfte und Erzieher·innen nur selten entsprechend ausgebildet, um besondere Begabungen zu erkennen und die Kinder adäquat mit Lerninhalten zu versorgen. Hinzu kommt die überwiegend heterogene Zusammensetzung der Lerngruppen bezüglich der Lern- und Leistungsfähigkeit der Lernenden. Die oben aufgelisteten Möglichkeiten der schulischen Begabtenförderung werden nicht selbstverständlich in der Schule angeboten und umgesetzt. Nicht selten werden sie sogar aktiv vonseiten der Schule verhindert, was schwerwiegende Folgen für die Entwicklung der Lern- und Leistungsfähigkeit der Kinder haben kann.

Schüler·innen in Unterforderungssituationen können ihren Frust und Ärger in der Regel eine gewisse Zeit kompensieren. Jedoch führt das Bewusstsein darüber, anders zu sein, häufig zu einem verringerten Selbstwertgefühl, einem Rückzug aus dem sozialen Gefüge oder auch zu vermehrt aggressivem Verhalten, psychosomatischen Beschwerden und depressiven Zuständen.

7.2 Schritt für Schritt zum Ziel gelangen – bedürfnisorientiert zur Selbstwirksamkeit finden

Nach Weinert (2001, S. 28) ist Lernen der »entscheidende Mechanismus bei der Umwandlung von hoher Begabung in Leistungsexzellenz«. Grundsätzlich lernen Hochbegabte schneller, gehen thematisch mehr in die Tiefe, verfügen über gute Strukturen zur Vernetzung ihres Wissens und weisen enorme metakognitive Kompetenzen und kreative Fähigkeiten auf. Dass dies aber nicht automatisch zu einem gelungenen und erfolgreichen Lernprozess führt, liegt daran, dass häufig eine adäquate Anregung, Unterstützung und Ermöglichung herausfordernder Lernprozesse fehlt. Ebenso mangelt es häufig an der Wahl und der Realisierung anspruchsvoller Bildungsziele (ebd., S. 29).

Wenn eine angemessene Förderung fehlt, durch die Hochbegabte begleitet und unterstützt werden, kann sich das Lernverhalten negativ entwickeln. Wenn die Schüler·innen in ihrem Umfeld auf Unverständnis stoßen, ihre Bedürfnisse nicht wahrgenommen werden und sie ihr Potenzial unterdrücken, erleben sie sich als nicht mehr selbstwirksam und geradezu ohnmächtig. Eine Unterstützung des Lernprozesses sowohl in den Bildungseinrichtungen als auch im privaten Umfeld der Kinder und Jugendlichen kann also auch das Ziel einer Lerntherapie sein (Maur 2011).

7.2.1 Einfach aktiv sein mit PEP-Steps

Hier setzt das Konzept »Einfach aktiv sein mit PEP-Steps« (Tab. 1) an. Ziel dieses Konzepts ist es, den Schüler·innen eine klare und strukturierte Hilfestellung zu geben, damit sie selbstständig wieder in Aktion kommen, also »einfach aktiv sein« können. Um den Ablauf der einzelnen Schritte (Steps) zu verinnerlichen, werden das Kind und ich im Rahmen der integrativen Lerntherapie tatsächlich »einfach aktiv« und begehen draußen im Zugangsbereich zur Praxis die 18 Stufen.

Die einzelnen Steps sind angelehnt an die »acht Schritte des emotionalen Selbstmanagements des Klopfens« nach Bohne (2020b). Vorher lernen die jungen Klient·innen anhand von kindgerechten Erklärungen unter anderem, was PEP bedeutet, wie der Selbststärkungssatz gemäß der drei Kernbedürfnisse *Bauch, Herz* und *Kopf* (von Witzleben 2019), den ich »BaHeKo-Satz« nenne, gebildet wird und wie wir den Stress skalieren. Hier kommt ein von mir entworfenes Werkzeug, ähnlich einem Thermometer, das »PEPometer«, zum Einsatz. Als Gedächtnisstütze erhalten die Kinder ein Merkblatt mit der Treppe und allen Fragen und Handlungsmöglichkeiten zu den einzelnen Steps (siehe Online-Zusatzmaterial → »Merkblatt: ›Einfach aktiv sein mit PEP-Steps‹«).

Step	Ziel	Frage	Aktion
1	Anliegen und Auftrag klären	Wobei genau wünsche ich mir Unterstützung?	Ich erteile einen Auftrag.
2	Neuronales Netzwerk aktivieren	Was ist gerade bei und in mir aktiv?	Ich konzentriere mich auf das störende Gefühl und spüre es im Körper.
3	Stress/Belastung einschätzen	Wie stark/hoch ist die Belastung?	Ich stelle mein PEPometer ein.
4	Anfangsentspannung, Überkreuzübung, Fingerberührübung	Wie kann ich mich für die nächsten Steps am besten aufwärmen?	Ich starte mit einer Entspannungsübung.
5	Selbststärkungssatz gemäß Kernbedürfnis finden	Wie soll es sein?	Ich finde meinen BaHeKo-Satz.
6	Selbststärkungsübung durchführen	Wie kann ich einfach aktiv sein?	Ich spreche mein Problem und meinen BaHeKo-Satz aus, während ich kurbele.
7	Para- und dysfunktionale Emotionen reduzieren	Was kann ich tun, damit das blöde Gefühl weniger wird?	Ich klopfe meine 16 Körperpunkte und denke dabei an mein Thema.
8	Zwischenentspannung durchführen	Was hilft mir sonst noch, damit ich mich besser fühle?	Ich gönne mir eine kleine Pause mit Augenbewegung, Summen und Zählen.
9	Stress/Belastung erneut einschätzen	Hat sich etwas verändert? Ist es besser geworden oder ganz verschwunden?	Ich stelle mein PEPometer neu ein.
10	Big-Five-Lösungsblockade 1 – Selbstvorwürfe	Habe ich einen Energieräuber an Bord, der dafür sorgt, dass ich mir selbst Vorwürfe mache?	Ich verzeihe mir und finde einen tollen persönlichen PEP-Powersatz (PPP).
11	Big-Five-Lösungsblockade 2 – Fremdvorwürfe	Gebe ich jemand anderem die Schuld an meinem Problem und mache ihm Vorwürfe?	Ich lasse die Verantwortung da, wo sie hingehört, und finde für mich einen tollen PPP.
12	Big-Five-Lösungsblockade 3 – Erwartungshaltung	Fühle ich mich schlecht, weil ich etwas von jemandem erwarte, was er oder sie aber nicht macht?	Erwartungen richte ich nur noch an mich selbst und finde für mich einen tollen PPP.

Step	Ziel	Frage	Aktion
13	Big-Five-Lösungsblockade 4 – Altersregression	Habe ich das Gefühl, dass ich innerlich schrumpfe und plötzlich wieder ganz klein bin?	Ich bleibe so alt, wie ich tatsächlich bin und finde einen tollen PPP.
14	Big-Five-Lösungsblockade 5 – unbewusste Loyalitätskonflikte	Habe ich Sorge, dass ich jemanden verletzen könnte, wenn es mir besser geht?	Ich bleibe in guter/liebevoller Verbindung zu anderen und finde für mich einen tollen PPP.
15	Stress/Belastung erneut einschätzen	Hat sich etwas verändert? Ist es besser geworden oder ganz verschwunden?	Ich stelle mein PEPometer neu ein.
16	Lunchpaket schreiben	Wie kann ich meine Powersätze am besten gestalten, damit sie richtig Spaß machen?	Ich gestalte meine PPP kreativ.
17	Zielbildvisualisierung	Was kann mir noch helfen, damit ich das gute Gefühl, das ich jetzt habe, besser abspeichern kann?	Ich überlege mir ein super Zielbild, das ich mir sehr gut vorstellen kann. Alternativ oder begleitend nehme ich eine passende Körperhaltung ein.
18	Abschlussentspannung	Wie kann ich einen schönen Abschluss finden, damit das Neue in Ruhe wirken kann?	Ich atme, klopfe meinen Handrückenpunkt und stelle mir mein Zielbild vor, als wäre es schon Wirklichkeit.

Tab. 1: Einfach aktiv sein mit PEP-Steps

7.2.2 Selbststärkung zum Anfassen

Zusätzlich nutze ich Kartenpaare, welche die Kinder passend zu ihren Problemthemen und den jeweiligen Kernbedürfnissen zusammenfügen können (Abb. 9). Auf der ersten Karte, der »Aktiv«-Karte, steht die belastende Emotion, die beschreibt, welches Gefühl gerade aktiviert ist. Ergänzt wird sie mit der »Sein«-Karte, auf der ein Selbststärkungssatz steht, der aussagt, wie es sein soll, wenn es gut ist. Auch hier kommen die Kinder wieder in Aktion.

Da sich die belastenden Gedanken und Gefühle bei vielen Kindern ähneln, habe ich verschiedene Kartensätze vorbereitet, mit häu-

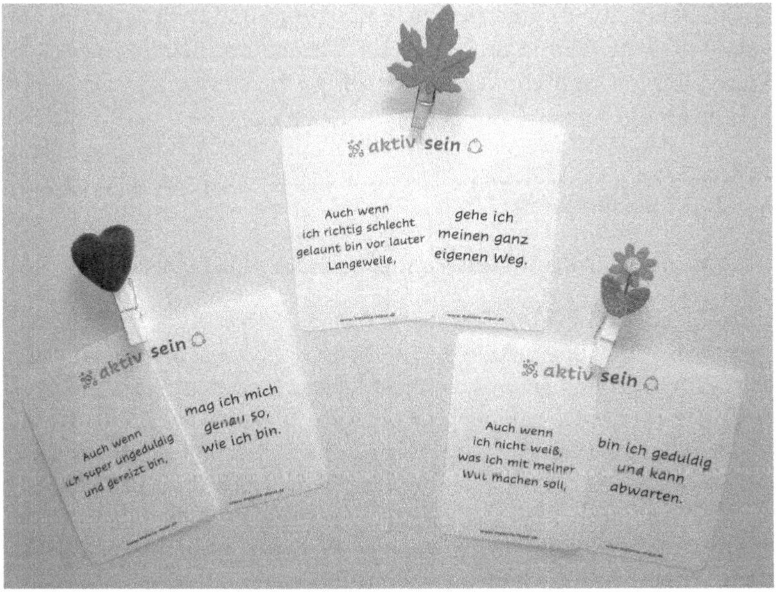
aktiv sein
Auch wenn ich richtig schlecht gelaunt bin vor lauter Langeweile,
gehe ich meinen ganz eigenen Weg.
aktiv sein
Auch wenn ich super ungeduldig und gereizt bin,
mag ich mich genau so, wie ich bin.
aktiv sein
Auch wenn ich nicht weiß, was ich mit meiner Wut machen soll,
bin ich geduldig und kann abwarten.

Abb. 9: Beispiel für Kartenpaare

fig genannten negativen und belastenden Emotionen bei Teilleistungsstörungen, allgemeinen Lernthemen, AD(H)S und Hochbegabung. Wenn ich den Kindern eine passende Karte vorlege, nachdem sie gesagt haben, was sie belastet, erkläre ich ihnen, dass sie mit ihrem Problem nicht allein sind und dass sich schon andere Kinder ebenso gefühlt haben. Dies bewirkt nach meiner Erfahrung immer wieder eine zusätzliche Entlastung der Kinder. Für die BaHeKo-Sätze stehen ebenfalls zahlreiche Karten zur Verfügung.

Die Kinder erhalten ihr persönliches Kartenset unmittelbar in der Therapiestunde. Sollte ein Satz noch nicht verfügbar sein, wird er sofort am Notebook in ein entsprechendes Muster eingegeben und ausgedruckt. Auch die »PPP«, die »persönlichen PEP-Powersätze«, schreiben wir auf die Karten und drucken sie aus. Die Kinder können die Karten zusätzlich kreativ gestalten. Für daheim bekommen sie eine Schnur und Klammern, damit sie die Kartenpaare mit den passenden »PPP« sofort an einer Stelle aufhängen können, an der sie gut sichtbar sind. Gerne bauen die Kinder die Treppe auch mit Legosteinen und lassen kleine Figuren die Treppe hinaufsteigen, wenn sie in ihrem eigenen Prozess auf die nächste Stufe gehen.

In Schulen befinden sich viele Klassenräume in den oberen Etagen. Auf dem Weg zum Unterricht können die Schüler·innen die Stufen zählen und so eine Verknüpfung herstellen, die sie in der Schule an die Anwendung der Methode erinnert.

7.3 Fallbeispiele

7.3.1 Fallbeispiel I: Selbstkontrolle macht selbstwirksam

Merlin ist 8 Jahre alt und besucht in seinem zweiten Schulbesuchsjahr die 3. Klasse einer Grundschule. Er liest seit dem zweiten Kindergartenjahr und kennt sich schon bei der Einschulung im Zahlenraum bis 100 sehr gut aus. Zur Mitte der 1. Klasse wechselte er auf Empfehlung seiner Klassenlehrerin in die 2. Klasse. Er lebt sich dort sehr schnell ein, kommt aber mit der neuen Lehrerin nicht so gut zurecht. Merlin ist ein freundlicher, aufgeschlossener und an Sachthemen interessierter Junge. In seiner Freizeit interessiert er sich für Dinosaurier und weiß vieles über die höchsten Gebäude, die es auf der Erde gibt. Er sagt, dass man, wenn man es will, alles lernen kann. Später möchte er Astronaut werden und fremde Galaxien erkunden.

Mit Beginn der 3. Klasse kommt es vermehrt zur Arbeitsverweigerung im Fach Mathematik. Die Mutter berichtet, dass das Erledigen der Hausaufgaben nicht mehr möglich ist, da er weinend an seinem Schreibtisch sitzt mit den Worten »Ich kann das nicht! Ich kann das einfach nicht!« Das Unverständnis der Lehrerin und der Eltern, die schon gesehen hatten, dass er diese Art von Aufgaben lösen kann, erhöht den Druck bei Merlin und führt zu aggressivem Verhalten. Das äußert sich durch Schreien und unkontrollierte Wutausbrüche. Ich biete ihm im Rahmen der Lerntherapie an, dass wir wegen der »Rechenblockade« zusammen PEPen können und er dadurch die Möglichkeit bekommt, aktiv an seiner Situation etwas zu verändern. Ich biete ihm den Satz an: »*Auch wenn ich die Matheaufgaben im Moment nicht rechnen kann, mag ich mich so, wie ich bin, und bin ein guter Schüler*«. Nach dem ersten Kurbeldurchgang verändert er den Satz und sagt: »*Auch wenn ich das echt nicht mehr aushalten kann, diesen Babykram immer und immer wieder zu rechnen, mag ich mich so, wie ich bin, und bin super in Mathe!*« In einem gemeinsamen Gespräch mit Merlin, der Mutter und der Lehrerin einigen wir uns darauf, dass Merlin zukünftig bei der Einführung neuer Matheinhalte keine Wiederholungsaufgaben mehr erhält. Er darf sich anspruchsvolle Themen aussuchen und diese dann auch im Unterricht bearbeiten. Mit dem Thema Bruchrechnung ist er eine Weile gut beschäftigt.

Neben den Schwierigkeiten im Unterricht entstehen immer häufiger Problemsituationen mit Mitschüler·innen. Merlin wird mittlerweile von anderen geschubst oder ausgegrenzt. Für ihn ist es wichtig, Konflikte verbal zu lösen und Einigkeit zu erzielen. Seine Klassenkamerad·innen sind jedoch vollkommen überfordert mit seiner Art zu argumentieren und reagieren mit körperlichen Angriffen. Nachdem ein Onkel ihm gesagt hat, er solle sich doch endlich mal wehren, eskaliert die Situation auf dem Schulhof, und Merlin wird dafür allein verantwortlich gemacht.

Da er bereits gute Erfahrungen mit PEP gemacht hatte, die Methode aber noch nicht selbstständig nach seinen Ansprüchen korrekt genug anwenden kann, fordert er aktiv meine Unterstützung ein. Er kann aufgrund der zahlreichen negativen Erlebnisse kaum in Worte fassen, was ihn gerade am meisten belastet. Deshalb schlage ich ihm vor, dass wir auch »verdeckt einfach aktiv sein können«: *»Auch wenn ich mich gerade mit allem und jedem total schlecht fühle, mag ich mich so, wie ich bin, und gehe meinen ganz eigenen Weg.«* Mehrere Klopfdurchgänge bewirken nur eine unwesentliche Verbesserung. Deshalb bearbeiten wir alle Big-Five-Lösungsblockaden. Besonders belastend sind die Fremdvorwürfe gegenüber den Lehrerinnen in Kombination mit Loyalitätskonflikten. »Warum dürfen alle in der Schule etwas lernen, nur ich nicht? Das ist ungerecht!« Zudem ärgert er sich selbst sehr darüber, dass er sich nicht kontrollieren kann und in der Folge immer wieder Sanktionen gegen ihn verhängt werden.

Merlin findet einen kreativen Powersatz, den er in vielen kritischen Situationen anwenden kann: *»Ich bleibe cool und beame mich raus!«* Währenddessen klopft er »heimlich« seinen Lieblingspunkt an der Handkante. Er macht die Erfahrung, dass er sich auch in der Schule durch das Klopfen und Kurbeln sehr schnell selbst regulieren kann und seine Anliegen in Ruhe vortragen kann. Einige Mitschüler·innen haben die Veränderung wahrgenommen und ihn gefragt, ob er ihnen Tipps geben kann, damit sie auch lernen können, ruhig zu bleiben. Eine Einführung in die Methode PEP für die ganze Klasse und für das Team der Lehrer·innen, die ich anbiete, folgt. Merlin kann nun »einfach aktiv sein« und sein Wissen und seine Erfahrung mit den anderen teilen.

7.3.2 Fallbeispiel II: »Die vorhandenen PS auf die Straße bringen«

Nicola ist 17 Jahre alt und geht in die 12. Jahrgangsstufe des Gymnasiums. Mit dem Wechsel auf die weiterführende Schule hat Nicola bei einer Intelligenztestung ein weit überdurchschnittliches Ergebnis erzielt. Nun steht sie unmittelbar vor den Abiturprüfungen. Bis vor Kurzem hat sie in der Schule in allen Fächern außer Mathematik ausschließlich Spitzenleistungen erbracht. Sie hat immer gern und leicht gelernt. Jetzt kann sie in der Schule ihr gelerntes Wissen sowohl schriftlich als auch mündlich nicht mehr abrufen. Wenn sie daheim abgefragt wird, kann sie alles bis ins kleinste Detail wiedergeben. Sie nutzt die Hilfsangebote ihrer Eltern und der Großmutter zur Überprüfung ihrer Lernfortschritte.

Ihre Angst vor dem Abitur belastet Nicola jedoch zunehmend. Sie beschreibt die Angst als stetig wachsend und »unbezwingbar«. Bei schriftlichen Arbeiten zweifelt sie unter anderem an ihren Fähigkeiten zu Kontrolle und Korrektur. Sie ist sich zunehmend unsicher und befürchtet, dass ihre Lernmethoden »nicht richtig« sind. Ihre Nervosität steigt von Tag zu Tag und beeinträchtigt ihren Schlaf und die Fähigkeit, Körper und Geist zu entspannen.

Nicola konnte eine früher diagnostizierte Rechenschwäche in der Unter- und Mittelstufe mit einer lerntherapeutischen Maßnahme gut bewältigen. Die Mathematiklehrerin Frau K. war im damaligen Prozess aber wenig kooperativ und gab kaum Hilfestellung. Nicola konnte nach einem Fachlehrerwechsel zum Ende der Mittelstufe und in der Oberstufe ihre mathematischen Kompetenzen ausbauen und erzielte zufriedenstellende Leistungen. In der Abiturvorbereitungsphase gab es einen erneuten Fachlehrerwechsel, und Frau K. übernahm den Kurs wieder. Im Rahmen der nun wiederaufgenommenen integrativen Lerntherapie gibt eine Überprüfung ihrer Lernprozesse nur wenig Anlass für Veränderungen. Nicola profitiert noch immer von den in der damaligen Lerntherapie etablierten Lernstrukturen. Sehr schnell stellt sich neben den Ängsten, die Nicola belasten, heraus, dass sie bezüglich ihrer Prüfungsproblematik ein ambivalentes Anliegen hat: »Ich will doch mein Wissen auch in den Prüfungen loswerden, aber das klappt ja sowieso nicht.«

Nicolas Stress lässt sich schon durch den Gedanken an die Abiturprüfung aktivieren. Sie gibt auf ihrer SUD-Skala (Subjective Units of Distress) einen Maximalwert an. Nach der Anfangsentspannung und Fingerberührübung klopfen wir zunächst gegen die Angst, die sie immer wieder »wie ohnmächtig« werden lässt und die sie sich nicht erklären kann, weil sie ja weiß, dass sie gut gelernt hat und den Stoff beherrscht. Nach drei Klopfdurchgängen und zweimaliger Zwischenentspannung ist Nicolas Stresslevel um 3 Punkte gesunken, und es gelingt ihr, gemeinsam mit mir ein smartes Ziel für den ZieGe-Test (Kap. 12) zu formulieren: *»Ich rufe ab sofort jederzeit auch bei Prüfungen mein gelerntes Wissen ab und bestehe die Abiturprüfungen im Frühjahr 2021.«* Für die Durchführung des ZieGe-Tests einigen wir uns auf die Kurzfassung *»Ich rufe mein gelerntes Wissen jederzeit ab.«*, wiederholen jedoch nach jedem Testabschnitt nochmals ihr smartes Ziel in der Langform.

Im Verlauf des ZieGe-Tests stellt sich heraus, dass Nicola durch das damals erlebte Verhalten von Frau K. nun blockiert ist, da sie denkt, dass Frau K. ihr keine angemessene Leistung im Abitur zutraut. Das lässt sie an ihren Fähigkeiten zweifeln. Wir bearbeiten die Selbst- und Fremdvorwürfe und formulieren attraktive »PPP«:

- *»Mein neues Selbstbild verleiht mir Superkräfte und lässt mich alles Gelernte jederzeit abrufen!«*
- *»Ich befreie mich von jeglicher emotionalen Abhängigkeit gegenüber Lehrkräften!«*
- *»Der Unterricht mit Frau K. ist mein persönliches Trainingslager!«*
- *»Ich nutze Frau K. als Personal Trainer, ohne dass sie es weiß! Das macht doppelt Spaß!«*
- *»Jetzt bringe ich meine PS auf die Straße!«*
- *»Von einer gewissen Grundspannung kann ich nur profitieren!«*

Als es bezüglich ihres Ziels um die »Erlaubnis« der Oma geht, kann Nicola den Testsatz nicht aussprechen. Sie erzählt, dass ihre Oma auch gerne Abitur gemacht und studiert hätte, dass ihr als Mädchen aber damals die Möglichkeit verwehrt wurde. Der Loyalitätskonflikt lässt sich leicht bearbeiten und mit einem passenden Powersatz reframen:

- *»Zu Ehren und zur Freude meiner Oma erlaube ich es mir nun, auch hochgesteckte Ziele zu erreichen!«*

Nicola hat die Methode PEP konsequent angewendet, ihre »PPP« regelmäßig wiederholt und ihr Abitur mit einem sehr guten Ergebnis bestanden.

7.4 Resümee

Im Fokus meiner Arbeit in der Förderung mehrfach außergewöhnlicher Menschen steht die systemische Betrachtungsweise mit dem Ziel, allen Beteiligten lebensnahe und unmittelbar praktisch umsetzbare Ideen und Hilfestellungen zu geben. Gerade weil in Schulen und Kindertageseinrichtungen eine individuelle Förderung bei bestimmten Störungsbildern kaum möglich ist, kommt der Methode PEP als Selbsthilfetechnik eine besondere Bedeutung zu. Den Kindern und Jugendlichen bietet sie die Möglichkeit zur eigenständigen emotionalen Selbstregulation und zu einem daraus resultierenden gesteigerten Selbstwirksamkeitserleben.

Im Rahmen der integrativen Lerntherapie und des individuellen Coachings sind die zentralen Inhalte meiner Arbeit die Verbesserung der Selbstwahrnehmung und die Steigerung des Selbstwertgefühls. Oft haben die jungen Klient·innen bereits zahlreiche und langwierige therapeutische Maßnahmen hinter sich und neigen dazu zu resignieren. Mit PEP steht eine Methode zur Verfügung, die eine höchst effektive Möglichkeit der Selbsthilfe bietet und die zudem sehr schnell zu den gewünschten Ergebnissen führen kann.

7.5 Zentrale Aussagen

- Gerade bei Schüler·innen, die besonders differenziert denken und die vieles sehr genau nehmen, ist es hilfreich, wenn sie klar strukturierte Hilfen erhalten.
- Wer seine Bedürfnisse (er)kennt und formulieren kann, der kann auch leichter konkrete Wünsche äußern.
- Einfach aktiv zu sein und bewusst zu handeln führt zum Erleben von Selbstwirksamkeit.
- Die Bearbeitung der Big-Five-Lösungsblockaden ist ein zentraler Bestandteil der Bewältigung und Auflösung emotionaler Stresszustände.

8 Der Drang, ein Held zu sein – PEP bei exzessiver Mediennutzung

Detlef Scholz

8.1 Phänomenologische Aspekte internetbezogener Störungen und Diagnosekriterien

Die Möglichkeiten des virtuellen Handelns sind überaus vielfältig. Vielen Menschen gelingt hier, was im realen Leben oft schwierig, zumindest anstrengender ist: Aktivitäten, die Glücksgefühle erzeugen. »Glück ist Arbeit«, schreibt Richard David Precht in *Wer bin ich – und wenn ja, wie viele?* (Precht 2007) und meint damit den Aufwand, den es kostet, glücklich zu sein. Eine zweite Erkenntnis aus Hirnforschung und Neurobiologie: Glücksgefühle können nicht permanent erzeugt werden (das würde zur Manie führen). Gerade Kinder und Jugendliche versuchen jedoch, sich so oft wie möglich »richtig gut« zu fühlen. Manchen Eltern gelingt es kaum, den gelegentlichen Missmut oder die Unzufriedenheit ihres Kindes zu ertragen. Damit verhindern sie die Entwicklung der überaus wichtigen Frustrationskompetenz.

Die Glücksversprechen der Bildschirme – von PC, Smartphone, Tablet, Fernseher und Konsole – werden für einige Jugendliche zum Lebensmittelpunkt und -sinn. Aufgewachsen in einer mediendominierten Welt ist es für sie ein »natürliches« Umfeld. Zur Sozialisation von Kindern und Jugendlichen gehören Bildschirmmedien heute wie Kaugummibilder und Tobewiese zum Leben früherer Generationen. Junge Menschen nutzen digitale Medien und Internet für Kommunikation und Ablenkung, für Identifikation und Spiel, für die Schule und in der Freizeit. Viele Jugendliche nach Möglichkeit rund um die Uhr.

Für Eltern ist es oft nicht leicht zu erkennen, wann eine entwicklungsungünstige Nutzung einsetzt. Der Übergang ist fließend und individuell sehr unterschiedlich. Es gibt jedoch Anzeichen, die bei entsprechender Sensibilität und Aufmerksamkeit frühzeitig erkannt werden können. Gerade bei den vorzugsweise von Jungen gespielten Onlinerollenspielen lässt sich ein relativ schnell einsetzender missbräuchlicher Umgang mit den Spielen beobachten. Da diese Spiele die emotionalen und kognitiven Bedürfnisse der Spieler sehr umfassend befriedigen, werden die ausgelösten Verhaltens- und Einstellungsänderungen von ihnen selbst kaum wahrgenommen. Die Gelegenheit, Hochgefühle – wie Kicks oder Flows – zu erzeugen, wird von den Spielern so oft wie möglich genutzt. Ähnliches ist für die Battle-Royal-Spiele[7] und für einige Mobile-Games, deren Marktanteil stetig wächst, festzustellen.

Wer nach und nach die Organisation der etwas aufwendigeren Alternativen verlernt – Unternehmungen mit Freund·innen in der Premiumrealität, sportliche oder musische Aktivitäten, das Lesen eines spannenden Buches usw. –, definiert sich immer mehr über seinen Erfolg im Spiel und die Anerkennung in der Gamer-Community.

So könnten erste Anzeichen für eine missbräuchliche Nutzung eines bislang erzählfreudigen Jugendlichen die zunehmende Verschlossenheit und Ungeduld am Esstisch sein, der schnellstmöglich an den Rechner zurückkehren möchte. Werden reale Betätigungsfelder, beispielsweise schulische Aktivitäten oder Körperpflege, mehr und mehr vernachlässigt, ist es sinnvoll, die Ursachen für diese Veränderungen zu ergründen (Scholz 2016).

Bestimmte Spielgenres, wie MMORPG und MOBA, sind wahrscheinlich mit einem erhöhten Suchtpotenzial assoziiert. Leistungserbringung, soziale Interaktion und Immersion sind hier Experten zufolge maßgeblich für die Spielerbindung. Letztere lässt sich durch optische Hardware – Helme, Brillen und Messfühler, die die Erregung der User·innen registrieren und über Biofeedback an das Programm weitergeben –, weiter erhöhen (Müller u. Wölfling 2017, S. 134).

Gegenwärtig gehen viele Spieleanbieter dazu über, auch für aufwendige Fantasyrollenspiele oder andere Szenarien kostenfreie Zugänge anzubieten. Für einen Spieler, der mehr erreichen oder eine ansprechendere Spielfigur erzeugen möchte, gibt es dann die Möglichkeit, virtuelles Equipment durch reale Zahlung zu erwerben. Einige Expert·innen sehen darin eine besondere Gefährdung: Bei entfalteter Sogwirkung des Spieles können diese Kosten kaum kontrolliert werden.

7 Bei diesen wird eine größere Anzahl von Spielern, meist etwa hundert, über einem sich stetig verkleinernden Gebiet abgesetzt, in dem Waffen gefunden werden können, um die Gegner zu eliminieren – der letzte Überlebende gewinnt.

Da die meisten Klient·innen mit einer internetbezogenen Störung, die in Beratungsstellen und Kliniken therapeutisch begleitet wurden, bisher das Phänomen einer *Spielstörung* zeigten, ist dieses bislang am besten erforscht worden (Paschke et al. 2020; Wartberg et al. 2019; Rumpf et al. 2016).

Die *Diagnosekriterien* sind in Anlehnung an die Kriterien anderer Substanz- und Verhaltensabhängigkeiten verfasst worden und umfassen eine massive (gedankliche) Einengung auf die PC-Tätigkeit, eine verminderte Kontrollfähigkeit bezüglich Beginn, Beendigung und Dauer der Computerspielaktivitäten, Entzugserscheinungen in Form von Gereiztheit, Nervosität, Konzentrations- und Aufmerksamkeitsstörungen, eine Toleranzentwicklung in Form eines immer größer werdenden Zeitbedarfs, da immer mehr Stimulation erforderlich ist, um einen entsprechenden Zufriedenheitsgrad zu erreichen, sowie die fortschreitende Vernachlässigung anderer Interessen. Verabredungen und Geselligkeiten werden eher lästig, Probleme und negative Gefühle werden vermieden oder verdrängt, das Ausmaß der PC-Tätigkeit wird gegenüber Bezugspersonen verleugnet. Trotz eindeutig schädlicher Folgen, wie Konflikte und Krisen in Familie oder Partnerschaft, das Nachlassen von Elan und Engagement in Schule oder Beruf und eine zunehmende Erschöpfung aufgrund mangelnden Schlafes, wird der PC-Gebrauch nicht eingeschränkt, sodass Betroffene unter Umständen eine Gefährdung von Beziehungen, Arbeit, Ausbildung oder beruflicher Optionen tolerieren.

Die Möglichkeit des entgrenzten Internetkommunizierens erweitert das Spektrum süchtigen Agierens mit hohen Betroffenenzahlen. In dem Alterssegment, in dem das Knüpfen und Organisieren neuer Kontakte bzw. die intensive Pflege bestehender Beziehungen zu den entscheidenden Entwicklungsaufgaben gehört, gibt es eine besonders hohe Prävalenz. So erfüllen Mädchen zwischen 14 und 16 Jahren zu 2,5 % die Kriterien einer Onlinekommunikationsabhängigkeit, weitere 2,5 % gelten als gefährdet (Rumpf et al. 2013).

Der Cyberspace wird mehr und mehr zum elektronischen Spielplatz von Jugendlichen, meint die Soziologin Sherry Turkle (2012). Bei adäquater Medienkompetenz kann das Internet Jugendlichen als Orientierungshilfe dienen. Die Anerkennung im virtuellen Raum, das gefahrlose Testen von Rollen und Identitäten und die Abgrenzung von der Erwachsenenwelt bieten eine Reihe von interessanten, fördernden Möglichkeiten. Ist die Fähigkeit zur Verhaltensregulation bei den Nutzer·innen jedoch noch nicht ausgereift, kann der Internetgebrauch problematisch werden. So können neben den Spielen auch die virtuellen sozialen Netzwerke eine starke Sogwirkung entfalten. Der ständige Drang, die eingehenden Mitteilungen, Bilder, Videos und Anfragen zu überwachen, um möglichst zeitnah zu reagieren, schränkt auf Dauer den Handlungsspielraum ein (Scholz 2019).

So lange man bei Nutzer·innen den Eindruck gewinnt, dass ihre Netzaktivitäten bedeutsam sind – beispielsweise durch die Intention »Halte so viele Kontakte wie möglich aktiv aufrecht!« –, können diese als Teil des Selbstfindungsprozesses verstanden werden. Letztlich sucht also jede User·in nach sich selbst. Junge Menschen mit unreifer Ich-Struktur, ängstliche und zu Depressivität tendierende sind besonders gefährdet, sich bei dieser Suche im Virtuellen zu verlieren.

Virtuelle Kommunikation kann zu einer oberflächlicheren Art von Beziehungen führen. Menschen erliegen der Illusion, durch die neuen Technologien verbunden zu sein – ohne sich den mühevollen Herausforderungen von Intimität und Kommunikation stellen zu müssen. Diese Art der Beziehungen erzeugt auf Dauer jedoch ein Gefühl von Einsamkeit. Die Pflege virtueller Bekanntschaften ohne die zeitweise vollständige Aufmerksamkeit für den anderen trägt zu einer Unempfänglichkeit für die Bedürfnisse von Mitmenschen bei – Studien belegen eine geringere Empathie Jugendlicher als frühere Generationen. Darüber hinaus ist eine stark empfundene Verflechtung des virtuellen Ich mit dem körperlichen Ich ungünstig.

8.2 Veränderungen von Beziehungen als Voraussetzung und Folge exzessiver Internetnutzung

Die Grundlage des Verantwortungsbewusstseins eines Kindes bildet seine Erfahrung mit der existenziellen Verantwortungsübernahme seiner Eltern für die Familie. Kern dieser Verantwortung sind der Aufbau und die Pflege einer intensiven, sinnstiftenden und nachhaltigen Beziehung zum Kind. Kinder sollten am Beispiel ihrer Eltern erleben können, wie es gelingt, Verantwortung für sich und andere zu übernehmen; wie viel Lust und Spaß dies bereitet und wie zufrieden man dadurch werden kann.

Kinder werden heute mitunter schon ab dem Krippenalter an externe Stimuli gewöhnt – sie erwarten das dann auch in der Familie.

Eltern sind oft bereit, das zu tun, weil sie es selbst so erfahren haben und für angemessen halten. Da es Kinder und Jugendliche heute demzufolge häufig gewohnt sind, unterhalten zu werden, fällt ihnen das eigenverantwortliche Agieren schwer. Digitale Medien sind wunderbare Unterhalter.

Je älter die Kinder werden, umso wichtiger wird für alle Familienmitglieder die Frage des Umgangs mit digitalen Medien. Um einen Handlungsleitfaden für sich selbst und in der Folge für die Familie abzuleiten, könnten Eltern sich fragen, welche wünschenswerten Eigenschaften gefördert, welche eher eingeschränkt werden. Unter welchen Umständen ein Eintauchen in die virtuelle Welt als beste aller Möglichkeiten erscheint und sich danach ein besonders gutes Gefühl einstellt. Oder wenn rückblickend auffällt, dass die Medienzeit entweder mal wieder zu lang ausgefallen ist und/oder besser für anderes hätte genutzt werden können (Scholz 2018).

Des Weiteren ließe sich auf wichtige Erziehungsthemen schauen. Diese basieren meist auf Fragen zu Liebe und Ängsten. Und ihrem entsprechenden Maß. Dem möglichen Maß der Liebe zu uns selbst, zu unserem Partner, zu unseren Kindern. Dem Maß der Angst vor Ausgrenzung, Veränderung, Krankheit und Tod. Gerade im Zusammenhang mit einer intensiven Nutzung mobiler Endgeräte sollten Eltern immer wieder überprüfen, wie viel Liebe ihre Kinder von ihnen wahrnehmen und woran die Kinder Liebeszeichen erkennen können. Ähnlich bedeutend ist das Erleben der Kinder, wie ihre Eltern mit existenziellen Ängsten umgehen (Scholz 2016, S. 83 ff.).

Wenn erfüllende Beziehungs- und Naturerfahrungen fehlen und in der Folge Ängste kaum zu domestizieren sind, wird der Versuch, das Bedürfnis nach einem bereichernden Leben durch exzessives Handeln zu erfüllen, wahrscheinlicher. Eine zeitintensive Nutzung digitaler Medien durch Eltern geht zulasten haptischer Beziehungsgestaltung, hat eine unwillkürliche Wirkung auf die Kinder und lässt sie die indirekte Wahrnehmung der Welt durch Medien als vertrautes Arrangement erleben – verbunden mit einem Gefühl von Sicherheit, zumindest für die Zeit virtuellen Agierens.

> »Gute Beziehungserfahrungen mit sich selbst und mit anderen sind das Heilsamste und Beste, was Menschen kennen und erleben können, und schlechte Beziehungserfahrungen mit anderen sind das Schädigendste, was man als Mensch erleben kann« (Bohne 2021, S. 72).

Schlechte Beziehungserfahrungen sorgen für ungünstige Selbstbeziehungen, die wiederum in der Regel zu nicht beglückend erlebten Beziehungen zu anderen führen. Eine Möglichkeit, mit den daraus mitunter entstehenden Depressionen, Ängsten oder Schuldgefühlen umzugehen, besteht in dem exzessiven Rückgriff auf das in der Familie als Normalität erfahrene Verhalten. Kinder und Jugendliche ziehen sich dann so oft wie möglich in Online-Spielwelten oder auf Kommunikationsportale zurück oder verlieren sich in den Angeboten von Streamingdiensten (Scholz 2014, S. 95 ff.).

Damit ist der Weg hin zu einem als süchtig zu beschreibenden Verhalten geebnet. Je länger dieses gelebt und verfestigt wird, desto mehr suchen Betroffene sich nicht zu beziehen. Intensivere Beziehungen werden in ihrem Erleben immer stärker an unerträgliche Gefühle wie Angst, Hass oder Scham gekoppelt. Mithilfe des Suchtverhaltens können die Affekte reguliert werden, ohne auf das Selbst bezogen zu sein (Voigtel 2015, S. 45).

Als Alternative zum süchtigen Ausweichverhalten sind nun Selbstverantwortung, Ehrlichkeit und Authentizität wichtig und gleichzeitig selten möglich, da sie zu selten erfahren wurden. Zudem kommt der (mediale) Konsum dem narzisstischen Bedürfnis, sich verwöhnen zu lassen, entgegen – auch hier wird also ein Mangel nachträglich gestillt. Die Bedingungen, unter denen Kinder und Jugendliche heranwachsen und Menschen arbeiten, sollten so gestaltet werden, »dass sich verzweifeltes, süchtiges Ausagieren erübrigt, dass emotionale und soziale Bedürfnisse (...) nicht (...) scheinbefriedigt werden müssen« (Kapteina u. Hörtreiter 1992, S. 20).

8.3 Therapeutische Aspekte

Für eine erfolgreiche Therapie ist die Erfahrung der positiven Wirkung einer Verhaltensänderung durch die Klient·innen selbst grundlegend. Nur ein »Kunde« im Sinne de Shazers lässt sich für eine Intervention gewinnen (de Shazer 2014, de Shazer 2019, S. 106). Kinder und Jugendliche kommen bei der Zuschreibung einer internetbezogenen Störung überwiegend als »Besucher« im Sinne de Shazers in die Therapie. Sie erleben sich selbst meist nicht als gefährdet. Im Gegenteil: Oft erfahren sie die Intensivierung der Mediennutzung als eine überaus hilfreiche Strategie, mit den Herausforderungen des Lebens zurechtzukommen. Die Einladung zum Perspektivenwechsel ist anspruchsvoll und gelingt eher, wenn alternative Erfahrungen kreiert werden können. Hierfür braucht es die zumindest zeitweise bedingungslose Zuwendung der nahestehenden Erwachsenen, um ein Gefühl dafür zu entwickeln, was den Kindern wichtig ist. Mit Akzeptanz, Wertschätzung und Wohlwollen lassen sich dann neue Erlebensbereiche entdecken oder ehemalige reaktivieren (Scholz 2014).

Mit einer unreflektierten, intensiven Nutzung digitaler Medien geht nicht selten ein verantwortungsreduziertes Verhalten einher. Das beginnt bei Eltern, die sich ihrer Vorbildrolle nicht bewusst sind und häufig Medien als Babysitter einsetzen und endet bei Jugendlichen, die ihre berührbaren Freund·innen vernachlässigen. Im Übrigen erleben viele die Kontaktanbahnung, -schließung und -pflege im Internet viel leichter als im haptischen Raum. Es findet sich immer jemand mit ähnlichen Interessen (beispielsweise für bestimmte Onlinespiele), und es lässt sich schnell offen reden, da keine essenzielle Bindung besteht – also auch keine entstehende oder bestehende Beziehung irritiert werden kann. Zudem kann man sich bei auftretenden Störungen leicht entziehen.

> Die Fähigkeit, verantwortlich zu handeln, hängt eng mit dem Selbstwirksamkeitserleben und Selbstwirksamkeitserwartungen zusammen. Sind diese angemessen ausgeprägt, wird das Gefühl, andere zu erreichen, etwas bewegen und bewirken zu können, erzeugt eine entscheidende Voraussetzung für seelisches Wohlbefinden. Anfänglich wird das im Virtuellen ähnlich erlebt. Gerade die Sehnsucht nach sozialen Kontakten, nach Anerkennung und persönlicher Weiterentwicklung treibt Jugendliche zu einer exzessiven Nutzung. Zu spüren, dass sich diese Sehnsucht für die meisten allein digital nicht erfüllen kann, erfordert die ehrliche Reflexion eigener Bedürfnisse und eine Vorstellung von deren nachhaltiger Erfüllung.

Sich selbst regulieren zu können ohne äußere Stimuli, ist eine überaus wichtige Erfahrung. Menschen, die in jeder emotional anspruchsvollen Situation zum Smartphone oder Tablet greifen (können), bringen sich um diese Erfahrung. Therapeutisch können hierfür mit den Klopftechniken von PEP erste Impulse gesetzt werden.

So erfahren Jugendliche beispielsweise, dass ihre Wut auf die als ungerecht erlebte Sozialkundelehrerin nach einem miesen, aufreibenden Schultag nicht nur durch intensives Gaming, sondern auch durch zwei Klopfrunden mit Zwischenentspannung und Abschlussübung verfliegen kann.

Ebenso ist das Zulassen von Stille eine unerlässliche Voraussetzung dafür, dass in ihrem Inneren etwas wachsen kann. Eine der ersten therapeutischen Interventionen könnte demzufolge das Training eines gemeinsamen und/oder individuellen Aushaltens von Stille sein. Hierfür lassen sich Methoden von PEP mit hypnotherapeutischen Interventionen kombinieren. Eine Tranceinduktion mit fünfminütiger Ruhephase vor einer PEP-Sequenz kann deren Intensität erhöhen und die Übung noch kreativer werden lassen.

Ein therapeutischer Prozess für diesen Bereich menschlichen Verhaltens ist häufig dann Erfolg versprechend, wenn

- die Kontexte ausreichend gewürdigt
- die innerpsychischen Blockaden für entwicklungsförderlicheres Handeln aufgelöst werden und
- eine Vision davon entsteht, wie digitale Medien vor allem als Werkzeuge, statt hauptsächlich zur Affektregulation zu nutzen sind.

Für das Erreichen schneller Entspannung dienen ausführliche Klopfrunden, für die Motivation zu konzentrationsfordernden oder unangenehmen Aufgaben die Aktivierung der vier Powerpunkte – ein Tool, auf das Jugendliche gern zurückgreifen.

Des Weiteren ist die Arbeit an Selbst- und Fremdvorwürfen bei Kindern und Jugendlichen mit exzessiver Mediennutzung zentral. So gelingt es ihnen, mehr Abstand zu früherem und nachhaltig ungünstigem Erleben zu gewinnen.

Auffällig bei meiner Arbeit mit jungen Menschen ist die intensive und anspruchsvolle Suche nach einem stimmigen Selbststärkungs- oder Kraftsatz. Einmal gefunden, entfaltet er eine deutlich spürbare Wirkung. Diese kann noch verstärkt werden, indem eine unterstützende Körperhaltung oder Pose eingenommen, eine passende Geste oder inspirierende Klänge kreiert werden.

Für ältere Jugendliche und junge Erwachsene ist das PEP-Selbstwerttraining eine wunderbare Möglichkeit, die Suche nach der eigenen Identität und dem eigenen Weg zu flankieren. Nicht selten ist genau das die eigentliche Intention beim Abtauchen in virtuelle Welten. Die Suchtforschung belegt eindrucksvoll, dass dem Selbstwert eine herausragende Rolle bei nahezu allen Abhängigkeitsentwicklungen zukommt.

8.4 Fallbeispiel: Max sucht neue Abenteuer

Auf Initiative der Mutter, einer Bankkauffrau, kommen zunächst beide Eltern mit dem 14-jährigen *Max* in die Beratungsstelle. Die Mutter berichtet von ihrer Sorge wegen des ausufernden Medienkonsums ihres Sohnes – an Schultagen mehr als vier Stunden, am Wochenende weit darüber hinaus. Der Vater, im Controlling tätig, sieht es etwas entspannter. Er schalte sich nur ein, wenn die Begrenzungsversuche der Mutter nicht gelingen. Auch ihn habe es verstört, dass sein Sohn kürzlich beim Entziehen von Smartphone und Laptop sehr aggressiv geworden sei. Max habe seine Schwester attackiert – sie angebrüllt und geschubst – und mit Selbstverletzung gedroht. Er hielt einen Hammer über seine auf dem Boden ausgebreitete Hand und sagte: »Ich werde es tun.« Die Mutter ergänzt, ihr Sohn habe in den vergangenen drei Monaten stark abgenommen, da er kaum Appetit zeige.

Max ist ein schmaler Junge mit wachen Augen, der das Gespräch interessiert verfolgt und sich vorerst zurückhält.

Ich lasse mir die aktuelle Atmosphäre in der Familie beschreiben. Der 14-Jährige erzählt von dem häufigen Streit seiner Eltern und der für ihn oft nervigen drei Jahre jüngeren Schwester. Die Mutter sei meist gestresst, der Vater schaue viel fern, habe kaum Freunde oder Interessen.

Max' Mutter bestätigt, dass sie sich oft überfordert fühlt – sie nimmt beruflich und privat viele kaum zu erfüllenden Erwartungen an sich wahr. Max' Vater ist sich nicht sicher, ob er das »richtige Leben« führt. Wir vereinbaren, dass die Mutter etwas mehr für ihr eigenes Wohlbefinden sorgt. Der Vater könnte beobachten, in welchen Alltagssituationen sich sein derzeitiges Leben besonders unstimmig anfühlt. Darüber hinaus sammeln wir einige Ideen für einen entspannteren Umgang aller miteinander – unter anderem das rechtzeitige Ankündigen von Mahlzeiten oder für Max Ideen für den Ausgleich von Gaming-Spielzeit durch Bewegung (möglichst draußen).

In der nächsten Familiensitzung thematisieren wir die Beziehung zwischen Max' Vater und Mutter sowie die der Eltern und zu ihren Kindern. Das Elternpaar beschreibt einen seit geraumer Zeit kaum überwindbaren »Berg« zwischen sich. Sie können sich deshalb nicht mehr wirklich sehen. Wir prüfen die Möglichkeit, einen Tunnel zu schaffen, um sich wieder zu begegnen. Dafür gibt Max seinen Eltern folgende Tipps: Die Mutter solle über andere etwas positiver denken und reden, der Vater mal etwas mit einem seiner Bekannten unternehmen.

In den darauffolgenden Sitzungen kommt Max allein. Zunächst schauen wir, ob sein vor den Eltern formuliertes Anliegen noch stimmt: »Ich will den Drang zu spielen nicht mehr so stark.« Er bestätigt dies und berichtet außerdem, er fühle sich nach einem verlorenen Spiel immer sehr gestresst. Wir nehmen es als Beispiel für Stresssituationen und klopfen drei Runden mit der Selbstaffirmation: *»Auch wenn ich mal wieder verloren habe, bleibe ich ruhig und in Sicherheit.«* Er probiert es zu Hause aus und erlebt es als hilfreich.

Max erzählt, wie anstrengend es für ihn ist, wenn seine Mutter immer lauter wird, ihn beschimpft. Wie er einen Kloß im Hals und ein Kribbeln im Magen spürt, das aufsteigt. Wie ungerecht er es findet, dass seine Schwester ständig am Handy oder Tablet sein darf, und wie unangenehm er ihre schrille Stimme empfindet. Sie stresse ihn oft und gern und lüge vor den Eltern, indem sie Max' Worte verdreht. Wir kreieren den nächsten Selbststärkungssatz: *»Auch wenn Leonie mich total aufregt, beginne ich mich zu akzeptieren, so wie ich bin.«* Wir klopfen zwei Runden mit Zwischenentspannung. Dann imaginieren wir einen Bildschirm, auf dem zu sehen ist, wie Leonie ihn provoziert – mit hoher Stimme. Max beschreibt, wie er die Anstrengung im Kopf spüren kann, wie sich Nacken und Schultern anspannen. Wir überlegen, was zu dem »Geigenklang« von Leonies Stimme gut passen könnte: ein Bass. Und summen gemeinsam so tief, wie wir können. Wir verabreden, dass sich Max immer, wenn er Leonies schrille Geigenstimme vernimmt, eine Bassstimme dazu vorstellt. Während des Abendbrotes könne er probieren, die anstrengenden hohen Töne seiner Schwester durch inneres tiefes Summen zu kompensieren.

Nachdem Max einige positive Erfahrungen mit der Selbstregulation durch das Klopfen gesammelt hat, kommen wir auf sein Anliegen zurück, den Spieldrang zu verringern. Eine passende Selbstaffirmation scheint folgender Satz zu sein: *»Auch wenn ich mich bedrängt fühle, bleibe ich cool.«* Wir verankern den Satz und klopfen. In der abschließenden Zielbildimagination sieht Max sich in lässigem Krieger-Outfit. Als passende Körpergeste hält er sich das Victory-Zeichen mit der rechten Hand vor den Bauch.

Da Max wie die meisten Mediennutzer·innen Langeweile als Spielgrund benennt, etablieren wir die Aktivierungspunkte – wobei ihm der Stirnpunkt besonders angenehm ist – mit dem Satz: »*Ab jetzt probiere ich was Neues.*« Später wird daraus: »*Ab jetzt suche ich neue Abenteuer.*«

Im Laufe der Sitzungen zeigt sich, dass mangelnder Selbstwert für Max ebenfalls ein Thema ist. Unter den gesammelten Selbstwerträubern finden sich Aussagen wie: »*Ich bin irgendwie falsch*«, »*Alle um mich herum denken schlecht über mich*«, »*Es gibt immer jemanden, der es besser kann als ich*«, »*Ich mache nichts richtig*«. Zum Teil spiegeln sich die Glaubenssätze und Haltungen seiner Eltern in den Aussagen. Während seiner virtuellen Aktivitäten kann Max diese verinnerlichten Überzeugungen verdrängen oder hoffen, sie zu widerlegen, indem er sich als Held und wichtiger Mitspieler im digitalen Freundes- und Bekanntenkreis zu behaupten versucht.

Das Entwickeln neuer Selbstwertspender gelingt Max mühelos. Einige Male führen wir wegen vorhandener Selbstvorwürfe die Selbstverzeihübung durch.

Mit den Eltern arbeite ich paartherapeutisch. Auch Ihnen biete ich PEP-Tools an. Klopfrunden und die Entwicklung von Selbstaffirmationen im Beisein des Partners unterstützen das Zugehen aufeinander und vertiefen das Verständnis füreinander. Durch kurze Paarhypnosen kommen beide in einen weitgehend entspannten Zustand. Wir etablieren die »sicheren Orte«, um dort auf einer Metaebene das Geschehene zu betrachten. So erreichen wir eine große Perspektivenvielfalt, bei der auch Verletzungen und enttäuschte Erwartungen sichtbar werden. Die Wahrscheinlichkeit für mehr Stimmigkeitserleben wird erhöht.

In der abschließenden Familiensitzung zeigt sich, dass die Atmosphäre wärmer und zugewandter geworden ist. Max' Aggressivität hat sich deutlich verringert. Sein Appetit ist zurückgekehrt.

So ist es möglich, momentan passende Regeln in Bezug auf die Mediennutzung zu entwerfen. Diese Vereinbarungen sind für alle Familienmitglieder verbindlich. Konsequenzen werden besprochen, und eine erste Stimmigkeitsprüfung nach vier Wochen wird verabredet.

8.5 Zentrale Aussagen

- Verschiedene PEP-Tools werden bei exzessiver Mediennutzung in der Familie auch den Eltern angeboten.

- Das PEP-Selbstwerttraining für Jugendliche und junge Erwachsene kann die Selbstfindungsprozesse im virtuellen Raum ganz real unterstützen.
- Die Kombination mit hypnosystemischen Elementen (wie Minitrancen, Klangimaginationen oder Gesten) kann die Wirkungen von PEP intensivieren.

9 Reframen statt gamen! – Junge Menschen kreativ mit Smartphone & Co für PEP gewinnen

Josephin Lorenz

Die hier vorgestellte Intervention unterstützt Kinder und Jugendliche, Smartphone & Co zu nutzen, um Selbstwirksamkeit (wieder) zu erlangen, einschränkende Glaubensätze über sich selbst abzubauen und somit ihr Selbstwertgefühl zu stärken. Mit einer passenden App werden schnell und ganz unkompliziert kleine Videotrailer erstellt. Diese Videos ermöglichen Therapeut·innen einen Einblick in die Erlebniswelten ihrer Klient·innen und bringen deren bereits vorhandene Ressourcen unmittelbar zum Vorschein. Die hier vorgestellte Intervention eignet sich für Klient·innen ab ca. 8 Jahren.

9.1 Kreative Intervention zur Stärkung von Selbstwirksamkeit und Selbstwert

Ziel dieser Intervention ist es, die jungen Klient·innen zu ermutigen, sich neue Gestaltungsräume zu erobern, para-/dysfunktionale Selbstbilder zu überprüfen und ein Selbstwertgefühl aufzubauen und zu stärken. Für junge Menschen gehört der Umgang mit Smartphone & Co selbstverständlich zu ihrem Alltag (Berg 2019; Kühn et al. 2015). Der spielerische Umgang mit dieser Technik erweist sich in der Therapie daher oft als »Beziehungsbooster« zwischen Klient·in und Therapeut·in. Bereits vorhandenes Wissen im Umgang mit der Technik kann im Gestaltungsprozess konstruktiv eingebracht und so Selbstwirksamkeit erfahrbar werden.

Die Atmosphäre des gemeinsamen kreativen Schaffens ist dabei förderlich – letzten Endes auch mit einer durch Neugier und Humor geprägten inneren Haltung –, sich auf neue Lösungswege einzulassen. Individuelle Ressourcen können genutzt werden, um verstörende Erinnerungen (innere Bilder und Filme) gegen selbstwertstabilisierende Bilder und Filmsequenzen auszutauschen (Egger u. Merz 2013, S. 12 f.). Ein besonderer Vorteil dieser Intervention ist, dass Filmsequenzen oder Fotos auf dem Handy jederzeit abrufbar sind. Visuell-räumlich denkende junge Menschen profitieren davon besonders, da Bilder in ihrem Gehirn besser und nachhaltiger abgespeichert werden als Worte (Belfi et al. 2017).

Für mich ist die therapeutische Beziehungsgestaltung ein wesentlicher Aspekt meiner Arbeit. Die Vermittlung von Zuversicht und die Stärkung des Glaubens der Klient·innen an ihre vollumfänglichen Kompetenzen ist mir besonders wichtig. Die ersten drei bis vier Sitzungen erleben meine Klient·innen jedoch häufig als herausfordernd, da sie mich noch nicht kennen und einschätzen können. Daher frage ich zu Beginn immer nach ihren Interessen und Vorlieben. Die Gefahr destruktiver Stressdynamiken reduziert sich dadurch deutlich. Einer dieser Vorlieben der »digital natives« ist die Beschäftigung mit Smartphone & Co. Auch diese Vorliebe greife ich gerne auf und nutze sie gemeinsam mit den Klient·innen ganz nach dem Motto «Reframen statt gamen!«.

Material und technische Hinweise

Für diese kreative Intervention mit PEP benötigen wir in der Sitzung ein Tablet oder Smartphone mit einer Video-App. Je nach Betriebssystem eignet sich »iMovie« für iOS/iPadOS oder »videoshow« für Tablets mit Android. Je nach individueller Kenntnis und Handhabung z.B. der iMovie-App benötigt man ca. 30–60 Minuten zur Erstellung eines kleinen Filmtrailers. Die Intervention kann problemlos in Psychotherapie, Jugendarbeit oder sogar im Kliniksetting eingesetzt werden, spezielle Raumvorgaben sind nicht notwendig.

Die Intervention eignet sich auch im Gruppenkontext. Hierzu ist es von Vorteil, wenn die Teilnehmenden einer Gruppe möglichst die gleiche App nutzen. Auch ist es empfehlenswert, darauf zu achten, dass der Akkustand des Tablets bzw. Smartphones ausreichend ist, damit der Kreativprozess nicht durch ein automatisches Abschalten des Geräts unterbrochen wird.

9.2 Integration von PEP in den kreativen Prozess

Oft haben meine jungen Klient·innen ein schwach ausgeprägtes Selbstwertgefühl. »Giftige Selbstwerträuber« sind in ihnen wirksam (Lorenz 2020, S. 87 ff.), sodass sie sich selbst als wertlos betrachten. »PEPige« Sätze auszusprechen wie »Ich bin okay, so wie ich bin«

hören sich für sie völlig falsch an. Meist verweigern sie derartiges heftig und leider auch anhaltend.

Mit Worten allein gelingt es selten, die jungen Menschen von ihren Potenzialen zu überzeugen. Daher biete ich ihnen mit der hier beschriebenen Intervention eine Technik an, die beeindruckend schnell ihre Ressourcen zeigen kann. Erfahrungsgemäß nehmen sie gern mein Angebot an, mit dem Handy oder Tablet einen kurzen Videotrailer zu erstellen. Schon beim Aussuchen eines geeigneten Trailers sind sie konzentriert bei der Sache. Bei »iMovie« stehen z. B. unterschiedliche Stimmungsvarianten zur Verfügung. Von gruseligen, spannungsreich anmutenden bis hin zu märchenhaften, romantischen Trailervorgaben kann man sich ein individuell passendes Genre aussuchen. Der Vorteil dieser Trailer liegt darin, dass die Abfolge der Fotos und der Musik schon aufeinander abgestimmt ist. Das bewirkt eine schnelle und einfache Komposition des Filmes.

Im Sinne der Selbstwirksamkeitserfahrung entscheidet die Klient·in selbst, was sie thematisieren möchte, und gestaltet entsprechend ihre Fotos. Unterschiedliche Materialien (selbstgestaltete Bilder, Alltagsgegenstände, aber auch mitgebrachte Kuscheltiere etc.) können dazu fotografiert, aber auch kleine Rollenspielsequenzen aufgenommen werden. Im Allgemeinen gelingt der Klient·in das anschließende Einfügen eigener Fotos in die App relativ leicht. Danach werden passende Sätze zu den Fotos als Begleittext eingefügt. Bei Klient·innen mit einer Lese-Rechtschreib-Störung (LRS) kann das Beschriften der Fotos Frustrationsgefühle auslösen. Dann integriere ich das Klopfen und PEP schon beim Gestaltungsprozess, um diese para-/dysfunktionalen Emotionen zu bearbeiten und zu reduzieren. Meist benötigen wir max. 60 Minuten, um einen individuellen, mit Musik untermalten kleinen Filmtrailer zu erstellen.

Besonders wichtig sind das gemeinsame Betrachten des Filmes und der Austausch darüber. Ich beobachte in der Regel eine veränderte Haltung der Klient·in. Manche suchen auf einmal freudestrahlend Blickkontakt und Bestätigung bei mir, andere sitzen spontan stolz aufrecht. Ich frage die Klient·in dann, ob folgender Satz nun passend sei: *»Auch wenn ich in manchen Bereichen noch Schwierigkeiten habe, bin ich dennoch eine tolle Regisseurin / ein toller Regisseur und mache coole Filme!«* Löst dieser Satz ein erkennbar positives Embodiment aus, haben wir kreativ spielerisch einen ersten passenden Satz für das Selbstwerttraining gefunden. Der Film ist immer wieder abrufbar und erinnert daran, dass die Affirmation auch wirklich wahr ist.

Mit dieser ersten Affirmation starte ich das eigentliche PEP-Selbstwerttraining. Gemeinsam sammeln wir die belastenden Selbstwerträuber, in dem ich sie auf ein Blatt aufschreibe. Nicht alle trauen sich gleich, mehrere Selbstwerträuber zu benennen. Daher ist es oft hilfreich, zunächst mit einem »Räuber« anzufangen. Danach stelle ich der Klient·in die Frage, ob sie meint, dass sie mit diesem Glaubenssatz zur Welt gekommen ist. Interessanterweise verneinen dies alle sehr heftig. Das Winken mit dem Papier zur Externalisierung des Glaubenssatzes und der Feststellung, dass das, was in einen »reingekommen« ist, auch wieder »rauskommen« kann/darf/soll, ist für viele dann sehr motivierend.

Mit detektivischem Spürsinn und noch mehr Freude machen wir uns dann auf die Suche nach weiteren individuellen und kraftvollen Selbstwertspendern. Diese positiven Selbstwertspender können ebenfalls wieder kreativ zum Ausdruck gebracht werden und ggf. in einen neuen Film einfließen.

9.3 Fallbeispiel: Rettungskräfte aktivieren

In einer Therapiestunde zeichnet der 14-jährige *Martin* ein Bild von einem Flugzeug, notgelandet auf einem grünen Feld und mit einer Explosionswolke am Cockpit. Besonders wichtig ist es ihm, an der Unglücksstelle viele Verletzte, aber auch Feuerwehr- und Polizeiwagen zu zeichnen.

Dieses eine Bild nehmen wir als Grundlage, um damit einen kleinen Film herzustellen. Gemeinsam suchen wir aus seiner Zeichnung Bildausschnitte aus und fotografieren diese einzeln. So entstehen genügend Fotos für einen ganzen Film. Für das erste Foto im Film wählt Martin das Foto vom brennenden Cockpit und fügt dann abwechselnd Text und Fotos an den vorgegebenen Stellen ein.

Im Gestaltungsprozess wird es immer dramatischer. So lautet sein Text: »Eine Maschine stürzt mitten in ein Feld, Einsatzfahrzeuge rasen zum Unfallort, Polizei, Rettungsdienst – und Feuerwehr kommen, die Feuerwehr löscht so schnell, wie sie kann. Das Cockpit steht in Flammen, und die Maschine ist komplett zerstört, Menschen sind in Panik.«

Mit der dramatischen Musikuntermalung wirkt das Geschehen in diesen kleinen Filmszenen noch beängstigender als auf dem ursprünglichen Bild. Doch dann erfolgt eine Wende, die mich als Betrachterin regelrecht aufatmen lässt. Nun lautet der Text: »Rettungsleute geben alles ... sie sind gut ausgerüstet. Alle Insassen können gerettet werden. Verletzte werden ins Krankenhaus gefahren.«

Martin selbst hat keinen Flugzeugabsturz erlebt, mit diesem Film jedoch metaphorisch verstörende Erinnerungen zum Ausdruck gebracht und mit selbstwertstabilisierenden Bildern und Filmsequenzen ergänzt. Beim Ansehen des Filmes und dem gemeinsamen Austausch über das dargestellte dramatische Geschehen, aber auch über die geglückte Rettung, leuchten seine Augen.

Der Film entpuppt sich als vorsichtiger Beginn einer langen Auseinandersetzung mit dem Thema Missbrauch. Martin leidet unter vielen belastenden Erfahrungen, die er am liebsten vergessen will. Sein Wunsch ist es, diese Bilder aus dem Kopf »herauszubekommen«. Er hat verständlicherweise einen »totalen Hass« auf seinen Peiniger und zusätzlich auf all jene, die ihm nicht geholfen haben.

Das Wissen um die Big-Five-Lösungsblockaden und darum, wie man derartige Blockaden auflösen kann, ist in seinem Fall enorm hilfreich. Obwohl er ja selbst das Opfer gewesen ist, macht er sich Vorwürfe, dass ihm das passiert ist. Er sei schuld, dass er sich nicht gewehrt hat. Ich biete ihm deshalb den Selbststärkungssatz an: »Auch wenn ich mir den Vorwurf mache, mich nicht gewehrt zu haben, bin ich okay und gehe meinen eigenen Weg!« Er spricht diesen Satz aus und sagt, dass dieser ihm gefällt. Wir sind also auf einem guten Weg! Ich frage ihn, ob er denn anders hätte handeln können. Er zuckt mit den Schultern, zieht seinen rechten Mundwinkel auf seine ganz typische Art nach oben und antwortet: »Nein, das ging gar nicht anders! Ich konnte nicht anders. Der Typ hatte mir ja angedroht, dass er seine Kumpels holt und dass es mir dann noch viel schlechter gehen wird.« Ich erkläre ihm die Selbstverzeihübung und biete folgenden Satz an: »Jetzt erkenne ich, dass ich überhaupt nicht anders konnte, und verzeihe mir deswegen voll und ganz, dass ich mich nicht wehren konnte, und dazu stehe ich.« Nach der Bearbeitung seines Selbstvorwurfs ist Martin schon spürbar erleichtert. Etwas scheint sich in ihm gelöst zu haben.

Das Klopfen reduziert zwar seine Aggression gegen den Täter, dennoch verharrt er in einer Opferhaltung. Martin hat verständlicherweise noch immer einen totalen Hass auf seinen Peiniger und alle, die ihm nicht geholfen haben. Erst nach der Bearbeitung der berechtigten Fremdvorwürfe entspannt er sich deutlich. Besonders bewegend ist es für mich zu beobachten, dass er sich erst dann maßgeblich entspannen kann, als wir die »Verantwortung bei jeder einzelnen Person gelassen haben«, die in dem Geschehen beteiligt waren. Mir kommt es ganz so vor, als ob er seine inneren Rettungskräfte aktiviert hat und seine verletzten Anteile immer besser selbst versorgen kann.

9.4 Resümee

Diese hier vorgestellte kreative Intervention unterstützt junge Klient·innen dabei, die erste Hürde in Richtung Selbstakzeptanz kreativ-spielerisch zu meistern und eigene Ressourcen zu erkennen. Die PEP-Interventionen ermöglichen es dann, die beim Kreativprozess deutlich gewordenen eingefahrenen Glaubenssätze zu überprüfen, und helfen dabei, diese gezielt aufzulösen.

Der konsequente Fokus von PEP auf Selbstwirksamkeitserfahrungen und Maßnahmen zur Verbesserung der Selbstbeziehung sowie das Selbstfürsorgetraining ermöglichen neue Wahrnehmungs- und Denkmuster inklusive eines neuen Selbst- und Weltbildes. Damit entpuppt sich PEP als effektiver Verstärker meiner kreativen Interventionen.

Mit der im Rahmen von PEP eingeführten *diagnostischen Brille* können Therapeut·innen genau differenzieren, wann welches PEP-Tool hilfreich zum Einsatz kommen soll (Bohne 2021, S. 37 ff.): Das Klopfen wird bei para-/dysfunktionalen Gefühlen verwendet, das Kurbeln« bei hinderlichen Beziehungsblockaden und Glaubenssätzen. Dieser strukturierte Aufbau der PEP-Interventionen bietet für Klient·innen und Behandler·innen zusätzliche Klarheit.

9.5 Zentrale Aussagen

- Exploration und achtsames Aufgreifen von individuellen Interessen bilden die Basis für kreative Interventionen. Bei einer Vorliebe für »Smartphone & Co« kann dies als »Beziehungsbooster« kreativ eingesetzt und mit PEP kombiniert werden.

- Die PEP-Interventionen ermöglichen es, die beim Kreativprozess deutlich gewordenen para-/dysfunktionalen Glaubenssätze zu überprüfen und gezielt zu bearbeiten.
- »Selbstwertspender« in Form von selbst gestalteten Bildern oder Filmsequenzen verankern das im PEP-Prozess gewonnene Gefühl von Selbstwirksamkeit nachhaltig und können durch deren erneute Betrachtung jederzeit wieder abgerufen werden.
- PEP entpuppt sich als »effektiver Verstärker« bei kreativen Interventionen.

II PEP in Krisensituationen von Kindern und Jugendlichen

10 »So will ich nicht mehr leben!« PEP bei akuter Suizidalität von Kindern und Jugendlichen

Emanuel Pavlić, Gunter Joas

10.1 Suizidalität in der Akut- und Krisenversorgung der Kinder- und Jugendpsychiatrie

Suizidalität stellt in der Akut- und Krisenversorgung der Kinder- und Jugendpsychiatrie eine häufige Herausforderung dar, welche neben einem einzeltherapeutischen Zugang im weiteren Verlauf auch einen familientherapeutischen Zugang erfordert.

10.1.1 Epidemiologie

Mehr als ein Drittel aller Jugendlichen in Deutschland berichtet davon, bereits zumindest einmal an Suizid gedacht zu haben (Donath et al. 2013). In vollstationären kinder- und jugendpsychiatrischen Untersuchungspopulationen geben 70,4 % der Jugendlichen konkrete Suizidgedanken an (Kaess et al. 2011a).

Ungefähr jeder zwölfte Jugendliche in Deutschland äußert, bereits einen Suizidversuch unternommen zu haben (Plener et al. 2009; Donath et al. 2013). Suizidversuche bis zum Alter von 15 Jahren scheinen selten aufzutreten, danach steigen die Zahlen rapide an (Brunner et al. 2007). Suizidversuche werden von 10,8 % der weiblichen Jugendlichen und 4,9 % der männlichen Jugendlichen berichtet (Kaess et al. 2011b). Unter den stationär behandelten kinder- und jugendpsychiatrischen Patient·innen geben 25,6 % einen Suizidversuch in ihrer Vorgeschichte an (Kaess et al. 2011a). Das höchste Risiko für Wiederholungen besteht in den ersten zwölf Monaten nach einem Suizidversuch. Männliche Jugendliche zahlen mehr Todesopfer durch vollendeten Suizid, was aller Wahrscheinlichkeit nach auf die Wahl tödlicherer Suizidmethoden zurückzuführen ist (Cibis et al. 2012).

10.1.2 Diagnosekriterien

Gemäß Definition der American Psychiatric Association (APA 2013, deutsche Version: APA 2015) liegt eine »suizidale Verhaltensstörung« bei Vorhandensein folgender Kriterien vor:

a) Die Person hat innerhalb der letzten 24 Monate einen Suizidversuch unternommen. (Beachte: Ein Suizidversuch ist ein selbst initiierter Verhaltensablauf einer Person, die zum Zeitpunkt einer Initiierung annimmt, dass der Ablauf der Handlung zu ihrem eigenen Tod führt. Der »Zeitpunkt der Initiierung« ist der Zeitpunkt, an dem das Verhalten eingetreten ist, das die Anwendung der Methode beinhaltet.)
b) Der Suizidversuch erfüllt nicht die Kriterien für »nichtsuizidale Selbstverletzungen« – das heißt, er beinhaltet keine Selbstverletzungen, die der Körperoberfläche zum Zweck der Entlastung von negativen Gefühlen, von einem kognitiven Zustand oder zur Herbeiführung eines positiven Gefühls zugefügt werden.
c) Die Diagnose bezieht sich nicht auf Suizidgedanken oder Suizidvorbereitungen.
d) Der Suizidversuch wurde nicht während eines Delirs oder eines Zustands der Verwirrtheit initiiert.
e) Der Suizidversuch wurde nicht ausschließlich aufgrund eines politischen oder religiösen Ziels ausgeführt.

Eine aktuelle suizidale Verhaltensstörung wird dann klassifiziert, wenn nicht mehr als zwölf Monate seit dem letzten Versuch vergangen sind. Als frühremittierte suizidale Verhaltensstörung gilt eine Zeitspanne von zwölf bis 24 Monaten seit dem letzten Versuch.

10.1.3 Typische Symptome

Neben den in der Klassifizierung aufgeführten diagnostischen Kriterien ist im Sinne der Suizidprävention bei Kindern und Jugendlichen insbesondere auf folgende Frühwarnzeichen für einen Suizid(versuch) zu achten (Kostenuik a. Ratnapalan 2010; Kasper et al. 2011):

- plötzliche Verhaltensänderung
- Apathie
- Rückzug
- Änderungen des Essverhaltens
- unübliche Beschäftigung mit Sterben oder Tod

- Verschenken persönlicher Gegenstände
- Symptome einer Depression, traurige Grundstimmung
- Stimmungsschwankungen, erhöhte emotionale Labilität
- (deutliche) Hoffnungslosigkeit
- deutliche Schuldgefühle und Selbstvorwürfe
- Gefühl der Wertlosigkeit
- Äußerung »altruistischer« Suizid- bzw. Opferideen
- Agitiertheit bzw. Antriebssteigerung
- ausgeprägte Schlafstörungen
- kürzlich aufgetretenes Verlusterlebnis
- eingeschränkte Problemlöseressourcen
- dichotomes (»Schwarz-Weiß«-)Denken
- Vorliegen einer psychosozialen Krise.

10.1.4 Mögliche Therapieansätze

Bisherige Behandlungsansätze umfassen verhaltenstherapeutische Ansätze, darunter insbesondere Methoden aus der Dialektisch-Behavioralen Therapie (DBT), sowie systemische und familientherapeutische Interventionen. Gemäß der Leitlinie der Deutschen Gesellschaft für Kinder- und Jugendpsychiatrie, Psychosomatik und Psychotherapie (DGKJP 2016) sollen im Falle von Suizidalität ressourcenorientierte und Schutz gewährleistende Behandlungsbedingungen im vollstationären Setting geschaffen werden. Die psychotherapeutische Behandlung sollte dabei so angelegt sein, dass eine Behandlungsperspektive über die Versorgung in der akuten Krise hinaus besteht, um neben der Bearbeitung der Hintergrundthematiken der Patient·innen auch präventive Arbeit zu leisten.

10.2 Integration von PEP

In diesem Abschnitt wird ein systemischer Behandlungsansatz bei akuter Suizidalität unter Integration von PEP vorgestellt, im nächsten Abschnitt wird dieser anhand eines Fallbeispiels illustriert.

Aus systemischer Perspektive können bei suizidalen Jugendlichen ähnliche Funktionen von Suizidalität im Kontext der jeweiligen Familiensysteme und -konstellationen entdeckt werden. Suizidalität kann so beispielsweise in Familiensystemen, in denen symbiotische Verstrickungen und überprotektive Verhaltensweisen vorliegen, häufig beobachtet werden (Wichstrom 2009). Das Gefühl, nur durch den jeweils anderen vollständig zu sein, scheint gleichermaßen mit einem Gefühl von Isolation und dem Gefühl, seine eigene Identität verloren zu haben, verknüpft zu sein.

Rigidität in der familiären Beziehungsgestaltung gilt als weiterer Risikofaktor für suizidale Handlungen Jugendlicher (Miller et al. 1992). Diese Rigidität beinhaltet Familienmuster, in denen zugunsten einer vermeintlichen innerfamiliären Stabilität und Sicherheit verhindert wird, dass Veränderungen den jeweiligen Bedürfnissen der Familienmitglieder angepasst werden können. Suizidalität kann auch in anderen Familienkonstellationen mit stark dichotomen Erlebensmustern (»schwarz-weiß«, »alles oder nichts«) auftreten. Familienmuster, bei denen eine Unklarheit und ein Wechsel an Verantwortung und Verantwortungsabgabe besteht, Konstellationen, in denen das Kind von seiner Familie nicht weiter ertragen oder »benötigt« wird, weder als Objekt der Bedürfniserfüllung der Eltern noch als Objekt der Zuwendung (Sabbath 1969), wie auch verdeckende, Unaussprechbares erzeugende und Familiengeheimnisse konstruierende Dynamiken sind bei Klient·innen zu finden, die suizidal werden (Orbach 1997).

Suizidalität kann entsprechend als Lösungsversuch für eine Familienkonstellation angesehen werden, welche eine adäquate Problemlösung verhindert. Suizidalität scheint der Ausdruck für einen Wunsch nach Veränderung zu sein. Einen Wunsch, Hoffnungslosigkeit und Ohnmacht durch autonomes Handeln im einzig verbliebenen Bereich, in dem Kontrolle ausgeübt werden kann, aufzulösen: dem Leben selbst.

Übersetzt in systemische Leitgedanken für die Arbeit mit suizidalen Jugendlichen (Rotthaus 2017, S. 134 ff.), bedeutet das unter anderem:

- Die Jugendlichen befinden sich in einer Ambivalenz zwischen dem Wunsch, das eigene Leben zu beenden, und dem Wunsch, unter anderen Bedingungen zu leben.
- Die Suizidalität ist in Bezug auf die (familiären) Kontextbedingungen der Jugendlichen zu verstehen.
- Die Jugendlichen wünschen sich eine Veränderung ihrer Umweltbedingungen. Suizidalität ist vielmehr als ein »*So* will ich nicht mehr leben!« denn als ein »Ich will nicht mehr leben, komme was wolle!« zu verstehen.
- Akute Suizidalität entsteht nicht aus einem Impuls, sondern ist mit einem aktuellen Suizidanlass verknüpft, den es zu

ergründen gilt, da er von existenzieller Bedeutung zu sein scheint.

Aus den beschriebenen Dynamiken und Überlegungen heraus lässt sich ableiten, dass PEP als hilfreiches Instrument im Behandlungsprozess bei akuter Suizidalität eingesetzt werden kann.

Neben parafunktionalen Beziehungsmustern und Kognitionen können durch PEP die bei Suizidalität besonders relevanten Big-Five-Lösungsblockaden wie auch die mit dem Kognitions-Kongruenz-Test untersuchten bewussten, vorbewussten und unbewussten Lösungsblockaden ergründet, bearbeitet und transformiert werden (Bohne 2021). Wie bei akuter Suizidalität eine systemische Krisenintervention (Boxbücher u. Egidi 2003) mit PEP konkret kombiniert werden kann, wird nach einem kurzen Einschub dargestellt.

Denn ehe es in solch einer Behandlung von therapeutischer Seite richtig losgehen kann, ist es wichtig, an dieser Stelle anzuführen, dass es auch Grenzen des therapeutischen Handelns gibt. Unter bestimmten Umständen (beispielsweise bei einer Suizidhandlung im Rahmen der vollstationären Krisenintervention) ist für einen gewissen Zeitraum das Aufgeben der therapeutischen Neutralität unerlässlich, eine Berufung der Therapeut·innen auf das geltende Gesetz geboten und ggf. »Fürsorge« und »Schutz« statt therapeutischer Intervention indiziert. Wichtig ist hier, das eigene Handeln, die eigenen Grenzen und Möglichkeiten vor den Klient·innen offenzulegen, um im weiteren Prozess, sobald möglich, wieder eine neutrale respektive allparteiliche therapeutische Haltung einzunehmen.

Generell ist für das Gelingen des Behandlungsprozesses entscheidend, immer wieder zu klären, wozu die Patient·innen zum jeweiligen Zeitpunkt bereit sind. Ein »Leading«, das therapeutische Veränderungsangebote beinhaltet, funktioniert nur durch vorheriges »Pacing«, also dadurch, mit den Patient·innen »Schritt zu halten«.

Wenn es dann losgeht und die Behandlung beginnt, bietet es sich an, eine Klärung des Kontexts und des Auftrags herbeizuführen. Es gilt zu ergründen, wie die Vorstellung in der Klinik erfolgt ist bzw. wessen Idee die Vorstellung war. Kam die Patient·in aus eigenen Stücken? Hat die Familie auf die Vorstellung in der Klinik hingewirkt? Haben Dritte die Vorstellung veranlasst? Außerdem wäre zu erfragen, welche Anliegen, Ziele und Aufträge die Patient·in selbst hat und welche die Familie. Oder anders formuliert: Was ist das »Wohin«, oder was könnte das »Wohin« für die Patient·in, die Familie und relevante Dritte werden? Die Antworten können je nach Person anders lauten und bereits recht bald auf Möglichkeitsräume für Veränderungen hindeuten.

Gleichzeitig ist es wichtig, sich vor Augen zu führen, dass zu diesem Zeitpunkt aus Sicht der Patient·innen die Lebenssituation ausweglos und nicht veränderbar erscheint. Die Suizidalität als autonomen Lösungsversuch zu würdigen und anzuerkennen, dass die derzeitigen Umweltbedingungen den Patient·innen das Weiterleben nicht möglich machen, ist essenziell. Damit wird im Sinne eines »Pacing«, aber auch im Sinne von PEP ein erster Schritt getan: Das Kernbedürfnis der Patient·innen nach Autonomie wird gewürdigt.

In diesem Zuge kann der »aktuelle Stand« der Kernbedürfnisse nach Sicherheit und Beziehung (von Witzleben 2019) gemeinsam reflektiert werden. Häufig benennen die Patient·innen ganz klar, sich in ihren Kernbedürfnissen stark eingeschränkt zu fühlen bzw. sich selbst nicht akzeptieren zu können. Dieser Umstand sollte zunächst ebenfalls gewürdigt und anerkannt werden. Gleichermaßen besteht bei den Patient·innen fast immer der Wunsch nach mehr Autonomie, mehr Sicherheit und einer besseren Selbstbeziehung. PEP kann also initial zu diagnostischen Zwecken und zur Entwicklung eines Auftrags genutzt werden. Im weiteren Verlauf kann dadurch der Weg hin zu einer interventionellen Ebene gebahnt werden.

Noch erleben sich die Patient·innen aber als Ausgelieferte in einer ausweglosen Lage. Es werden keine Unterschiede wahrgenommen, Probleme werden zu rigiden Realitätskonstruktionen. Dysfunktionale Gedanken, wie »Ich bin unfähig, mein Leben zu meistern«, »Ich habe in meinem Leben versagt«, »Ich bin eine Belastung für andere« oder »Ich bin nicht lebenswert«, sind an der Tagesordnung und führen in letzter Konsequenz zu Suizidalität (Joiner 2005). Diese Leid erzeugenden Gedanken zu würdigen ist einerseits wichtig, denn sie bilden die erlebte Realität der Patient·innen ab. Nicht selten jedoch sorgen diese ultimativen Annahmen bei Therapeut·innen selbst für Gefühle von Ohnmacht und therapeutische Lähmungserscheinungen. Sie sollten daher nicht als Einladung verstanden werden, als Therapeut·in an der Ausweglosigkeitstrance aktiv teilzuhaben. Vielmehr können sie, sportlich reframed, als Chance betrachtet werden, behutsam »Schritt haltend« den womöglich noch risikobehafteten

Spielraum der Veränderung zu eröffnen. Getreu dem Motto »Wir haben nichts mehr zu verlieren!«.

Grundlegend für die systemische wie auch die PEPologische Arbeit mit den Patient·innen ist daher die Ressourcenorientierung. Es gilt die Annahme, dass die Patient·innen auch in der Krisensituation über Ressourcen und Kompetenzen verfügen, die das Krisenerleben beenden können. Schließlich umschreibt die aktuelle Krise auch einen vorigen Zustand der Abwesenheit derselben. Mithilfe von PEP ergeben sich an dieser Stelle somit *erste Interventionsmöglichkeiten:*

- Beispielsweise können die dysfunktionalen Kognitionen benannt, dadurch gewürdigt und gleichzeitig bearbeitet und mit dem vorher beschriebenen und sehr häufig anzutreffenden Wunsch nach mehr Sicherheit, Autonomie und einer verbesserten Selbstbeziehung kombiniert werden. Dabei bietet es sich an, sowohl die Problem- als auch die Lösungsseite, also die Affirmationen, mit Verdünnungen zu versehen, um eine Verflüssigung der inneren Rigiditäten anzuregen und die bei Suizidalität bestehenden Ambivalenzen zu berücksichtigen. Beispielhaft könnte ein hilfreicher Satz lauten: *»Auch wenn ein (großer) Teil von mir derzeit der Überzeugung ist, dass mein Leben nicht lebenswert ist, wäre es wahrscheinlich ganz gut, mich mehr zu achten und zu schätzen, so wie ich bin.«*
- Daneben spielen offensichtlich Selbstvorwürfe und Selbstentwertungsdynamiken eine Rolle, die aufgegriffen und anfänglich transformiert werden können. Beispielhaft könnte ein Satz lauten: *»Auch wenn ich mir vorwerfe, dass ich eine Belastung für meine Familie bin, wäre es wahrscheinlich ganz gut ...«*
- Je nach Prozessdynamik lassen sich die Verdünnungstechniken schrittweise zurücknehmen und mit mutigeren Affirmationen versehen, beispielsweise: *»Auch wenn ..., erlaube ich mir, mich ab jetzt jeden Tag mehr zu achten und zu schätzen, so wie ich bin / finde ich einen guten Weg in meinem Leben / bleibe ich in Sicherheit / kann ich immer mehr darauf vertrauen zu wissen, was gut für mein Leben ist / traue ich mir zu, jede weitere Krise in Zukunft als Entwicklungschance für mich zu nutzen.«* Auch Verzeihübungen, die bei der Bearbeitung der Selbstvorwürfe eine wichtige Funktion haben und eine entlastende und stärkende Wirkung entfalten, werden im Verlauf oft möglich.

Neben den beschriebenen »individuellen« Themen und Blockaden ist es wichtig, die systemischen Gründe für die Krise, die sich in diesem Fall in Suizidalität äußert, zu explorieren und diese als Antwort auf bestimmte Kontextbedingungen zu verstehen. Ziel im Behandlungsprozess ist also auch und insbesondere die sog. *Rekontextualisierung* des Krisenerlebens, sein Wiedereinbetten in einen raumzeitlichen und interaktionellen Rahmen. Wenn man sich an den zuvor beschriebenen Leitgedanken der Behandlung suizidaler Jugendlicher orientiert, scheint es in jedem Fall wichtig, die Bedeutung der Suizidideen der Patient·innen im Hinblick auf die Familiendynamik zu entschlüsseln.

Neben gängigen systemischen Fragetechniken und weiteren systemischen Interventionen erweist sich PEP auch hier als sehr nützlich.

Zum einen ist die Bearbeitung der Big-Five-Lösungsblockaden im Hinblick auf die Kontextualität von Suizidalität von Bedeutung. Es scheinen neben den bereits beschriebenen Selbstvorwürfen sehr häufig Veränderungserwartungen an andere eine Rolle zu spielen, während die Jugendlichen sich selbst vielleicht berechtigterweise außerstande sehen, die für ein »gutes Leben« notwendige Veränderung vollständig aus eigener Kraft herbeizuführen. Entsprechend bietet sich eine Transformation der Erwartungen nach gängigem Vorgehen in PEP an. Wohldosierte, Schritt haltende, humorvolle Umdeutungen oder Übertreibungen wie z. B. »*Auch wenn ich X durch meine Erwartung die Macht über meine Gefühle oder meine Gedanken, vielleicht sogar über mein Leben gebe, …*« können dabei eine hilfreiche Wirkung erzielen. Manches Mal zeigt sich im Rahmen von Suizidalität aber auch, dass der Suizidanlass bei Jugendlichen eng mit parafunktionalen Loyalitäten oder mit dem Phänomen des »Symptoms als letztem Zeugen« verknüpft sein kann. Diese entsprechend affirmativ umzuwandeln wie z. B. durch den Satz »*Wenn ich in naher Zukunft ein glückliches Leben leben sollte, bleibt das Leid von X gewürdigt*« kann für ein positives Embodiment und Erleben sorgen. So scheinen Selbstvorwürfe, Erwartungen an andere und parafunktionale Loyalitäten empirisch gesehen die »Big Three« der Big Five bei Suizidalität zu sein.

Zum anderen können die psychodynamischen Konfliktinhalte, welche die Suizidalität bedingen und ihr zugrunde liegen, mittels KKT zutage gebracht und schrittweise umgewandelt werden. Es bietet sich an, den KKT zu einem Zeitpunkt der Behandlung anzuwenden, an welchem ein inneres Ziel für die Patient·innen klar formulierbar wird (z. B.: »Glücklichsein« oder »die Suizidalität/Krise zu überwinden« oder »mich selbst zu achten und zu schätzen, wie ich bin«). Innere »rote Ampeln«, welche die Patient·innen als solche zu erkennen vermögen, können dann mittels passender Selbststärkungsaffirmationen und dezidierter Big-Five-transformierender Kraftsätze auf »Grün« gestellt werden. Ein Beispielsatz könnte lauten: *»Selbst wenn mein Vater mir niemals erlauben wird, glücklich zu sein* (linke Hand heben), *kann ich trotzdem guten Gewissens glücklich werden* (rechte Hand heben).« Das Besondere am KKT ist, dass er in kurzer Zeit familiendynamisch relevante Themen offenlegt und den Weg ebnet hin zu einem individualtherapeutischen und/oder familientherapeutischen Prozess, der bei der Behandlung von Suizidalität von besonderer Bedeutung ist.

Die entstehenden Veränderungen, die PEP auf den genannten Wegen in der systemischen Behandlung von Suizidalität bei Jugendlichen ermöglicht, können in diesem Sinne zu einer weiteren – selbstwirksamen – Erleichterung und Stabilisierung der Patient·innen beitragen.

Besonders wirksame Sätze, die ein positives Embodiment auslösen, können so gemeinsam mit den anderen Affirmationen, die die Kernbedürfnisse und die Selbstbeziehung stärken wie auch die Lösungsblockaden transformieren, therapeutisch rezeptiert und mit einer angemessen hohen täglichen Dosierung über einen ausreichend langen Zeitraum verordnet werden.

Gemäß dem *binokularem (zweiäugigen) Diagnostikmodell der PEP* (Bohne 2021, S. 39 ff.) ist auch eine Kombination der bisher genannten PEP-Tools mit dem »reinen Klopfen« und damit der Bearbeitung dysfunktionaler Emotionen durchaus hilfreich. Damit aber nicht genug: PEP kann im weiteren Verlauf in seinen verschiedenen Facetten beispielsweise auch als »Familienskill« etabliert werden. Das bei Jugendlichen besonders wichtige Selbstwerttraining steht als weiteres Werkzeug für den Behandlungsprozess bereit.

Apropos weiterer Behandlungsprozess: In der Regel werden Patient·innen, die sich in einer suizidalen Krise befanden und sich nun als ausreichend stabilisiert und distanziert von Suizidalität zeigen, mit einer Behandlungsperspektive ausgestattet aus der vollstationären Krisenbehandlung unserer Kinder- und Jugendpsychiatrie entlassen. Das vorher beschriebene PEP-Rezept kann dabei nach der Entlassung auch zu Hause als stabilisierende, überbrückende, selbst anwendbare und präventiv wirksame Technik dienen.

Bei allen genannten Möglichkeiten, die PEP in der Behandlung von suizidalen Jugendlichen bietet, ist auch an die Wirksamkeit von PEP als Selbstfürsorge- und Psychohygienetool für die Mitarbeiter·innen der Kinder- und Jugendpsychiatrie zu denken, die immer wieder mit herausfordernden Situationen konfrontiert werden und für die die ein oder andere Affirmation zwischendurch sicherlich hilfreich ist.

10.3 Fallbeispiel: Marie erscheint das Leben aussichtslos

Die 15-jährige *Marie* wird nach Einnahme einer Medikamentenüberdosis in suizidaler Absicht in der zentralen Notaufnahme des Klinikums vorstellig. Angesichts ihres instabilen Kreislaufzustands und ihrer akuten Verwirrtheit wird sie in die intensivmedizinische Abteilung der Kinderklinik verlegt und zunächst überwacht. Im Verlauf bessert sich der Kreislaufzustand der Patientin. Die Kolleg·innen der Pädiatrie fordern in diesem Zuge ein kinder- und jugendpsychiatrisches Konsil zur Abklärung von Suizidalität an.

Beim ersten Kontakt mit Marie wird zunächst der Kontext geklärt. Marie berichtet noch sichtlich verwirrt, sie fühle sich schlecht, ihr sei von der »Überdosis« noch schlecht, ihr sei schwindelig und sie sehe überall im Raum an den Wänden kleine Spinnenbabys, die sich auf ihr niederlassen. Das mache ihr Angst. Irgendwie gehe es ihr aber auch schlecht, weil sie überlebt hat. Sie habe vor ein paar Wochen schon einmal versucht zu sterben, da sei die Dosis aber zu gering gewesen. Sie habe einfach nicht mehr leben wollen. Ihrer Mutter habe sie einen Abschiedsbrief hinterlassen. Letztendlich sei sie von ihren Eltern in ihrem Zimmer noch rechtzeitig aufgefunden worden und dann mit dem Rettungswagen in die Klinik gekommen.

Marie wird wertschätzend rückgemeldet, ihre Offenheit, mit der sie über die Situation berichtet, sei bemerkenswert. Der Suizidversuch wird als Ausweg für eine wahrscheinlich extrem schwierige Situation in ihrem Leben gewürdigt. Marie beginnt zu weinen. Sie äußert, sie sei müde. Mit ihr wird vereinbart, am Folgetag noch einmal in ein gemeinsames Gespräch zu gehen. Marie zeigt sich dafür bereit und sichert zu, sich über Nacht nichts anzutun, was ihr Leben gefährden könnte.

Am Folgetag findet der zweite Kontakt mit Marie auf der pädiatrischen Intensivstation statt. Sie zeigt sich körperlich weiter stabilisiert, die Verwirrung ist abgeklungen. Im Gespräch wird, anknüpfend an das am Vortag geäußerte Ausweglosigkeitsgefühl, nach dem Stand der Grundbedürfnisse gefragt. Marie äußert, sich völlig unsicher in ihrem Leben, aber auch mit sich selbst zu fühlen, sich gar nicht ausstehen zu können. Nach außen hin tue sie immer so stark, das müsse sie sein, aber sie sei es nicht. Sie wisse auch gar nicht, ob es so etwas wie einen »guten eigenen Weg« geben könne für sie, sie habe keine Hoffnung. Sie wünschte, sie hätte Hoffnung und könne sich sicher fühlen und sich so »mögen«, wie sie sei, aber sie wisse nicht wie. Alles sei zu viel.

Angesichts der Tatsache, dass Marie an dieser Stelle eigene Anliegen äußert, wird ihr nach eingeholter Erlaubnis PEP vorgestellt und sie zu einer ersten Übung eingeladen, zu der sie sich bereit erklärt. Marie kann für sich passende Affirmationen entwickeln, beispielsweise *»Auch wenn ein Teil von mir der Überzeugung ist, dass es besser wäre, nicht zu leben, wäre es wahrscheinlich ganz gut, mich mehr zu achten und zu schätzen, so wie ich bin«* oder *»Auch wenn mein Leben immer wieder hohe Wellen schlägt, bleibe ich jeden Tag ein bisschen mehr in Sicherheit«*. Marie äußert, dass sich die Übung »komisch, aber gut« anfühlt, und ist neugierig auf mehr. Mit ihr werden so die Big-Five-Lösungsblockaden durchgegangen. Sie klagt in diesem Zuge über starke Selbstvorwürfe und äußert, eine Belastung für ihre Familie zu sein. Die Familie sei schon genug belastet. An dieser Stelle wird mittels weiterer Affirmationen gearbeitet, z. B. *»Auch wenn ich mir vorwerfe, dass ich eine Belastung für meine Familie bin, wäre es wahrscheinlich ganz gut …«* und eine verdünnte hypothetische Verzeihübung »eindosiert«: *»Auch wenn ich mir vorwerfe, dass ich eine Belastung für meine Familie bin, wäre es wahrscheinlich ganz gut, mir eines Tages dafür zu verzeihen …«*.

Daneben scheint Marie viele Erwartungen an andere zu haben, die sie aber zunächst nicht benennen will. Nichtsdestoweniger lässt sich Marie auf Affirmationen im verdeckten Modus ein und entwickelt bei der Übung selbst eine gewisse Lockerheit, sodass auch Affirmationen wie die folgende ihren Platz finden: *»Auch wenn ich immer wieder Erwartungen an Personen habe, deren Namen ich jetzt nicht aussprechen will, und diesen Personen die Macht über meine Gefüh-*

le, manchmal sogar über meinen Lebensweg gebe, wäre es wahrscheinlich ganz gut ...« Bei der Frage nach parafunktionalen Loyalitäten beziehungsweise nach dem Symptom als letzten Zeugen bricht Marie in Tränen aus. Mittels systemischer Fragetechniken kann Marie zunehmend mehr berichten und schließlich den Anlass für ihren Suizidversuch eröffnen: Vor wenigen Wochen sei die Großmutter mütterlicherseits verstorben. Sie fehle ihr sehr. Maries Mutter sei seitdem psychisch völlig am Boden, reagiere nur noch gereizt und aggressiv, Maries Vater habe eine unheilbare Erkrankung, über die niemand sprecht, obwohl sie zu einem frühzeitigen Tod führen wird. Nach außen hin stelle sich die Familie als intakt dar, aber im Inneren sei es nicht auszuhalten. Die Situation rund um Corona und den Lockdown habe sie von ihren Freundinnen abgeschnitten. Eine Freundin habe den Kontakt zu ihr ganz eingestellt. Am Tag vor dem Suizidversuch habe Maries Mutter ihr im Rahmen eines Streits um Maries Handykonsum (ihren »einzigen Draht in die unbelastete Welt«) an »den Kopf geworfen«, sie wünschte, Marie nie geboren zu haben, da Marie jetzt in dieser schwierigen Situation »aus Mücken immer Elefanten mache« und wohl vergessen habe, dass »es Menschen mit echten Problemen« gebe. Marie habe nicht mehr weitergewusst, einfach nicht mehr leben wollen, keinen Ausweg mehr gesehen, sich in verschiedenen Apotheken eine für einen Suizid ausreichend hohe Dosis eines Medikaments organisiert, den Abschiedsbrief an ihre Mutter verfasst und schließlich den Suizidversuch begangen.

Allein die Tatsache, dass Marie über das Geschehene berichtet, scheint sie zu erleichtern. Sie ist bereit, mittels Affirmationen weiterzuarbeiten. So werden passende Sätze zur Transformation parafunktionaler Loyalitäten und zum Symptom als letzten Zeugen für das familiäre Leid gefunden. Abschließend wird Marie der KKT angeboten. Sie formuliert das Ziel »Glücklichsein« und kann innere rote Ampeln aufspüren (z. B. bei dem ihr angebotenen Satz *»Meine Mutter erlaubt mir, glücklich zu sein«*) und schließlich mit der bewährten Technik transformieren mithilfe des Satzes: *»Selbst wenn meine Mutter mir nicht erlaubt, glücklich zu sein, kann ich trotzdem guten Gewissens glücklich werden / wäre es wahrscheinlich ganz gut, mich mehr zu achten und zu schätzen so, wie ich bin.«* Auch die Loyalität gegenüber ihrer gerade verstorbenen Großmutter wird thematisiert und mittels transformativer Affirmation aufgegriffen: *»Wenn ich glücklich bin, tue ich das auch in tiefer Liebe zu meiner Oma.«*

Mit Marie werden die Affirmationen festgehalten, die für sie die größte Wirkung haben, und in ein Lunchpaket gepackt. Marie zeigt sich zu diesem Zeitpunkt psychisch deutlich stabilisiert sowie klar und glaubhaft von ihrer Suizidalität distanziert.

In einem anberaumten Familiengespräch mit Marie und ihren Eltern werden die beschriebenen Dynamiken besprochen, und damit wird eine weitere Entlastung herbeigeführt. Maries Mutter bittet ihre Tochter um Entschuldigung, die Marie annehmen kann. Die Mutter äußert ferner, für sich selbst eine Therapie in Anspruch nehmen zu wollen. Maries Vater eröffnet, mit seiner Erkrankung überfordert zu sein und sich ebenfalls Hilfe zu wünschen. Für Marie ist eine ambulante Therapie angebahnt worden, die in wenigen Tagen beginnen kann. Der entsprechende Therapeut arbeitet familientherapeutisch. Dies wolle nun die gesamte Familie gern nutzen und sei wohl auch möglich. Marie erzählt zum Schluss von ihrem Lunchpaket und macht ihre Eltern neugierig auf die Technik. Nach einer gemeinsamen Klopfrunde und einem Kraftsatz für jedes Familienmitglied wird das Gespräch beendet.

Wir entlassen Marie im Anschluss an das Familiengespräch aus unserer Krisenbehandlung. Marie sichert dabei zu, sich im neuerlichen Krisenfall unter unserer Notfallnummer zu melden. Deutlich entlastet verlässt die Familie die Klinik in Richtung Zuhause.

10.4 Resümee

Auf den ersten Blick scheint das Thema Suizidalität eine hochkomplizierte therapeutische Herausforderung zu sein. Doch gerade in scheinbar ausweglosen Krisensituationen schlägt die Stunde der Veränderung. PEP als Entwicklungsbooster ist perfekt geeignet, Veränderungen anzustoßen und der Schwere der Probleme eine die Beteiligten in Bewegung versetzende Leichtigkeit zu verleihen, die wir in unserer Arbeit nicht mehr missen wollen.

10.5 Zentrale Aussagen

- PEP kann bei Suizidalität im Rahmen eines systemischen Behandlungsansatzes eine erste Veränderung bewirken, praktische Abhilfe schaffen und die erlebbare störungsbedingte »Lähmung« beenden.

- PEP kann im Behandlungsprozess bei Suizidalität zur schrittweisen Verflüssigung parafunktionaler und dysfunktionaler kognitiver Muster sowie bewusster, vorbewusster und unbewusster Lösungsblockaden führen und damit zu einer entsprechenden Rekontextualisierung und Ressourcenaktivierung beitragen.
- Neben einer möglichen »Soforthilfe« wird durch PEP ein wichtiges Fundament im einzel- und familienpsychotherapeutischen Prozess gelegt und somit auch Suizidprävention betrieben.

11 »Du verstehst mich echt, kann das sein?« Was PEP bei der Chatberatung von Kindern und Jugendlichen leistet

Marie-Ann von Detten

11.1 Beratung und Krisenintervention per Handy-Chat

»Unsere« Kinder und Jugendlichen bewegen sich seit einigen Jahren, wenn sie nicht direkt miteinander kommunizieren, vor allem in diversen Chatforen und dort besonders mithilfe von Messengern und ähnlichen Diensten wie z. B. WhatsApp, Instagram, Snapchat etc. Es ist daher folgerichtig, dass althergebrachte Formate wie »Die Nummer gegen Kummer« immer mehr abgelöst werden durch Onlineangebote, die den Kindern heute entsprechen. Dies sind im deutschsprachigen Raum unter anderem *nethelp4u.de, jugendnotmail.de, u25-deutschland.de, gfsa-ev.de/hoffnungswiese/, chatseelsorge.evlka.de, sorgen-tagebuch.de, caritas.de/onlineberatung, internetseelsorge.bistum-wuerzburg.de* und *krisenchat.de.*

Rund 20 % aller Kinder und Jugendlichen in Deutschland leiden phasenweise oder dauerhaft an psychischen Belastungen und Problemen (Klipker et al. 2018). Nur die Hälfte der Behandlungsbedürftigen erhält die Hilfe und Unterstützung, die sie benötigt (Harsch u. Hoffmann 2018). Umso wichtiger ist es, dass ihnen niederschwellige Angebote gemacht werden, um sich Hilfe zu suchen. Die oben genannten Angebote werden daher zunehmend bei Instagram, TikTok u. a. passend beworben und erreichen auf diese Weise die Zielgruppe direkt.

Bei der Beratung per Chat können die Kinder und Jugendlichen ihr Smartphone nutzen und je nach Anbieter sogar völlig anonym bleiben. Auf der anderen Seite der Leitung beraten entweder geschulte Gleichaltrige, sog. Peers, oder z. B. bei *krisenchat.de* oder *jugendnotmail.de* qualifizierte Berater·innen. Im Zusammenhang mit PEP geht es um den Einsatz von Letzteren.

Die Herausforderung dieser Beratungsform liegt in der Reduktion der Kommunikationsmöglichkeiten. Statt einer physischen

Atmosphäre mit Körpersprache, Mimik, Stimme und räumlichem Setting steht ausschließlich das geschriebene Wort, »garniert« mit Emoticons, zur Verfügung. In dieser Herausforderung liegt aber auch die Chance: Die Einstiegshürde, sich mit schambehafteten Themen wie Ängsten, selbstverletzendem Verhalten, Suizidgedanken, Depressionen, erfahrener sexualisierter Gewalt etc. zu melden, ist in der Anonymität des Chats niedrig. Somit ist es Kindern und Jugendlichen in diesen Formaten möglich, einen ersten Kontakt zu Unterstützungsangeboten herzustellen, die sich mit ihren Themen bisher noch niemandem anvertraut haben.

Therapeut·innen können einen Chat als weiteres Tool dazu nutzen, um Kinder und Jugendliche im Laufe ihrer Präsenztherapie zusätzlich anzubinden. In diesem Setting befinden sich die Kinder und Jugendlichen in regelmäßiger Beratung oder Psychotherapie. Die Therapeut·in kann den Chat nutzen, um z. B. Krisen zwischen den Therapiestunden zu überbrücken, und hat so eine wertvolle ergänzende Möglichkeit, Bindung zu sichern und kurzinterventionell zu helfen.

11.2 Integration von PEP

Die Möglichkeiten, per Chat zu beraten sind, wie oben ausgeführt, begrenzt. Es kann daher nicht um den Ersatz einer vielstündigen Psychotherapie gehen, sondern um eine flankierende Maßnahme im Rahmen einer Präsenztherapie, um eine kurze, begrenzte Beratung oder um punktuelle Hilfe in einer gefühlten Notsituation. Oft ist eine solche beschränkt auf das aktive Zuhören der Berater·in, auf die Möglichkeit des Kindes oder des Jugendlichen, sich zum ersten Mal an eine Außenstehende zu wenden und um die Hilfe bei der Suche nach Präsenz-Unterstützung am Wohnort im Umfeld der Chatter·in. Genau hier kann die PEP ihre Stärke entfalten. Durch ihre schematische Struktur kann PEP relativ schnell und losgelöst von den Inhalten hilfreich und sogar bereits kurzinterventionell therapeutisch wirksam sein.

Zu Beginn der Beratung in einem anonymen Chatformat ist es nützlich, sich nach einem Vornamen und dem Alter der Chatter·in zu erkundigen. Damit fällt es der Berater·in leichter, sich eine Person vorzustellen und das Geschriebene besser einzuordnen. Genauso nennt auch die Berater·in einen Vornamen, möglichst ein Pseudonym, um das Risiko zu vermeiden, per Internetsuche von einer Chatter·in in einem anderen Kontext kontaktiert zu werden.

BERATERIN: Hallo ich bin Elisa (Pseudonym) und jetzt gerne für dich da. Vielleicht magst du mir als Erstes sagen, wie alt du bist und wie ich dich am besten ansprechen soll, damit ich dich optimal beraten kann.

CHATTERIN: Ich heiße Mia und bin 16.

BERATERIN: Hallo Mia, wobei kann ich dir heute Abend behilflich sein?

Die Beraterin stellt also mit einladenden Worten den Raum zur Verfügung, damit die Chatter·in ihr Anliegen vorbringen kann. Hier gilt es zunächst darum festzustellen, ob es bei der Chatter·in primär um Affektregulation, also um einschränkende Emotionen, oder um einschränkende Kognitionen geht. Noch mehr als bei PEP in Präsenz gilt es dabei, besonders auf Schlüsselwörter zu achten, da uns die Körpersprache der Chatter·in als Informationsquelle nicht zur Verfügung steht. Hinweise darauf, dass die Großhirnrinde kaum noch steuert oder Schlüsselwörter können z. B. sein: Spannung, Druck, Angst und Panik, Verzweiflung, die Benennung konkreter oder latenter Suizidpläne, das Planen von selbstverletzendem Verhalten, Sätze wie »Ich weiß nicht mehr weiter!« oder »Ich kann nicht mehr!«.

Ein weiterer Schritt, die Stärke der emotionalen Belastung abzufragen, besteht darin, die Belastungsskala aus PEP einzusetzen. Die Chatter·in wird gefragt, wie hoch auf der Skala von 1 bis 10, wobei die 10 für »schlimm« steht, sich der Druck, die Angst etc. für sie anfühlt. Bei einer Belastung über dem Wert 4 macht es Sinn, das eigentliche Klopfen als Erste Hilfe einzusetzen. Da die Berater·in die eigene positive Ausstrahlung zum Herunterregulieren nur durch das geschriebene Wort einsetzen und nicht gemeinsam mit der Chatter·in klopfen kann, kommt es darauf an, die Methode zunächst knapp, aber überzeugend darzustellen, um die Chatter·in zur Mitarbeit zu motivieren. Folgender Satzbaustein hat sich aus meiner Erfahrung bewährt:

> »Ich würde gerne mit dir eine Übung machen. Sie kann einerseits Angst- und Druckmuster im Gehirn nachhaltig stören und damit auch bessern, und sie kann andererseits den großen Beruhigungsnerv, den

> sog. Vagusnerv, der durch den ganzen Körper zieht, aktivieren. Möchtest du das mal versuchen?«

Im Anschluss wird das Klopfen konkret angeleitet. Zwischendurch wird immer wieder durch schriftlichen Austausch validiert, ob die Chatter·in noch mitmacht, tief atmet und an ihr Thema denkt. Am Schluss muss die Validierung ebenfalls schriftlich kommuniziert werden. Hier ist es häufiger als in der Präsenzberatung so, dass Chatter·innen entweder verbal euphorisch reagieren oder eher zurückhaltend bis abweisend sind. Sollte Letzteres der Fall sein oder auf der Skala von 1 bis 10 noch ein Wert von größer als 4 benannt werden, bietet es sich auch in diesem Format an, die Zwischenentspannung und eine darauffolgende zweite Klopfrunde anzuleiten. Auch die Zwischenentspannung wird gut eingeführt:

> »Dann kommt jetzt die Zwischenentspannung, in der wir schnell nacheinander ganz viele verschiedene Areale in deinem Gehirn ansprechen und es damit gut ablenken und herausfordern. Machst du wieder mit?«

Die Chatter·in kann die Augenbewegungen nur aktiv selbst erzeugen und sieht keinen Finger, dem sie folgen kann.

Die zweite Klopfrunde wird im Anschluss daran mit reduziertem Wortaufwand angeleitet. Sollte das Klopfen bei der Chatter·in eine Affektregulation, eine Distanzierung vom Problem oder eine andere Besserung hervorgerufen haben, kann nun mit der Chatter·in überlegt werden, wann sie das Klopfen sinnvollerweise immer wieder selbst einsetzt.

Sollte die Chatter·in weiterhin eine starke Belastung angeben und keine Besserung verbalisieren, kann es sinnvoll sein, einerseits die Big-Five-Lösungsblockaden zu bearbeiten und andererseits darauf zu verweisen, dass das Unbewusste eine Gelegenheit braucht, das Besprochene zu verarbeiten, und dass es gut wäre, z. B. schlafen zu gehen, einen Spaziergang zu machen etc.

Zeigt sich nach dem Klopfen keine Besserung oder betrifft das Thema der Chatter·in von vornherein eher die kognitive Ebene, bietet es sich an, mit den Selbststärkungssätzen oder im weiteren Verlauf mit der Bearbeitung der ersten vier Big-Five-Lösungsblockaden aus PEP zu arbeiten. Dabei wird im Dialog das Thema zunächst validiert, um in einem zweiten Schritt das gemeinsame Formulieren eines Selbststärkungssatzes vorzuschlagen. Um die Ressourcen der Chatter·in zu erfassen, wird nach dem für sie richtigen Satzende gefragt:

»Wir brauchen als Erstes ein gutes Ende für deinen Satz. Welches Ende hat für dich am meisten Kraft: ›*Auch wenn ich das und das Problem habe,*
1) ... *bleibe ich in Sicherheit*
2) ... *finde ich meinen Weg damit* oder
3) ... *achte und schätze / mag ich mich so, wie ich bin*‹?
Ende 1, 2 oder 3?«

Nach der Entscheidung der Chatter·in macht die Berater·in einen aktiven Vorschlag für einen Selbststärkungssatz, indem sie die Wortwahl der Chatter·in aus der früheren Problembeschreibung aufgreift und das passende Ende anhängt. Es folgt immer die Frage, ob der Satz schon zu der Chatter·in passt oder ob er noch verändert werden muss. Hier gibt es die Möglichkeit, entweder inhaltliche Änderungen oder Verdünnungen vorzunehmen oder mehrere Satzenden zu kombinieren. In weiteren Schritten wird abgeklärt, ob die Chatter·in den Satz laut aussprechen kann; wenn ja, folgt die Aufforderung, den Satz erneut laut auszusprechen und dabei zu »kurbeln«. Auch das Kurbeln wird kurz etwa wie folgt erklärt:

»Ich möchte dich bitten, den Satz jetzt noch einmal laut auszusprechen. Dabei ziehst du mit deinen Fingerspitzen kleine Kreise unter deinem Schlüsselbein über deinem Herzen. Man nennt das Embodiment, und so hilft dein Körper dabei, den Satz zu verinnerlichen.«

Die Chatter·in wird anschließend gefragt, wie es ihr damit ergangen ist und welche weiteren Gedanken ihr dabei gekommen sind. Oft empfinden die Chatter·innen diese Intervention schon als entlastend, und es ist möglich, den Chat hier zum Ende zu führen. Den Kindern und Jugendlichen wird vor dem Abschied empfohlen, den erarbeiteten Satz wie ein kleines Mantra zu betrachten, ggf. schön irgendwo hinzuschreiben und mit dem Kurbeln gerne immer wieder zu kombinieren.

Sollte die Chatter·in sich noch nicht entlastet zeigen oder auf weitere belastende Gedanken gekommen sein, wird bei ihrer Beschreibung erneut auf Schlüsselwörter geachtet. Diesmal auf solche, die eventuell auf eine der *Big-Five-Lösungsblockaden* hinweisen:

- Hilflosigkeit und Ausgeliefertsein verweisen auf *Altersregression*
- Wünsche und Erwartungen an andere bzw. Gedanken, was andere denken mögen, verweisen auf die *Erwartungshaltung*
- Selbstentwertungen oder Selbstbeschimpfungen verweisen auf *Selbstvorwürfe*.

- Das Beschimpfen oder Beklagen von Taten oder Unterlassungen anderer weist auf *Fremdvorwürfe* hin.

Sollte der Eindruck entstanden sein, dass es um eine oder mehrere dieser Blockaden geht, muss das natürlich auch wieder im Dialog mit der Chatter·in validiert werden. Die Blockaden können dann so wie bei PEP in Präsenz gezielt bearbeitet werden.

Sollte im Anschluss aufseiten der Chatter·in noch Beratungszeit gewünscht und Aufnahmekapazität vorhanden sein, bietet es sich auch im Chat an, den Kindern und Jugendlichen passende Kraftsätze mit auf den Weg zu geben.

Die fünfte Blockade der Big Five, die *parafunktionalen Loyalitäten*, im Chat zu erfassen oder zu bearbeiten, halte ich für schwierig. Bei einigen meiner Chatberatungen wiesen Äußerungen wie »Das erlaubt mir mein Vater niemals« oder Berichte über schwere Übergriffe, z. B. der Eltern, auf solche Blockaden hin. In meiner Überzeugung ist aber spätestens an dieser Stelle das Limit der therapeutischen Intervention per Chat ohne Einbindung in eine Präsenzberatung erreicht.

Bei einigen Anbietern erreichen die Kinder und Jugendlichen immer wieder andere Berater·innen, die sie für höchstens zwei Stunden beraten. Es ist eben nur eine punktuelle Beratung. Und auch bei Angeboten mit personell kontinuierlicher Beratung gehen diese Themen so schnell in die Tiefe, dass ich die räumliche Nähe, die haltende Präsenz der Berater·in und die direkte Erfassung des Embodiments bei der Klient·in für unabdingbar halte. Hier greift dann vielmehr das generelle Konzept: den Kindern und Jugendlichen zu helfen, im realen Leben eine gute Anbindung und therapeutische Hilfe zu finden bzw. als betreuende Therapeut·in eine nächste Therapiestunde abzuhalten.

Auch bei den anderen vier Lösungsblockaden ist es möglich, auf derartig tiefgreifende Themen zu stoßen. Auch hier gilt es, die Waage zu halten zwischen der guten Möglichkeit, mit PEP im Chat therapeutisch wirksam zu sein, und dem Verweis auf therapeutische Hilfe in Präsenz.

Immer besteht die Möglichkeit, auf Internetseiten wie *www.innen-leben.org/klopfen-gegen Angst/* zu verweisen, um die Methode noch besser zu erfassen.

Besonderes Feedback von Chatter·innen nach dem Chatten mit PEP

Sonja: »Ich habe gemerkt, dass ich am Anfang noch ganz schön tief in meiner Angst war. Ich hatte so Sätze im Kopf wie: ›Mir wird es nie besser gehen.‹ und ›Vielleicht bin ich doch krank‹. Dann hat sich das irgendwie verändert. Es kamen sogar gute Gedanken wie: ›Ich schaff das, ich bin in meinem Zimmer, es ist August 2021, und die anderen sind ganz weit weg.‹ Ich konnte meinen Körper besser spüren. Als hätte ich etwas von mir abgeklopft. Vielen Dank! Ich kann wieder normal atmen, und dieser Nebel zieht weiter.«

Mila: »Die Sätze machen mir Hoffnung.«

Tim: »Danke, meine komischen Gedanken sind auf jeden Fall schwächer geworden. Ich habe jetzt keine Angst mehr um mich.«

Kira: »O. m. g. ... Ich glaube die Technik könnte mir in vielen Situationen helfen.«

Jonas: »Hat irgendwie geklappt und mich dabei irgendwie beruhigt.«

Maya: »Du verstehst mich echt, kann das sein?«

Denise: »Krass, das hat erstaunlicherweise wirklich geholfen.«

11.3 Fallbeispiele – vier Chatverläufe

11.3.1 Fallbeispiel I – archetypisches Klopfen: »Die Angst ist irgendwie nur noch im Hintergrund«

BERATERIN: Hallo, ich bin xxx. Ich bin jetzt gerne für dich da. Wobei kann ich dir heute Abend behilflich sein?

CHATTERIN (18 Jahre): Ich habe immer wieder so große Angst und Panik.

BERATERIN: Hast du jetzt gerade auch schon wieder große Angst?

CHATTERIN: Ja, ich merke, wie das schon wieder losgeht.

Beraterin: Auf einer Skala von 1 bis 10, wenn 10 das Schlimmste ist, wie groß ist jetzt deine Angst?

CHATTERIN: 8.

BERATERIN: Oh je, das hört sich schon nach einer großen Belastung an ... Ich würde gerne mit dir eine Übung machen, die dir vielleicht jetzt gerade helfen kann. Möchtest du das mal versuchen?

CHATTERIN: Gerne.

BERATERIN: Die Übung stört einerseits Angstmuster im Gehirn, und andererseits aktiviert sie den großen Beruhigungsnerv, den Vagusnerv, der sich durch den ganzen Körper zieht.
CHATTERIN: Okay.
BERATERIN: Während der Übung möchte ich dich bitten, die ganze Zeit an deine Angst und Panik zu denken. Beides lässt sich besser stören, wenn du nicht versuchst, verzweifelt davon wegzudenken. Lass den Gedanken einfach zu, ich bin da!
CHATTERIN: Okeeee ...
BERATERIN: Also, du denkst an deine Angst oder auch an das, was dir Angst macht, und dabei klopfst du mit den Fingerspitzen der einen Hand auf den Handrücken der anderen Hand, ungefähr da, wo Ringfinger und kleiner Finger sind. ... Dann klopfst du immer weiter, jetzt auf deine Handkante, da wo der kleine Finger ist, so wie bei einem Time-out, okay?
CHATTERIN: Okay.
BERATERIN: ... und dann klopfst du immer weiter, jetzt nacheinander innen auf die Fingerspitzen des kleinen Fingers, des Mittelfingers, des Zeigefingers und des Daumens. Denk dabei weiter an deine Angst, und vergiss nicht, dabei zu atmen.
CHATTERIN: Okay.
BERATERIN: Und jetzt klopfst du mit den Fingern mitten auf die Stirn ... dann mitten auf die Augenbraue ...
CHATTERIN: Okay.
BERATERIN: Dann seitlich auf deine Schläfe ... und dann unter dem Auge auf dein Jochbein ... dann unter der Nase und dabei immer weiter an deine Angst denken und atmen!
CHATTERIN: Okay.
BERATERIN: Super! Dann immer weiter klopfen, jetzt unter der Unterlippe über dem Kinn ... dann mitten auf dein Schlüsselbein ...
CHATTERIN: Okay.
BERATERIN: Dann unten seitlich auf deinen Rippenbogen ... dann unter dem Arm ... zum Schluss mitten vorne auf die Brust!
CHATTERIN: Klappt bis jetzt ganz gut.
BERATERIN: Wie geht es dir damit?
CHATTERIN: Besser.
BERATERIN: Prima ... wie ist es jetzt auf der Skala von 1 bis 10?
CHATTERIN: 5.
BERATERIN: Das hört sich so an, als würde dein Körper schon ein bisschen reagieren, aber es ist schon noch Angst da, oder?

CHATTERIN: Ja.

BERATERIN: Dann kommt jetzt die Zwischenentspannung. Wir sprechen schnell nacheinander ganz viele verschieden Areale in deinem Gehirn an, und damit lenken wir es ab und fordern es sogar ein bisschen heraus. Machst du wieder mit?

CHATTERIN: Ja.

BERATERIN: Während der Übung klopfst du die ganze Zeit wieder mit den Fingerspitzen der einen Hand auf den Handrücken der anderen Hand, egal, was noch dazukommt ... Es geht los:
Mach die Augen zu und wieder auf!
Schaue nur mit den Augen von ganz links unten nach ganz rechts unten, dabei nicht den Kopf bewegen ... und immer weiter auf den Handrücken klopfen.

CHATTERIN: Okay.

BERATERIN: Dann ziehst du wieder nur mit den Augen einen Kreis links und einen Kreis rechts herum.
Dann summst du ein paar Töne ... ja, ja, ich weiß, das hört sich komisch an, gehört aber wirklich dazu.

CHATTERIN: Ja, ist irgendwie seltsam.

BERATERIN: Mach einfach weiter mit! Handrücken klopfen und jetzt rückwärts zählen 7, 6, 5, 4, 3, 2, 1.
Und zum Schluss noch mal summen.
Jetzt fühl noch mal auf der Skala.

CHATTERIN: 3, die Angst ist irgendwie nur noch im Hintergrund.

BERATERIN: Super, du scheinst da wirklich gut darauf anzusprechen. Wenn du magst, kannst du das Klopfen auf diese 16 Punkte heute vor dem Einschlafen einfach noch mal wiederholen und sowieso immer dann, wenn die Panik kommen sollte. Damit die Angst sich immer weiter stören lässt und abnimmt, hol dir diese negativen Gefühle und Gedanken dabei ruhig wieder vor Augen.

CHATTERIN: Das werde ich machen. Vielen Dank für deine Hilfe, ich glaube ich kann jetzt versuchen einzuschlafen.

BERATERIN: Falls du dazu noch mehr Infos brauchst, findest du sie unter *https://www.innen-leben.org/klopfen-gegen-angst/*. Ich danke dir sehr für dein Vertrauen. Alles Gute!

11.3.2 Fallbeispiel II zur Selbststärkung: »... finde ich meinen Weg damit«

CHATTERIN (14 Jahre): ... Es ist einfach manchmal sehr schwierig für mich. Zum Beispiel, meine Mama kommt einfach ohne zu fragen in mein Zimmer und will, dass ich alles erzähle, aber ich will das einfach gar nicht mehr, und dann hab ich mich getraut, ihr das mal zu sagen, und dann war sie total beleidigt und hat gesagt, ich wäre unverschämt, und ist abgehauen.

BERATERIN: Weißt du, deine Mutter hat wahrscheinlich gar nicht gemerkt, dass sie da bei dir eine Grenze überschritten hat. Sie war da wahrscheinlich ganz in ihren eigenen Vorstellungen und leider gar nicht bei dir ...

CHATTERIN: Ja ich weiß ...

BERATERIN: Wenn du magst, könnten wir zusammen einen kleinen Kraftsatz formulieren, der es dir für heute vielleicht leichter macht, das auszuhalten.

CHATTERIN: Ja gerne ((:

BERATERIN: Okay, ... dann brauchen wir als Erstes ein gutes Ende für den folgenden Satz. Welches Ende hat am meisten Kraft für dich?
»Auch wenn ich das und das Problem habe, ...
1) *... bleibe ich in Sicherheit.«*
2) *... finde ich meinen Weg damit.«*
3) *... achte und schätze ich mich so, wie ich bin.«*
Ende 1, 2, oder 3?

CHATTERIN: Ende 2.

BERATERIN: Ok, dann ist das hier mein erster Vorschlag für dich: *»Auch wenn meine Mama mich mal wieder total ungerecht behandelt hat, finde ich meinen Weg damit.«* Passt der schon zu dir, oder sollen wir noch etwas verändern?

CHATTERIN: Der passt.

BERATERIN: Kannst du ihn laut aussprechen?

CHATTERIN: Ja.

BERATERIN: Prima, dass du den Satz sagen konntest. Damit er noch mehr Wirkung entfaltet, sprichst du ihn am besten noch mal laut aus, und dabei ziehst du mit den Fingern kleine Kreise unter deinem Schlüsselbein über deinem Herzen. Man nennt das Embodiment, und so hilft der Körper dabei, den Satz zu verinnerlichen.

CHATTERIN: Okay interessant. Danke.

BERATERIN: Hast du es ausprobiert?

CHATTERIN: Ja, es hat mir sehr geholfen. Vielen Dank.

BERATERIN: Freut mich sehr ... vielleicht kannst du den Satz mit den kleinen Kreisen immer mal wieder hervorholen, wie ein Mantra, was dich ein bisschen stärkt, wenn du es brauchst.

CHATTERIN: Werde ich ausprobieren.

11.3.3 Fallbeispiel III – Erwartungshaltung: »Auch wenn ich den anderen die Macht über meine Gefühle gebe«

BERATERIN: ... wenn ich den Anfang von deinem Chat richtig verstehe, geht es um Mobbing, oder?

CHATTER (13 Jahre): Ja.

BERATERIN: Magst du mir dazu noch ein bisschen mehr erzählen, oder kann ich dir anders eine Hilfe sein?

CHATTER: Ich werde in der Schule gemobbt, weil ich anders bin. Ich habe keine Freunde in der Schule.

BERATERIN: Lieber xxx, das hört sich so an, als würdest du dich sehr einsam fühlen ... hast du denn außerhalb der Schule jemand, der dir guttut?

CHATTER: Ja meine zwei besten Freunde.

BERATERIN: Wie sehen die das denn, wenn du ihnen von der Situation in der Schule erzählst?

CHATTER: Die finden das nicht gut. Ich habe schon mit den Lehrern geredet, aber es wurde nur noch schlimmer.

BERATERIN: Wenn du möchtest, würde ich gerne mit dir ein paar Kraftsätze formulieren, zusammen mit kleinen Bewegungen, die dir vielleicht helfen könnten, ein bisschen weniger davon gebeutelt zu werden, was die anderen sagen oder denken. Würdest du das versuchen wollen?

CHATTER: Yep.

BERATERIN: Zuerst brauchen wir ein gutes Ende für die Sätze. Welches Ende hat am meisten Kraft für dich? *»Auch wenn ich das und das Problem habe, ...*
1)... bleibe ich in Sicherheit.«
2)... finde ich meinen Weg damit.«
3)... achte und schätze ich mich so, wie ich bin.«
Ende 1, 2, oder 3?

CHATTER: Ende 3 klingt gut.

BERATERIN: Okay, dann kommt hier eine erste Idee: *»Auch wenn die anderen nicht ertragen können, dass ich anders bin, und mich alle* *mobben, achte und schätze ich mich so, wie ich bin.«* Passt der schon zu dir, oder sollen wir noch etwas verändern?

Chatter: Ne, der ist gut.

Beraterin: Kannst du ihn laut aussprechen?

Chatter: Ja.

Beraterin: Super, dann sag ihn doch bitte noch mal laut, und dabei ziehst du kleine Kreise mit den Fingern unter deinem Schlüsselbein über deinem Herzen. Man nennt das Embodiment, und so hilft der Körper dabei, den Satz zu verinnerlichen.

Chatter: Hab ich.

Beraterin: Wie geht es dir mit dem Satz?

Chatter: Gut.

Beraterin: Dann kommen jetzt die nächsten Sätze dazu. Am besten ziehst du dabei immer wieder die kleinen Kreise und sprichst die Sätze laut aus.

Chatter: Okay.

Beraterin: Los geht's. *»Auch wenn ich mit der Erwartung, dass die anderen mich endlich in Ruhe lassen, ein Ziel definiert habe, das ich selbst nicht erreichen kann, denn leider kann ich nicht über die anderen bestimmen, achte und schätze ich mich so, wie ich bin.«*

»Auch wenn ich den anderen damit Macht über meine Gefühle gegeben habe ...

... und mich damit von ihren Reaktionen abhängig gemacht habe, ... mich sogar mit meinen Gefühlen und Ängsten ein bisschen versklavt habe ...

... und ihnen sogar eine Fernbedienung über meine Gefühle in die Hand gedrückt habe und immer wieder frische Batterien für diese Fernbedienung gebe, achte und schätze ich mich so, wie ich bin.«

Wie geht es dir damit?

Chatter: Gut.

Beraterin: Das freut mich. Ich würde dich sehr gerne darin bestärken, aus dieser Haltung heraus auf die anderen zu schauen. Ich weiß, dass es sehr schwierig ist, aber wenn die sich schon so doof verhalten, gib ihnen nicht auch noch Macht über deine Gefühle. Wenn du magst, habe ich noch einen guten Satz für dich, den du dir morgens und abends sagen kannst, um dich noch ein bisschen freier zu machen. Der Satz geht so: *»Wer mich nicht mag, ist nicht meine Zielgruppe ... toll, dass ich ... und ... habe.«* (Hier kannst du die Namen deiner beiden guten Freunde einsetzen.)

Chatter: Der ist cool, ich versuch's, danke für die Hilfe.

11.3.4 Fallbeispiel IV – Fremd- und Selbstvorwürfe: »Wenn Wut die Regie übernimmt«

CHATTERIN (17 Jahre): Mir geht es gerade nicht so gut.

BERATERIN: Hallo ich bin xxx und jetzt gerne für dich da.

CHATTERIN: Ich habe starke Aggressionen, und ich kann einfach mit niemandem reden. Ich habe immer so eine Wut in mir und weiß nicht wohin damit.

BERATERIN: Oh je, das hört sich so an, als hätte deine Wut die Regie übernommen und würde über dich bestimmen, oder?

CHATTERIN: Ja.

BERATERIN: Hast du da konkret jemand, auf den du wütend bist, oder ist es eher ein diffuses, großes Gefühl?

CHATTERIN: Eigentlich bin ich auf meine Eltern sauer, aber selbst bei kleinen Konflikten kann ich mich meist nicht kontrollieren.

BERATERIN: Hast du jetzt im Moment auch große Wut?

CHATTERIN: Ja genau.

BERATERIN: Ich könnte mir vorstellen, dass ich mit dir zusammen ein paar gute Sätze formuliere oder dir eine Übung zeige, die dir helfen kann, die Wut jetzt im Moment ein bisschen unter Kontrolle zu bekommen. Würdest du eines von den beiden gerne versuchen?

CHATTERIN: Ja, gerne das mit den Sätzen. Übungen habe ich schon so viele gemacht, und die bringen mir nichts.

BERATERIN: Okay, dann brauchen wir jetzt zuerst ein gutes Ende für die Sätze. Welches Ende hat am meisten Kraft für dich? »*Auch wenn ich das und das Problem habe, …*

1) … bleibe ich in Sicherheit.«

2) … finde ich meinen Weg damit.«

3) … achte und schätze ich mich so, wie ich bin.«

Ende 1, 2, oder 3?

CHATTERIN: Ende 2, ich achte mich doch nicht selbst.

BERATERIN: Dann wäre das jetzt ein erster Vorschlag für einen guten Satz für dich: »*Auch wenn ich mich bei kleinen Konflikten kaum kontrollieren kann und große Wut habe und das vor allem auf meine Eltern, finde ich meinen eigenen Weg, und es könnte sein, dass ein kleiner Teil von mir mich eines Tages so achtet und schätzt, wie ich bin.*« Passt der schon zu dir, oder sollen wir was verändern?

CHATTERIN: Ist gut so, das mit dem eines Tages finde ich irgendwie schön.

BERATERIN: Kannst du den Satz laut aussprechen?

CHATTERIN: Schwer, aber ja.
BERATERIN: Prima, dann sprich ihn doch bitte noch mal laut aus, und dabei ziehst du kleine Kreise mit den Fingern unter deinem Schlüsselbein über deinem Herzen. Man nennt das Embodiment, und so hilft der Körper dabei, den Satz zu verinnerlichen.
CHATTERIN: Fühlt sich irgendwie komisch, aber auch gut an.
BERATERIN: Dann habe ich jetzt eine Frage an dich: Das was dich so wütend macht an deinen Eltern. Glaubst du, dass sie das mit Absicht getan haben oder tun, oder können sie nicht anders, oder ist es eine Mischung von beidem?
CHATTERIN: Ich weiß nicht ... Ich glaube, das ist eine Mischung.
BERATERIN: Okay, dann kommt jetzt ein neuer Satz. Dabei schiebst du die eine Handfläche nach hinten, als würden deine Eltern hinter dir stehen, und du würdest sie stoppen wollen. Mit der anderen Hand ziehst du wieder die kleinen Kreise über deinem Herzen. Und jetzt sagst du dazu: *»Völlig egal, ob meine Eltern damals nicht anders konnten oder wollten oder eine Mischung aus beidem – ich lasse die Verantwortung für das, was sie getan haben, für das, was sie gesagt haben, und für ihr Elternsein komplett bei ihnen, denn ich bin noch ein Kind.«*
Wie ist es dir damit ergangen? Wie ist es jetzt im Moment mit der Wut auf deine Eltern?
CHATTERIN: Jetzt gerade ist sie nicht so groß, da ist jetzt mehr Wut auf mich, ich bin halt auch zu doof für diese Welt.
BERATERIN: Das heißt, du machst dir auch selbst Vorwürfe.
CHATTERIN: Ja klar, voll.
BERATERIN: Wenn du möchtest, hätte ich dann noch mal ein paar Sätze und andere Bewegungen für dich, die dir da vielleicht helfen könnten. Machst du noch mal mit?
CHATTERIN: Okay.
BERATERIN: Der erste Satz geht so, und dabei ziehst du wieder die kleinen Kreise auf der Brust *»Auch wenn ich mir selbst große Vorwürfe mache und mich für einen schlechten Menschen halte, weil ich immer wieder Aggressionen wegen Kleinigkeiten kriege, finde ich meinen eigenen Weg damit, und es könnte sein, dass ein kleiner Teil von mir mich eines Tages so achtet und schätzt, wie ich bin.«*
CHATTERIN: Hab ich gemacht, aber es ist ganz schön schwer, das so zu sagen.
BERATERIN: Das glaube ich. Ich finde es großartig, dass du es probiert hast ... Wenn du jetzt so daran denkst, was du dir da vorwirfst, die

Aggressionen und vielleicht auch noch andere Dinge – glaubst du, du machst das alles mit Absicht, oder kannst du nicht anders, oder ist das auch eine Mischung?

CHATTERIN: Na, irgendwie kann ich nicht anders und andererseits … ach ich weiß auch nicht … Mischung?

BERATERIN: Okay, dann geht es jetzt so weiter: Du klopfst jetzt mit den Fingerspitzen der einen Hand auf den Zeigefinger der anderen Hand. Dabei sagst du: »*Jetzt verzeihe ich mir ganz vorsichtig, ganz langsam und behutsam das, was ich mir da vorwerfe oder falsch gemacht habe, denn mir ist gerade klargeworden, dass ich irgendwie nicht anders konnte und andererseits vielleicht manchmal auch nicht anders wollte.*« Dann hebst du die Hand wie zum Schwur und sagst: »*Und dazu stehe ich!*«

CHATTERIN: Naja, so ganz kann ich mir das nicht verzeihen.

BERATERIN: Deswegen kommt hier auch noch mal eine 2. Runde. Machst du mit?

CHATTERIN: Okay.

BERATERIN: Du klopfst jetzt wieder mit den Fingerspitzen der einen Hand auf den Zeigefinger der anderen Hand. Dabei sagst du: »*Jetzt verzeihe ich mir komplett, absolut und für immer das, was ich mir da vorwerfe, denn mir ist gerade klar geworden, dass ich irgendwie nicht anders konnte und andererseits vielleicht manchmal aus guten Gründen auch nicht anders wollte.*« Dann hebst du die Hand wie zum Schwur und sagst: »*Und dazu stehe ich!*«

CHATTERIN: Hab ich gemacht.

BERATERIN: Und wie geht es dir damit?

CHATTERIN: Ich weiß nicht so genau. Irgendwie anders.

BERATERIN: Liebe xxx, ich glaube, wir haben für heute sehr viel erarbeitet und du brauchst ein bisschen Zeit, um das alles sacken zu lassen. Die Sätze und das kleine Kreisen kannst du immer wieder benutzen, wenn es dir nicht so gut geht. Ich würde mich für heute von dir verabschieden und wünsche dir alles Gute. Danke für dein Vertrauen!

11.4 Resümee

Gerade in der Arbeit mit Kindern und Jugendlichen, aber in Zukunft auch mit jungen Erwachsenen, werden wir Berater·innen und Therapeut·innen um die Kommunikationsform des Chats nicht herumkommen. Wir sollten also angstfrei beginnen, damit zu arbeiten, und unsere Tools auch in diese Kommunikationsform integrieren. Dabei ist es spannend zu erleben, dass eine embodimentfokussierte Methode wie PEP sich gut transportieren lässt und sich auch im Chat als sehr wirksam erweist.

11.5 Zentrale Aussagen

- Obwohl die PEP methodisch auf den Körper angewiesen ist, ist sie in der Chatberatung eine gute Option und kann über das geschriebene Wort gut angeleitet werden.
- Die Qualitätssicherung über das sichtbare Embodiment ist zwar im Chat nicht möglich, aber doch im Dialog zu erfassen.
- In diesem Medium wird schnell deutlich, dass die PEP, auch losgelöst von Inhalten, ihre Wirkung entfaltet.
- PEP ist auch im Chatformat eine akut wirksame Hilfe in gefühlten Notsituationen.

III PEP im Kontext von Schule und Kita

12 Dem inneren Meckern Gehör schenken – Unbewusste Loyalitätskonflikte mit dem ZieGe-Test transformieren

Mélanie Maur

»Es ist nicht so, dass ich es nicht kann. Ich weiß nur nicht, wie es geht. Wenn ich weiß, wie es geht, dann kann ich es auch. So einfach ist das!« (Henrik, 9 Jahre, 4. Klasse)

12.1 Beratung und Interventionsmöglichkeiten im lerntherapeutischen Prozess

Störungen im Lernprozess sind vielfältiger Natur. Sie zeigen sich in der Schule, wenn Klassenziele nicht erreicht werden, oder im heimischen Umfeld, wenn das Erledigen schulischer Aufgaben nicht (mehr) gelingt. Eine solche Manifestation ist in der Regel ein Anlass für Eltern, lerntherapeutische Hilfe in Anspruch zu nehmen.

Betz und Breuninger (1998, S. 3) beschreiben in ihrem Strukturmodell die Variablen, die in direkter Verbindung mit dem Lernen stehen und um einen Lernprozess herum wirken. Wenn diese Variablen, von Kognition über Motivation bis hin zu Gefühlen und sozialen Verflechtungen, über längere Zeit ungünstig verändert sind, kann eine Lernstörung entstehen. Bei mangelndem Erfolg allein kann noch nicht von einer Lernstörung gesprochen werden. Verschiedene Wirkungsgrößen sind miteinander vernetzt, beeinflussen sich gegenseitig und entscheiden mit darüber, ob Lernen stattfindet oder nicht und wie Gelerntes in Leistung umgesetzt werden kann (ebd.).

Betz und Breuninger (1998, S. 3 f.) definieren zwei Typen von Lernstörungen: defizitäre und strukturelle:

- Bei den *defizitären Lernstörungen* sind die Grundfunktionen, die eine Voraussetzung für das Lernen darstellen, entweder ausgefallen, beeinträchtigt oder verzögert bzw. nur zeitweise nicht verfügbar. In diesen Fällen bestehen ggf. Kompensationsmechanismen, Therapien und Behandlungsmöglichkeiten, die das Enstehen einer negativen Lernstruktur vermeiden helfen.

- Die *strukturellen Lernstörungen* sind dadurch gekennzeichnet, dass auch Variablen außerhalb der Grundstruktur betroffen sind. Hier gelten wegen der Vernetzung der Wirkungsgrößen die gängigen Vorstellungen von Verursachung nicht mehr.

Um zu verhindern, dass defizitäre in strukturelle Lernstörungen übergehen, müssen bestehende Defizite frühzeitig erkannt und behandelt werden. Aufgrund des komplexen Wirkungsgefüges erfordert die Behandlung struktureller Lernstörungen ein systemisches Vorgehen, wenn sich bereits eine negative Lernstruktur entwickelt hat (Maur 2011, S. 29).

In der integrativen Lerntherapie wird mithilfe des *Wirkungsgefüges des Lernens* von Betz und Breuninger (1989) im Rahmen einer ausführlichen Anamnese und entsprechender Diagnostik das Entwicklungsstadium der Lern- und Leistungsstörung ermittelt. Im Wirkungsgefüge des Lernens werden drei sich gegenseitig beeinflussende und verstärkende Kreisläufe sichtbar. Diese zeigen, wie Schüler·in und Umwelt im Beziehungsdialog, Umwelt und Lerngegenstand im Lerndialog und Schüler·in und Lerngegenstand im inneren Dialog miteinander verbunden sind. Das Selbstwertgefühl der Schüler·in wirkt als zentrale Größe direkt auf die eigene Selbstwirksamkeitserwartung. Nach Breuninger und Schley (2014, S. 298) ist der innere Dialog »von außen nicht unmittelbar für die Umwelt zugänglich«

> »Lerntherapie befasst sich mit dem gestörten Lernprozess unter Berücksichtigung des Lerninhalts und der Auswirkung auf die beteiligten Personen« (Breuninger 2000, S. 4).

> »Nach den Qualitätsstandards des FiL [Fachverbands für integrative Lerntherapie e.V.; Anm. d. Verf.] reicht das Spektrum ›von anlagebedingten Wahrnehmungs- und Teilleistungsschwächen über psychosozial bedingte Lernblockaden und Entwicklungsverzögerungen bis hin zu umschriebenen Entwicklungsstörungen (entsprechend internationaler Klassifikation)‹« (FiL 2007, ohne Seitenangabe).

Im diagnostischen Prozess wird festgestellt, in welchem der folgenden vier Stadien der negativen Lernspirale sich die Schüler·in befindet (Betz u. Breuninger 1998; Maur 2011):

- Im *ersten Stadium* werden das Leistungsdefizit und erste Auswirkungen auf das Selbstwertgefühl sichtbar. Hier besteht z. B.

bei einer Teilleistungsstörung wie der Lese-Rechtschreib-Störung (LRS) noch die Möglichkeit, nach Überprüfung der Lernvoraussetzungen eine schulische Förderung im Rahmen einer inneren Differenzierung einzuleiten oder ggf. außerschulische therapeutische Maßnahmen zu ergreifen. So könnte es frühzeitig gelingen, aus dem pädagogischen Teufelskreis auszubrechen und einen weiteren Leistungsabfall mit immer wiederkehrenden Misserfolgen zu verhindern.

- Werden diese Interventionen nicht eingeleitet oder stellen sich keine Erfolge im Rahmen der Förderung ein, gerät die Schüler·in in das *zweite Stadium:* Sie reagiert sozial auf ihre Situation und beginnt, Erklärungen für ihr Versagen zu entwickeln, die lernhemmend wirken. Hierbei kann die Reaktion der Schüler·in durch aggressives oder überwiegend depressives Verhalten erfolgen, und sie gerät immer stärker in einen sozialen Teufelskreis.
- Bei nicht adäquater Intervention gelangt die Schüler·in in das *dritte Stadium,* in dem Lernlücken, Konzentrationsstörungen, Vermeidungsverhalten, Schul- und Versagensangst sowie Stresssymptome in Erscheinung treten. Ein innerpsychischer Teufelskreis hat sich ausgebildet. Nun können Hilfestellungen nur noch unter besonderen Bedingungen zum Erfolg führen.
- Spätestens im *vierten Stadium* hat sich eine stabile negative Lernstruktur mit Misserfolgserwartung ausgebildet, die durch eine psychoreaktive Störung auffällt. Eine außerschulische Behandlung eventuell im Rahmen einer kinderpsychologischen Behandlung oder in einer integrativen Lerntherapie mit psychotherapeutischem Schwerpunkt wird erforderlich.

In der Anamnesephase werden sämtliche relevanten Störfaktoren und sich gegenseitig bedingende Parameter im Wirkungsgefüge festgehalten. Ausgehend von diesem Gesamtbild werden entsprechende lerntherapeutische Interventionen abgeleitet mit dem Ziel, eine positive Lernstruktur (wieder)herzustellen. Es werden genau diejenigen Lernvoraussetzungen geschult, die die Lernschwäche hervorrufen. Neben der Vermittlung von Lernstrategien, Gedächtnistraining, Wahrnehmungsschulung, Förderung von Aufmerksamkeit und Konzentration, Selbstinstruktionstraining oder Förderung von Metakognition und strategischem Lernen, um nur ein paar Beispiele zu nennen, kommen evaluierte Methoden und Programme zur konkreten Behandlung von Teilleistungsstörungen zum Einsatz.

Nach dem systemischen Ansatz von Breuninger enthalten lerntherapeutische Interventionen diagnostische, psychotherapeutische und fachdidaktische Komponenten. Demnach können Interventionen an vier Kommunikationspunkten, den sog. *Breuninger-Brücken*, analysiert, geplant und reflektiert werden (FiL o. J.). Diese vier Schnittstellen entstehen, wenn wir im Wirkungsgefüge eine Linie ziehen, die die Körpergrenze der Schüler·in respektiert, die sich also außerhalb des inneren Dialogs befindet.

Im Beziehungs- und Lerndialog werden die vier Breuninger-Brücken definiert, über die von außen Einfluss genommen werden kann (FiL o. J.):

- Im Beziehungsdialog ergibt sich die erste Brücke, über die Beziehung gestaltet wird und interveniert werden kann. Eine positive, vertrauensvolle und wertschätzende Beziehung wird aufgebaut, und die Ressourcen der Schüler·in werden gestärkt.
- Die zweite Brücke im Beziehungsdialog ist die Schnittstelle vom Kind zur Therapeut·in. Hier wird das kindliche Verhalten wahrgenommen und positiv gedeutet. Wenn sich Lehrperson oder Therapeut·in in den inneren Dialog des Kindes einfühlen, können Bedürfnisse erkannt und entsprechende Lernangebote und/oder Beziehungsangebote gemacht werden.
- Im Rahmen des Lerndialogs werden mit der dritten Brücke die Lernprozesse gestaltet, indem passende Angebote gemacht werden.
- Da integrative Lerntherapie auch als fortlaufende Prozessdiagnostik verstanden wird, werden an der vierten Schnittstelle (vierte Brücke) die Lernprozesse reflektiert und geänderte bzw. neue Bedarfe angepasst.

Ziel der integrativen Lerntherapie ist eine Stabilisierung der sozialen und psychischen Situation der Schüler·in, ein stetiger Kompetenzgewinn in den Bereichen Mathematik und Schriftsprache und folglich die Ermöglichung der Teilhabe am gesellschaftlichen Leben (Breuninger u. Schley 2014).

12.2 Integration von PEP in das Wirkungsgefüge des Lernens – Möglichkeiten des Zugangs zum inneren Dialog

Ziel einer integrativen Lerntherapie soll es sein, den Schüler·innen Techniken und Methoden an die Hand zu geben, die es ihnen ermöglichen, Lernprozesse als zu meisternde Herausforderungen anzunehmen. Die Schüler·innen sollen ermächtigt werden, diese eigenverantwortlich zu bewältigen.

Wenn der Lernprozess stagniert und Lernen nicht mehr möglich ist, weil verinnerlichte Glaubenssätze, unbewusste Lösungsblockaden oder Loyalitätskonflikte den inneren Dialog der Schüler·in stören, können klassische lerntherapeutische Interventionsmaßnahmen, die auf den Beziehungs- und Lerndialog ausgerichtet sind, nicht (mehr) greifen. Dann finden im lerntherapeutischen Prozess alle PEP-Tools (Kurbeln, Klopfen, Big Five, KKT und Selbstwerttraining) Anwendung (Bohne 2021). Beispielhaft sind in Abb. 10 die Möglichkeiten markiert, bei denen PEP im Wirkungsgefüge des Lernens zum Einsatz kommen kann. Da in diesem Beitrag ein Schüler im

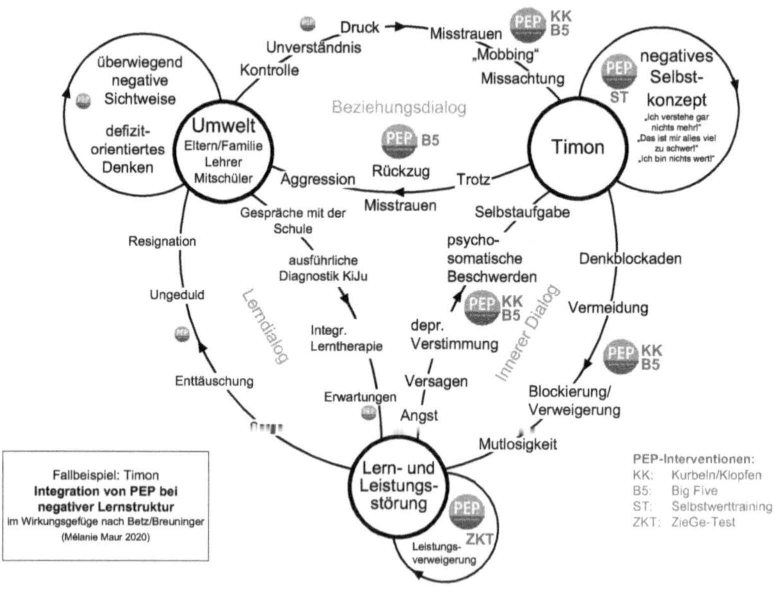

Abb. 10: Integration von PEP im Wirkungsgefüge des Lernens

Vordergrund steht, sind die auf das Fallbeispiel (Abschn. 12.3) bezogenen Interventionen (großes PEP-Logo) näher bezeichnet. Die kleinen PEP-Logos zeigen die Stellen, bei denen die PEP-Anwendung im systemischen Kontext sinnvoll und hilfreich sein kann. Die durchgeführten Maßnahmen werden hier nicht näher beschrieben.

Mit der Reduzierung emotionaler Stresszustände und dem Auflösen von Blockaden wird die Grundlage dafür geschaffen, dass Lernen wieder funktionieren kann.

Selbstverständlich steht am Beginn der Arbeit immer eine saubere Auftragsklärung. Die Frage, ob das Kind überzeugt ist, dass die Methode PEP funktioniert, ist nicht wichtig. Die Bereitschaft, etwas Neues auszuprobieren, reicht für eine erste Auftragsvergabe vollkommen aus. Im Verlauf der Arbeit wird, wenn neue belastende Themen auftauchen, stets ein neuer Auftrag eingeholt. Das Kind wird gefragt, ob es in Ordnung ist, wenn man gemeinsam das neue Thema anschaut und sich damit näher beschäftigt.

Bei Störungsbildern, die Auswirkungen auf das Lernverhalten von Kindern und Jugendlichen haben, sollten den Betroffenen die Ansätze zur Hilfe verständlich erklärt und vermittelt werden. Denn auch Menschen in jungem Alter, mit geringerem Bildungshintergrund oder mit mentalen Einschränkungen wollen die angewendeten Techniken und Methoden verstehen und nachvollziehen. Dies erfordert eine klare und bildliche Sprache, um ihrem Bedürfnis nach Aufklärung und Information gerecht zu werden. Eine kindgerechte Adaptation der PEP-Tools bietet all jenen, die mit Kindern und Jugendlichen in den unterschiedlichsten Kontexten arbeiten, die Möglichkeit, diese schnell, verständlich und effektiv einzusetzen.

Im Folgenden liegt der Schwerpunkt auf der Adaptation des von Bohne konzipierten Kognitions-Kongruenz-Tests, kurz KKT. Bei Erwachsenen wird der KKT zum »Auffinden von Inkongruenzen und para-/dysfunktionalen Glaubenssätzen« (Bohne 2021, S. 80) genutzt. Der KKT wird auch eher als Prozess denn als Test erklärt, da die sofortigen therapeutischen Interventionen im Fokus stehen und nicht die Diagnostik (ebd.).

Teilweise sind jedoch eben diese Erklärungsansätze und Prozesse zu komplex, um von jungen Menschen verstanden zu werden. Die für Kinder leichter verständliche Form des KKT ist der **Ziel-Gedanken-Körper-Test** (ZKT), kurz **ZieGe-Test**, bei den Kindern auch »die ZieGe« genannt. Anliegen von Kindern und Jugendlichen, bei denen der Einsatz des ZieGe-Tests sinnvoll sein kann, sind z. B. chronifiziertes Motivationsdefizit, Selbstzweifel, hohe Lernmotivation mit Problemen in der Performanz, fehlender/mangelnder Ehrgeiz, extremer Druck von außen und alle Arten von Ängsten.

12.2.1 Inneres Meckern – wenn hinter dem Ziel ein »Ja, aber …« steht

Bei meiner Arbeit mit Kindern und Jugendlichen zeigt sich, genau wie bei Erwachsenen, eine gewisse Ambivalenz bei der Formulierung eigener bzw. neuer Ziele. Nicht selten wird hier mit einem deutlichen Ausruf der Ablehnung (»Näääääähhh!«) auf die Formulierungsangebote reagiert, was sich wie ein »inneres Meckern« darstellt. Um dem Grund dieses Meckerns auf die Spur zu kommen und sich der Weisheit des Körpers zu bedienen, hilft »die ZieGe« dabei, mittels körperlicher Reaktion zu testen, woher mögliche Blockaden bei der Erreichung des Ziels kommen. Diese können dann im Verlauf des ZieGe-Tests direkt bearbeitet werden.

In der Praxis bietet sich die Nutzung von Ziegen in Form von Kuscheltieren oder Handpuppen an, die tatsächlich meckernde Geräusche erzeugen können. Die Arbeit mit den Ziegen entlastet die Kinder wesentlich, da sie die Ziege für sich sprechen lassen können, wenn einer der Testsätze bei ihnen eine körperliche Reaktion auslöst. Manchmal zeigt sich auch nur eine sehr kleine Bewegung der ansonsten ruhig in der Hand des Kindes liegenden Ziege. Besonders bei von Schuld und Scham besetzten Themen greifen die Kinder auf die Ziege zurück und überlassen ihr die Mitteilung der im Prozess auftauchenden körperlichen Reaktionen. Und da Ziegen nicht sprechen können, wird auch der Einstieg in ein verdecktes Arbeiten erleichtert, in dem die Kinder das Belastende überhaupt nicht nennen müssen.

12.2.2 Smartes Ziel formulieren

Nicht selten wird ein Ziel formuliert, das den Kindern die Möglichkeit offenlässt, von diesem Ziel abzuweichen, weil es ein »verstecktes Hintertürchen« gibt.

Um dem entgegenzuwirken, habe ich das von Doran in Bezug auf eine Zielformulierung erwähnte Akronym SMART (1981, S. 35 f.) modifiziert und um zwei Buchstaben erweitert, sodass ein »s-m-a-r-t-e-s Ziel« daraus geworden ist.

Bevor mit der Durchführung des ZieGe-Tests begonnen wird, wird ein solches *smartes* Ziel formuliert, um nicht schon im Vorfeld vom Unbewussten ausgetrickst zu werden.

Ein *smartes* Ziel formulieren

- Das Ziel wird so formuliert, dass es *spezifisch* (s) ist, also auf jeden Fall aus der Ich-Perspektive formuliert wird und sich auf einen ganz konkreten Bereich bezieht.
- Es sollte zur Prozesssicherung überprüfbar, also *messbar* (m), sein.
- Das Ziel wird *aktionsorientiert* (a) festgelegt, so als wäre es bereits eingetreten. Da schon die ersten Testsätze im KKT und im ZieGe-Test mit Formulierungen wie »Ich will …«, »Ich möchte …« oder »Ich werde …« beginnen, werden diese bei der Zielformulierung nicht benutzt.
- Gerade mit Blick auf die Lern- und Leistungsstörungen der Kinder ist es wichtig, dass das Ziel *realistisch* (r) ist.
- Das Ziel ist im Sinne der Überprüfbarkeit *terminiert* (t).
- Das Ziel sollte auch ein *embodimentales* (e) Ziel sein. Beim Aussprechen des Zielsatzes ist mit der Vorstellung der Erreichung des Ziels eine eindeutig positive körperliche Reaktion spürbar, die dann auch häufig kommentiert wird mit Sätzen wie: »Das wäre zu schön, um wahr zu sein. / Das wäre ein Traum. / Das wäre ja wie ein Sechser im Lotto, wenn das klappen würde.«
- Und zu guter Letzt sollte mit der Zielformulierung die Möglichkeit einer Steigerung der *Selbstwirksamkeit* (s) einhergehen.

Die entstandene, sehr konkrete und detaillierte Formulierung des Zielsatzes wird im Verlauf des ZieGe-Tests einige Male wiederholt. Für die Arbeit mit den Testsätzen formulieren wir zusätzlich eine Kurzfassung. So ergibt sich z. B. aus einem Wunsch, nicht mehr so schlechte Vokabeltests schreiben zu wollen, folgendes smartes Ziel: *»Ich halte bis zu den Sommerferien 2021 meinen Vokabel-Lernplan konsequent ein!«* Kurzfassung: *»Ich halte meinen Lernplan ein!«* Zur Sicherstellung einer gelungenen Zielerreichung wird in der Lerntherapie geklärt, was für den Lernplan benötigt wird. Es werden entsprechende Rahmenbedingungen festgelegt:

- Was brauche ich?
- Wie komme ich da hin?
- Wann und wie lange lerne ich wo, mit wem und wie viel?

12.2.3 Bedeutung der Kernbedürfnisse für die Selbststärkungssätze

Nach der Zielformulierung gilt es, anhand der drei Kernbedürfnisse Autonomie, Beziehung und Sicherheit (von Witzleben 2019) herauszufinden, welches Kernbedürfnis in Bezug auf das Ziel nicht erfüllt ist. Hieraus ergibt sich der Selbststärkungssatz, der während des Prozesses immer dann ausgesprochen wird, wenn eine Blockade auftaucht. Blockaden können immer mit nicht erfüllten Kernbedürfnissen zusammenhängen. Von Witzleben beschreibt in ihrer Arbeit mit dem *triadischen Prinzip* die drei Wahrnehmungs- und Reaktionszentren Bauch, Herz und Kopf und ordnet diesen die Kernbedürfnisse zu (ebd.).

Sollten bezüglich des formulierten Ziels alle drei Kernbedürfnisse nicht erfüllt sein, wird dies im Prozess des »Kurbelns«, d. h. des Reibens des Selbststärkungspunkts (Bohne 2021, S. 113), als Selbststärkungssatz entsprechend formuliert. Beispiel: »Ich halte meinen Lernplan ein.« Wenn die Ziege meckert, wird gekurbelt und währenddessen folgender Satz gesprochen: *»Auch wenn ich mir noch nicht vorstellen kann, dass ich tatsächlich meinen Lernplan einhalte, gehe ich meinen ganz eigenen Weg, nehme mich so an, wie ich bin, und bleibe in Sicherheit.«* Es kann sich ergeben, dass der Sicherheitsgedanke keine Rolle spielt. In diesem Fall wird die Formulierung der Selbststärkung entsprechend angepasst.

In meiner Alltagspraxis nutze ich mittlerweile überwiegend die Begriffe »Selbstwirksamkeitspunkt« und »Selbstwirksamkeitsübung« oder »Selbstwirksamkeitssatz«. Kindern mit ausgeprägtem negativen Selbstbild fällt es häufig schwer, sich vorzustellen, dass sie durch einfache Kurbel- und Klopfaktionen bereits an Stärke gewinnen. Sie erleben jedoch schnell, dass *ihr Tun eine Wirkung hat,* auch wenn diese noch nicht dem entspricht, was sie sich final wünschen. Besonders bei der Bearbeitung von Loyalitätskonflikten ist die Formulierung der Selbstwirksamkeit im PEP-Prozess für die Kinder häufig greifbarer als die der Selbststärkung.

12.2.4 Turbo-ZieGe

Als Modifikation des ZieGe-Tests nutze ich bei Bedarf die »Turbo-ZieGe«, die sich zum Einstieg in ein Thema besonders eignet, da sie weniger Zeit in Anspruch nimmt. Die Turbo-ZieGe dient der Orientierung und gibt erste Auskunft darüber, wo Blockaden auftauchen können. Dabei werden die Testsätze in 7 Rubriken eingeteilt.

1) Umgang mit sich selbst
2) Big-Five-Lösungsblockaden
3) Kompetenzzentren
4) Familie, Freundes- und Bekanntenkreis
5) transgenerationale Konflikte
6) Welt und Universum
7) letzter Zeuge.

Beispielhaft seien hier nur die Testsätze aus Rubrik 4, »Familie, Freundes- und Bekanntenkreis«, genannt:

- »Für meine komplette Familie und Verwandtschaft ist es okay, wenn ich ...«
- »Für meinen kompletten Freundeskreis ist es okay, wenn ich ...«
- »Alle, die mich kennen, erlauben mir, dass ich ...«.

Wenn hier irgendwo »die Ziege meckert«, wird mit den entsprechenden provokativen Testsätzen des ZieGe-Tests detailliert nachgehakt.

12.3 Fallbeispiel: »Ich darf immer besser werden!«

Timon ist zu Beginn der Therapie 8 Jahre und 3 Monate alt und besucht die 2. Klasse der Grundschule im dritten Schulbesuchsjahr. Er ist ein hilfsbereiter, liebevoller, zurückhaltender, schüchterner, phantasievoller und witziger Junge mit einer hohen sozial-emotionalen Kompetenz. Er nimmt Störungen im Außen wahr und ist immer bestrebt, für ein harmonisches Miteinander zu sorgen. Bereits ein Jahr vor Beginn der Lerntherapie wendet sich die Familie wegen Timons Schwierigkeiten im Schriftspracherwerb und im Aufbau mathematischer Basiskompetenzen erstmalig an das Jugendamt, um Unterstützung zu erhalten. Diese wird jedoch abgelehnt. Die Familie ist nicht in der Lage, die Kosten für die Therapie selbst zu übernehmen.

Im Verlauf dieses Jahres gerät Timon immer weiter in den Teufelskreis bei Lernstörungen (Abschn. 12.1): Nach der Stagnation im Lernprozess folgen Leistungsabfall, Arbeits- und Leistungsverweigerung. Timon macht sich Sorgen, ist nervös und angespannt, traurig, niedergeschlagen und verzweifelt und kämpft mit Schuldgefühlen.

Er ist vermehrt müde und träge, hat Schlafprobleme, psychosomatische Beschwerden (immer wiederkehrende Kopf- und Bauchschmerzen). Eine Anstrengungsbereitschaft ist grundsätzlich noch vorhanden. Lehrer·innen reagieren zum Teil mit Ignoranz, Abweisung und Unsicherheit. Die Eltern sind aufgrund ihrer Ungeduld, Hilflosigkeit und Überforderung kaum noch handlungsfähig. Mitschüler·innen wenden sich ab, sind von Timon genervt, und es kommt immer häufiger zu Hänseleien und Ausgrenzung. Nach erneuter fachärztlicher Diagnostik übernimmt das Jugendamt endlich die Kosten für die integrative Lerntherapie.

Timon wünscht sich Hilfe, ist aber zu Beginn der Therapie nicht imstande, Angebote anzunehmen. Er verlässt den Therapieraum, sitzt im Flur auf dem Boden, weint und möchte auch nicht reden. Ich erhalte seine Zustimmung, mich zu ihm zu setzen. Nachdem er immer wieder aufschaut und beobachtet, was ich mache, beginne ich bei mir zu kurbeln und zu klopfen, ohne dabei zu sprechen. Nach zwei Durchgängen, in denen er mich genau beobachtet hat, fragt er mich, was ich da mache. Er hat sich mittlerweile beruhigt, weint nicht mehr und seine Körperhaltung hat sich verändert. Er sitzt aufgerichtet. Ich erkläre ihm, dass ich einige Tricks kenne, die helfen können, wenn man sich nicht gut fühlt. Er fordert genauere Erklärungen ein und möchte auch wissen, warum ich die Handpuppe mit in den Flur genommen habe. Die Hände, der Klappmund und die Zunge der Handpuppe sind bespielbar. Ich erzähle ihm, dass die »wilde Luzie« manchen Kindern hilft, wenn sie das Klopfen mal ausprobieren wollen, sich aber noch nicht trauen, es bei sich selbst zu testen. Timon nimmt mein Angebot an, die Puppe auf den Schoß zu nehmen. Sofort greift er mit beiden Händen in die Puppenhände und beginnt die Finger von Luzie zu beklopfen. Er wird zunehmend ruhiger und neugieriger und wünscht sich am Ende der Sitzung, dass Luzie das nächste Mal auch wieder dabei sein soll. Im Verlauf der nächsten Wochen lernt er mithilfe der Handpuppe das Kurbeln und Klopfen. Dann ist er bereit, PEP auch bei sich selbst zu testen.

Abbildung 10 zeigt, dass sämtliche PEP-Tools im Verlauf des lerntherapeutischen Prozesses Anwendung gefunden haben und an welchen Stellen das der Fall war. Durch das Auflösen von Timons Ängsten, Selbstzweifeln, Mutlosigkeit, Vermeidungs- und Verweigerungshaltung sowie durch das Klopfen und die Bearbeitung der Big-Five-Lösungsblockaden (Bohne 2021, S. 62 ff.), ist das therapeutische Arbeiten an den Teilleistungsschwächen möglich geworden. Zur

Ressourcenaktivierung starten wir die lerntherapeutischen Sitzungen mit der Begehung der sog. *Triade,* indem wir für die Kompetenzzentren Bauch, Herz und Kopf drei Filzscheiben als Bodenanker auslegen und unsere körperliche Resonanz auf dem jeweiligen Zentrum wahrnehmen (von Witzleben 2019). Aktuelle Vorfälle in der Schule und emotionale Missempfindungen werden sofort »bePEPt«.

Die therapeutischen Maßnahmen bezüglich des Schriftspracherwerbs sind erfolgreich. Nach circa einem halben Jahr, in dem Timon in der Rechtschreibung signifikante Fortschritte erzielt, stagniert der Prozess plötzlich, und er verweigert jegliche weitere Arbeit am Thema Rechtschreibung. Die PEP-Tools wendet er mittlerweile selbstständig an, kommt aber nun an seine Grenzen. Er äußert immer wieder den Wunsch, mit der Rechtschreibtherapie fortzufahren, spürt aber einen heftigen inneren Widerstand, der dies verhindert. »Ich will ja, aber ich kann einfach nicht, und ich schaffe es nicht.«

Mein Angebot zur Durchführung des ZieGe-Tests nimmt er an, nachdem ich ihm erklärt habe, dass wir mithilfe der ZieGe herausfinden können, an welcher Stelle das »Meckern«, also der Widerstand, besonders groß und kraftvoll ist. Als smartes Ziel formulieren wir: *»Ab sofort ziehe ich meinen Lernplan zur Verbesserung meiner Rechtschreibung wieder konsequent durch und bearbeite von montags bis freitags täglich mindestens ein Arbeitsblatt.«* Für die Kurzfassung wählt er: *»Ab sofort halte ich meinen Rechtschreibplan wieder ein.«*

Während der Durchführung des ZieGe-Tests hat Timon eine Ziege als Handpuppe auf dem Schoß, die nach dem Zusammendrücken und Loslassen meckernde Geräusche von sich gibt. Bei den folgenden Testsätzen meldet sich die Ziege laut und deutlich:

– *»Ich bleibe in Sicherheit …«*
– *»Es ist nicht gefährlich für mich …«*
– *»Ich kann mich sicher fühlen …«*
– *»Andere bleiben in Sicherheit …«*
– *»Es ist nicht gefährlich für andere …«*
– *»Ich darf …«*
– *»Meine Mutter erlaubt mir …«*
– *»Meine Geschwister erlauben mir …«*
– *»Das Kind, das ich früher war (und das verletzt wurde), erlaubt mir …«*
– *»Alle Anteile in mir (Sohn, Schüler, Freund, Bruder etc.) erlauben mir …«*
– *»Ich gehöre nicht mehr zu jemandem oder zu einer Gruppe dazu, wenn ich …«.*

Beim Testsatz »*Meine Mutter erlaubt mir …*« bricht Timon in Tränen aus. Seine größte Sorge tritt zutage: Er befürchtet, dass er irgendwann in der Rechtschreibung besser werden könnte als seine Mutter und dass sie ihn dann nicht mehr so lieb haben würde wie jetzt. Er weiß, dass sie wegen ihrer Legasthenie als Kind auch in Lerntherapie war. Er weiß auch, dass die Therapie damals abgebrochen wurde und die Mutter auch heute noch große Probleme mit der Rechtschreibung hat. Nach der Intervention mit Kurbeln und Klopfen und der Bearbeitung der Selbstvorwürfe und des Loyalitätskonflikts können auch alle anderen Testsätze, die mit dem Kernbedürfnis Sicherheit zu tun haben, von ihm ganz entspannt ausgesprochen werden.

Das Thema greifen wir direkt im Anschluss an den ZieGe-Test im gemeinsamen Gespräch mit der Mutter auf, und sie kann ihm versichern, dass es ihre größte Freude wäre, wenn er sein Ziel erreichen würde. Zum Abschluss wiederholt er nochmals den letzten Satz des ZieGe-Tests: »*Es meckert nichts mehr, die Ziege ist jetzt friedlich.*« Besonders kraftvoll war für ihn sein Powersatz: »*Und wenn ich die Rechtschreibung kann, darf ich Mama helfen, wenn sie mal nicht weiterweiß.*«

12.4 Resümee

Integrative Lentherapie erfordert eine auf die Klient·innen individuell zugeschnittene Vorgehensweise. Die Arbeit mit PEP und die Integration der Kernbedürfnisse im Rahmen der Arbeit mit dem *triadischen Prinzip* sind fester Bestandteil meiner Therapiestunden und lassen sich im Wirkungsgefüge des Lernens an allen Stellen anwenden. Sie werden mittlerweile von den Kindern und Jugendlichen aktiv eingefordert. Auch Eltern und Lehrkräfte profitieren von der Methode PEP, die sie ebenso zur Selbstregulation nutzen wie die Kinder. Die Klarheit und Struktur der Methode bieten den Klient·innen Sicherheit und Hilfestellung für ein selbstbestimmtes Handeln und Wachsen.

Mit der »ZieGe« können wir mit Leichtigkeit und Humor zum Teil schwere und belastende Themen bearbeiten. Die Arbeit über den Körper entlastet die Klient·innen ebenso wie den gesamten lerntherapeutischen Prozess. Es müssen keine Analysen durchgeführt werden, um Lösungen zu finden, die das Befinden verbessern. In meinem Arbeitsalltag ist PEP als höchst effektive und sehr schnell wirkende Methode zur Regulation emotionaler Stresszustände für alle am lerntherapeutischen Prozess Beteiligten nicht mehr wegzudenken.

12.5 Zentrale Aussagen

- Der Einsatz von PEP ist an allen Stellen des lerntherapeutischen Wirkungsgefüges und mit allen Beteiligten möglich. PEP ermöglicht Veränderungen im inneren Dialog.
- Durch einen kindgerechten Zugang zur Methode PEP und kindgerechte Erklärungen erfahren und spüren Kinder und Jugendliche echte Wertschätzung ihrer Persönlichkeit, ihrer Themen und Bedürfnisse.
- Wenn wir dem inneren Meckern Gehör schenken, eröffnen wir Möglichkeiten, uns mit der ZieGe anzufreunden und unsere Ziele konsequent zu realisieren.
- Integration von Leichtigkeit und Humor in den therapeutischen Prozess reduzieren das gefühlte Gewicht der Probleme und ermöglichen den Zugang zu den Ressourcen der Klient·innen.

13 »Was stimmt denn nicht mit mir?« PEP bei Mobbingprozessen im schulischen Kontext

Bettina Rohse

13.1 Mobbing als Trauma auslösendes Gruppenereignis

Mobbing und zunehmend häufiger Cybermobbing sind für Schüler·innen allgegenwärtige Phänomene. Das Robert Koch-Institut beschreibt, dass es in nahezu jeder Schulklasse einen Mobbingfall gibt (Fischer et al. 2020). Für die betroffene Person bedeutet dies, Erfahrungen von Ausgrenzung, Herabwürdigung, Diffamierung, körperlicher und psychischer Gewalt ausgesetzt zu sein. Als besonderer Umstand kommt die eigene Sprach- und Hilflosigkeit nicht selten als Folge von Angst vor noch heftigeren Attacken und insbesondere vor Empfindungen von Scham hinzu. Auch für beteiligte Zuschauer·innen, die sog. Bystander, ergeben sich psychische und oftmals körperliche Störungen im Sinne einer sekundären Traumatisierung.

Nach der gängigen Definition von Olweus ist Mobbing eine spezifische Form interpersonaler Gewalt, bei der eine schwächere Person »wiederholt und über eine längere Zeit den negativen Handlungen eines oder mehrerer anderer Schüler oder Schülerinnen ausgesetzt ist« (Olweus 2008, S. 22). Es ist also eine Variante traumatischer Erfahrung, deren Folgen je nach individuellen Voraussetzungen stark differieren. Symptome (und damit mögliche Indikatoren für Lehrkräfte und Eltern) können von Schulunlust und -absentismus, Bauch- und Kopfschmerzen bis hin zu Depressionen und Suizidalität reichen.

Im Gegensatz zu einem Konflikt, der eher eine Lernzone für das Einüben von Bewältigungsstrategien darstellt und der im sozialen Miteinander in produktiver Weise aufgelöst werden kann, ist es schwierig, Mobbing aus eigener Kraft zu entkommen. Als systemisches Ereignis braucht es eine Gruppe zur Entstehung, und ebenso empfiehlt es sich zur Auflösung von Mobbing die Ressourcen der

Gruppe zu nutzen. Sowohl für eine Schulklasse als Ganzes als auch für jedes einzelne Mitglied ist für eine gelingende Zusammenarbeit von grundlegender Bedeutung, dass die gemeinsame Mobbingerfahrung aufgearbeitet und ein neues Beziehungs- und Normgefüge etabliert wird. Hierin zeigt sich eine spezielle Verantwortung, die dem Lehrerberuf immanent ist, und das Erfordernis, sich möglichst spezifische Kompetenzen anzueignen.

Generell besteht die Notwendigkeit der Unterstützung und des kraftvollen Eingreifens von Erwachsenen, um Betroffenen beizustehen und das Mobbing zu beenden.

Mobbing funktioniert innerhalb eines Systems, sodass Ansätze zur Intervention, die auf Stoppen des Mobbings abzielen, insbesondere auf systemischer Ebene ansetzen und greifen. Zu verstehen, dass jedes einzelne Gruppenmitglied dazu beigetragen hat, einen massiven Machtmissbrauch zu ermöglichen, ist nötig, um das Phänomen zu bearbeiten. (Dies schließt die Erkenntnis ein, dass Bewertungen wie »Täter« oder »Opfer« dysfunktionale Rollenzuweisungen sind.) Alle Interventionen innerhalb der betreffenden Gruppe sind auf eine Erhöhung von Empathiefähigkeit, Achtsamkeit und sozialer Kompetenz angelegt und setzen auf Unterstützungsressourcen inner- und außerhalb des Systems. Es bedarf immer einer Neujustierung der Gruppendynamik, um die Gruppennormen, die zum Mobbing geführt haben, in das Bewusstsein jedes Einzelnen zu heben und fühlbar zu machen und dann neu zu definieren und zu verankern (Gerlach u. Sengpiel 2017, S. 10 ff.).

Trotz der genannten systemischen Implikationen ist für die dringend erforderliche Stärkung der verloren gegangenen Selbstwirksamkeit der Betroffenen und der ebenfalls belasteten sekundär involvierten Personen, die Anwendung von PEP wirkungsvoll und in besonderem Maße geeignet, Stärkung und Resilienz auf unterschiedlichen Ebenen zu installieren. Gerade das »verdeckte Arbeiten« mit PEP ermöglicht Schüler·innen, die besonders schambehaftete Erfahrungen gemacht haben oder sich nur schwer Erwachsenen anvertrauen können, Zugänge, die für andere Interventionen verschlossen bleiben. Eine äußere Situation trifft immer auf eine innere psychische Disposition, weshalb sich die eigentliche Mobbingerfahrung, sei es als Betroffene, als Beobachter·innen oder als Akteur·innen, niemals von vorab bestehenden inneren Mustern und Dynamiken trennen lässt. Gerade hier liegt ebenfalls ein großer Wert der Anwendung von PEP, da hierdurch unabhängig von Triggern und persönlichen Erfahrungshintergründen ein umfassendes Auffinden und Lösen von Blockaden möglich wird.

13.2 Integration von PEP

Bedauerlicherweise finden, gemessen an der Häufigkeit des Vorkommens von Mobbing, verhältnismäßig wenig Kinder oder Jugendliche den Weg in eine Beratung, ein Coaching oder eine Therapie. In der Regel versuchen Lehrkräfte, mit eigenen Kenntnissen, in Kooperation mit Schulsozialarbeiter·innen und Kolleg·innen oder – und das führt meist zu einer drastischen Verschlimmerung der Situation – unter Einbeziehung demokratisch-partizipativer Methoden (Klassenrat o. Ä.) das Problem »irgendwie« zu lösen, sofern es überhaupt bemerkt wird. Mobbing bleibt in der Regel sehr lange unentdeckt, wird verschleppt und oft nicht ernst genommen. Erst wenn die Anzeichen unübersehbar sind, Eltern Alarm schlagen oder sich Mitschüler·innen, Freund·innen oder »Zuschauer·innen« einer Vertrauensperson mitteilen, kommen Mobbingfälle überhaupt an die Oberfläche, wenn auch in den meisten Fällen nicht in ihrem ganzen Ausmaß.

Den betroffenen Schüler·innen wird vielfach zunächst eigenes unangemessen Außenseiterverhalten vorgehalten sowie Überempfindlichkeit und mangelnde Kooperationsbereitschaft unterstellt. Es braucht oft eine lange Phase der Rekonstruktion der Ereignisse, der Auseinandersetzung mit gegenseitigem Fehlverhalten und eingefahrenen Schuldzuweisungen – an die Schule und die Lehrkräfte, die vermeintlich versagt haben, die Eltern der jeweiligen Gegenpartei, die ihr Kind nicht ausreichend unter Kontrolle haben oder die Hauptakteur·innen, die mit feindseligen Methoden ihre Überlegenheit ausspielen. In diesem Zeitraum, der sich über Wochen und Monate hinziehen kann, wird das Mobbing trotz aller gut gemeinter Gespräche an »runden Tischen« nicht selten ungestört weiter fortgeführt, ohne dass den Betroffenen geholfen wird. In dieser Phase wenden sich Betroffene in der Regel an eine Coach·in oder Therapeut·in. Zu diesem Zeitpunkt kann die Belastung weite Kreise gezogen haben und möglicherweise auch strafrechtlich relevant sein.

Jede Mobbinggeschichte ist individuell und in ihrer Ausprägung und Wirkung unterschiedlich. Dennoch lassen sich Grundzustände und -tendenzen ausmachen, die durchgängig von allen Klient·innen angeführt werden:

- negative Gefühlslage (Angst, Stress, Depression, Aggression)
- stark reduziertes Selbstwertgefühl, Minderwertigkeitsgefühle
- offene oder versteckte Fremdvorwürfe
- Erschöpfung, körperliche Symptome
- Leistungsabfall
- Ohnmachtsgefühle, Hilflosigkeit bzw. Verlust von Selbstwirksamkeit
- Scham und Schuld.

Obwohl Mobbing zweifellos inakzeptabel, ungerechtfertigt und oft stark grenzüberschreitend ist, stellen sich betroffene Jugendliche die quälende Frage, was an ihnen selbst nicht stimmt, nicht liebenswert oder so unerträglich ist, dass sie derart ausgegrenzt oder attackiert werden, und suchen damit eine Ursache in sich selbst.

Seltener kommen diejenigen in die Beratung, die das Mobbing betreiben und die durch Unterlassen ihrer demütigenden Handlungen unmittelbar Abhilfe schaffen könnten. Aber auch für diesen Personenkreis treffen oben genannte Zustände in gewissem Maße zu, möglicherweise empfinden einige starke Schuldgefühle und wissen, dass sie sich schädigend verhalten, können aber aufgrund ihrer persönlichen Dynamik nicht aus ihrem Verhalten aussteigen und die zugrunde liegenden Bedürfnisse in verträglicherer Weise erfüllen.

Wie auch immer die persönliche Disposition oder die spezielle Mobbingsituation geartet ist, eignen sich Interventionen mit PEP auf den bekannten Ebenen sowohl für Betroffene als auch für Akteur·innen, Zuschauer·innen und Beteiligte im System.

13.2.1 Klopfen bei akutem Mobbingstress

Schon während der Schilderung des Erlebten oder direkt im Anschluss bietet sich an, alle Punkte nach bewährtem PEP-Muster gemeinsam zu klopfen und die Zwischenentspannung durchzuführen, um Abstand und eine gewisse Gelassenheit zu schaffen. Gleich beim Einstieg in die Beratung eröffnet sich für die Klient·in die Möglichkeit einer positiven Bindungserfahrung oder zumindest des Angebots hierfür. Sofern andere Beteiligte anwesend sind und im Sinne einer »Kundschaft« nach Steve de Shazer (2019, S. 106) ein Anliegen haben, an dem sie arbeiten wollen, ist es sinnvoll, sie in den Prozess einzubeziehen.

Falls die Problematik nicht schon zu Beginn der Sitzung zur Sprache kommt, eignen sich Fragen wie »Welches belastende Thema möchtest du heute angehen?«, verbunden mit der auf die Antwort zügig gestellten Frage »Ist es in Ordnung, wenn wir etwas probieren, was meiner Erfahrung nach hilfreich sein könnte? Ich nutze diese Technik sehr oft und denke, dass sie für dich jetzt hilfreich sein könnte.« Kinder und Jugendliche nehmen ein derartiges Angebot in der Regel bereitwillig an, vor allem, wenn noch der Hinweis gegeben wird: »Du musst gar nichts sagen oder erklären. Wir fangen einfach an. Du denkst an dein belastendes Problem, während ich dir zeige, wie es geht.«

Entscheidend ist, dass von Therapeut·innen mit lösungsorientierter und humorvoller Haltung Optimismus und Leichtigkeit ausgeht, die in den Heranwachsenden Hoffnung und Zuversicht weckt und ihr Vertrauen in das Wiedererlangen der verloren gegangenen Selbstwirksamkeit stärkt. Der Verlust dieser Erfahrung wirkt besonders destruktiv, ist deshalb durch das unmittelbare Fühlen der Zustände vor und nach dem Klopfen immer der erste Ansatz zur Verbesserung der Situation und hilft dabei, die sog. Problemtrance aufzubrechen.

Wie immer ist es hilfreich, eine Skalierung vorzunehmen, indem Betroffene ihre aktuelle Belastung mit einer Zahl zwischen 0 und 10 benennen und dies nach dem Klopfdurchgang wiederholen. Die Erfahrung zeigt, dass deutliche Besserungen eintreten, die für die weitere Arbeit bedeutsam sind, aber dass das Problem meist nicht gelöst ist (und im Grunde nicht sein kann). Das unmittelbar bedrohlich erscheinende Stressempfinden ist dadurch in der Regel bereits nach unten reguliert, aber es ist nahezu immer angezeigt, nach den Big-Five-Lösungsblockaden (Bohne 2021, S. 62 ff.) zu suchen, da die Betroffenen aller Wahrscheinlichkeit nach mindestens Selbstvorwürfe sowie häufig auch schwächende parafunktionale Fremdvorwürfe und weitere Blockaden in sich tragen.

Für Mobbingbetroffene und Lehrkräfte und Eltern ist es in akuten Situationen mit erneuten Mobbingattacken hilfreich, das Klopfen zu erlernen, um ein effektives Werkzeug parat zu haben. Mit dieser Technik vertraut zu sein und sie jederzeit anwenden zu können ist ein großer Zugewinn für alle, die sich im Kontext Schule bewegen, weil so (für etliche Situationen) ein gewisses Maß an Sicherheit und Handlungsfähigkeit wiederhergestellt werden kann.

13.2.2 Immer zu erwarten: Big-Five-Lösungsblockaden

Mobbing verletzt die Kernbedürfnisse (von Witzleben 2019, S. 15 f.) eines Menschen nach Sicherheit, nach Autonomie und nach Beziehung massiv. Ganz besonders dann, wenn Cybermobbing ausgeübt wird, gibt es kaum Möglichkeiten, sich zurückzuziehen, zu schützen und zu wehren: Angriffe verfolgen die Betroffenen rund um die Uhr potenziell an jedem Ort der Welt. Auch das »analoge« Mobbing gefährdet in vielen Fällen die Sicherheit derjenigen, die als Zielscheibe für Angriffe herausgegriffen wurden; sowohl körperliche Verletzungen durch Schlagen, Schubsen, Treten usw. kommen häufig vor als auch nahezu immer psychische Erschütterungen.

Damit einher geht der Verlust stabiler und tragender Beziehungen, die Selbstbeziehung ist mindestens beeinträchtigt. Das Bedürfnis nach Autonomie kann deutlich irritiert sein, da es in den Lebensphasen des Kindes- und Jugendalters (manchmal als »zweite Trotzphase« bezeichnet; Blos 1977, S. 179 ff.) stark in den Vordergrund tritt.

Wie beschrieben, trifft die akute Mobbingsituation immer auf strukturelle Bedingungen und etablierte Bewältigungsmuster, sodass im Zuge der Mobbingbearbeitung zugleich eine Nachreifung in Gang gesetzt wird. Bisher bestehende Beziehungsmuster vermischen sich mit dem akuten Geschehen.

So ist es wenig verwunderlich, dass die Emotionsverarbeitung mittels Klopfens zwar das Erleben zunächst positiv beeinflusst, kognitive Blockaden, die in PEP als Big-Five-Lösungsblockaden beschrieben werden, aber weiterhin bestehen. Durch einfache Fragen, wie

- »Was denkst du über dich, dass du gemobbt wirst?« / »Was denkst du über dich, dass du andere mobbst?«
- »Was denkst du über die anderen?«
- »Gibt es jemanden, von dem du denkst, dass er sich dir gegenüber nicht richtig verhält?«

ergibt sich in der Regel eindeutiges Material zur weiteren Bearbeitung im Hinblick auf Selbst- oder Fremdvorwürfe.

Mit einer Frage wie »Erwartest du, dass jemand sich anders verhalten sollte?« kommen oft Personen aus dem weiteren Umkreis ins Spiel, von denen Betroffene denken, diese sollten ihnen zur Hilfe kommen oder ihnen gegenüber aufmerksamer sein. Obgleich diese Erwartung berechtigt und inhaltlich plausibel erscheinen mag, tun die Behandler·innen in ihren Affirmationen gut daran, die Folgen der Abhängigkeit durch Erwartungshaltungen auf der Beziehungsebene zwar (wie immer) würdigend-empathisch, aber gleichzeitig überspitzt-eindeutig zu formulieren, von »*Auch wenn ich mich damit ein klitzekleines bisschen versklave und XY einen Hauch Macht über mich gebe* …« bis hin zu »… *XY eine intergalaktische Fernbedienung über meine Gefühle inklusive Powerbank in die Hand gedrückt habe* …«.

Kinder und Jugendliche sind in der Regel begeisterte Empfänger·innen des von Michael Bohne immer wieder in den Fokus gestellten »Humorkativs«!

Die Frage »Wie alt fühlst du dich, wenn du an das Problem denkst?«, erscheint für jüngere Klient·innen zunächst nicht unbedingt angemessen, spült aber gelegentlich dennoch eine Altersregression hervor, die zwar zeitlich nicht sehr weit entfernt liegt, sich aber dennoch hinderlich auswirkt.

Im Hinblick auf parafunktionale Loyalitäten ergibt sich bei Mobbingbetroffenen oft ein paradoxes Bild. Einem täterassoziierten Anteil entsprechend, besteht bei einigen Klient·innen der Wunsch, den Peiniger·innen zu gefallen oder diese zu schützen. Auch Loyalitäten gegenüber anderen Menschen, Wertesystemen oder auf Ego-State-Ebene, die in engem Zusammenhang mit Bedürfnissen nach Sicherheit, Autonomie und Bindung stehen, kommen vor. Tieferes Einsteigen in die Arbeit mit PEP (etwa mittels Kognitions-Kongruenz-Test und/oder Selbstwerttraining) ist mit jugendlichen Klient·innen gut möglich, wenn diese es explizit möchten. Etwas Wachsamkeit ist hier seitens der Behandler·innen angebracht, da Eltern ihre Ideen und Wünsche in dem Glauben, ihrem Kind damit zu helfen, zuweilen in den Vordergrund stellen, ohne sich des Einverständnisses ihres Kindes oder Jugendlichen zu vergewissern.

Der Kognitions-Kongruenz-Test (KKT) erfordert häufig eine lange Aufmerksamkeitsspanne und eine gewisse mental-emotionale Kondition. Selbstverständlich sollte hier auf die Aufnahmekapazität und die Altersstufe der Klient·innen Rücksicht genommen werden.

Den Fragen des Tests sollten im Zusammenhang mit Mobbing unbedingt die Sätze »*Meine Follower·innen erlauben mir …*« und »*Meine Instagram-/Facebook-/Snapchat-/TikTok-/Fortnite-Freund·innen erlauben mir …*« hinzugefügt werden. Es ist möglich, dass für jedes soziale Netzwerk oder Onlinespiel einzeln ein Satz probiert werden muss. Hierbei ist – wie immer – jegliche Wertung zu unterlassen.

> Erfahrungsgemäß haben Erwachsene oft Schwierigkeiten, im Zusammenhang mit »Ballerspielen« oder sozialen Netzwerken eine abstinente Haltung[8] zu bewahren; gerade dies aber würde die Vertrauenswürdigkeit eines Erwachsenen aus Sicht der Jugendlichen stärken. Deren Lebenswelten aus analogen und virtuellen Realitäten sind organisch miteinander verknüpft, und in ihrem Bewusstsein existiert oft keine Trennung, wie Erwachsene sie normalerweise erleben.
>
> Dass digitale Medien hier explizit erwähnt werden, liegt in der Tatsache begründet, dass Kinder und Jugendliche sich zunehmend und selbstverständlich darin bewegen und somit Mobbingvorkommnisse dort verstärkt auftreten. Wie eingangs erwähnt, lässt sich Cybermobbing nicht ohne Weiteres aus der Welt schaffen – im Gegenteil, gerade in der Pandemie ist es mangels Gelegenheit im Klassenraum und auf dem Schulhof auf dem Vormarsch (Bündnis gegen Cybermobbing e.V. 2020).

Auf Verzeihübungen, das Bilden von geeigneten Kraftsätzen und Affirmationen, Selbststärkungsübungen etc. wird an dieser Stelle nicht eingegangen. Natürlich gehören sämtliche PEP-Tools in altersangemessener Weise und an geeigneter Stelle bei Fragestellungen in Bezug auf Mobbing zum Gesamtprozess. Daher sei an dieser Stelle lediglich angemerkt, dass inzwischen umfangreiches Material explizit für die Durchführung von PEP mit Kindern und Jugendlichen vorliegt (Reinicke u. Bohne 2019; Bohne u. Ebersberger 2020a; Lorenz 2020), sowie darauf verwiesen, dass man in der Arbeit mit Kindern und Jugendlichen neben aller gebotenen Sachlichkeit unbedingt seiner »Pflicht zum Humor« (O-Ton von Michael Bohne, Fortbildung in PEP III am 05.09.2020 in Hannover) nachkommen sollte!

8 Mit einer abstinenten therapeutischen Haltung nimmt man zwar innere Impulse und Gefühle wahr und reflektiert sie, setzt sie aber nicht in Handlungen oder Worte um.

13.3 Fallbeispiel: Mia tanzt wieder

Mia, 15-jährige Neuntklässlerin eines kleinstädtischen Gymnasiums, wird auf Initiative ihrer Mutter an mich verwiesen. Die Mutter, Frau K., berichtet im Vorfeld, dass es der Tochter sehr schlecht gehe. Diese habe nach erstem Zögern bestätigt, dass sie seit etwa einem halben Jahr von den anderen Mädchen der Klasse ausgeschlossen und inzwischen auch von den Jungs der Klasse gemieden werde. Sie wolle nicht mehr in die Schule gehen, habe morgens regelmäßig Bauchschmerzen und müsse sich gelegentlich übergeben. Frau K. ist verzweifelt und wünscht, dass ihrer Tochter geholfen werde, mit dieser Situation zurechtzukommen, damit sie wieder gern zur Schule gehen und ihr Hobby, das Tanzen, ausüben kann, denn dies sei »immer ihre große Leidenschaft« gewesen. Sie berichtet, inzwischen würden fast täglich kleinere oder größere Vorfälle in der Schule, vor allem in den Pausen, im Sportunterricht und im Bus auf dem Heimweg, passieren. Mia komme oft weinend oder mürrisch nach Hause, erzähle aber nie von den Einzelheiten der Geschehnisse, sondern ziehe sich in ihr Zimmer zurück.

Sowohl Mias Mobbinggeschichte als auch ihr verschlossenes Verhalten ist typisch für eine Jugendliche in ihrem Alter. Die Behandlung wird hier stark verkürzt dargestellt und setzt die Kenntnis der Grundsystematik von PEP voraus.

Bei Mias erstem Besuch antwortet sie auf die Frage, wie ich ihr behilflich sein kann, mit »Ich werde gemobbt …« und bricht unmittelbar in Tränen aus. Sie folgt aufgeschlossen meinem Angebot, mir erst mal nachzumachen, was ich ihr zeige, und wir führen einen Klopf-Entspannungs-Durchgang durch. Sie weint nun nicht mehr und lächelt das erste Mal scheu. Sie beschreibt ihren Anfangs-SUD mit dem Wert »8« und gibt nach dem Klopfen eine »4« an. Bei der Abfrage nach Big-Five-Lösungsblockaden stehen zunächst starke Selbstvorwürfe im Mittelpunkt, weiterhin Vorwürfe besonders an ihren Vater und ihre beste Freundin, die sich von ihr zurückgezogen hätten. Nacheinander transformieren wir mit expliziter Exploration und PEP-Techniken (Verzeihübungen, »Verantwortung beim anderen belassen« etc.) diese Blockaden. Mia verlässt die Praxis sichtlich erleichtert mit dem Satz *»Ab jetzt bin ich auf dem Weg der kraftvollen Tänzerin«* und einem weiteren Termin. Nach einigen Angeboten meinerseits hat sie diese Affirmation selbst gefunden, wobei sich ihr Gesicht aufhellt und sich ihre Körperhaltung deutlich sichtbar entspannt.

Bei ihrem nächsten Besuch berichtet Mia von einer Verbesserung der Situation mit ihrer Freundin, mit der sie sich ausgesprochen habe und die nun auch im »Unterstützerteam« des *No Blame Approach* (Beck u. Blum 2019) für Mia mitwirke, das die Klassenlehrerin inzwischen installiert hat. Mia äußert Anerkennung für den Umgang der Lehrerin mit dem Thema und wirkt deutlich gefasster als bei der letzten Sitzung. Wir führen im weiteren Verlauf einen Kognitions-Kongruenz-Test durch, bei welchem insgesamt 17 (!) »rote Ampeln« zu bearbeiten sind. Mias Ziel dabei ist es, sich »frei und unbeschwert« zu fühlen. In weiteren fünf Sitzungen bearbeiten wir aktuelle Ereignisse in der Schule. Auffällig ist, dass Mia den Satz *»Meine Instagram-Follower erlauben mir mein Mobbingproblem zu verlassen«* mehrfach verdünnt bearbeiten muss, um ihn frei aussprechen zu können. Offensichtlich ist für Mia das Thema Tanzen von zentraler Bedeutung, denn in ihrer letzten Sitzung berichtet sie, sie habe sich eine eigene neue Community aus Tänzer·innen aufgebaut. Ihre wichtigste Affirmation ist: *»Ich blühe auf, wenn ich tanze, und ab jetzt tanze ich durch mein Leben.«* Über das Mobbing sagt sie: »Ich bin uninteressant geworden, sie lassen mich in Ruhe.«

13.4 Resümee

Bei der Aufarbeitung von Mobbingerfahrungen herrscht oftmals große Ratlosigkeit, Überforderung und Resignation. Denn dieses Phänomen weitet sich geschwürartig aus und bricht sich gegenwärtig nahezu ungehindert unter Heranwachsenden Bahn. Ihm liegt ein vollkommen verschobenes, pervertiertes Wertegefüge zugrunde, welchem die Betroffenen scheinbar machtlos gegenüberstehen. Das Konzept der PEP ist konsequent auf innere Ressourcen ausgerichtet und mobilisiert das gesamte Körpersystem (während wirksame Mobbinginterventionen in der Klasse dies ebenfalls im Hinblick auf die Gruppe in ihrem System tun.) Dies führt dazu, dass sich die Leidtragenden nicht länger als Zielscheibe eignen. Es wirkt wie eine Korrelation zwischen innerem und äußerem System: Fehlt plötzlich der Resonanzkörper, verflüchtigt sich die Motivation. Eine Täter-Opfer-Konstellation kann es aus systemischer Sicht ohnehin nicht geben, alle Beteiligten sind für alle anderen Täter·innen, alle sind also Opfer-Täter·in (oder Täter·in-Opfer). Mittels PEP löst sich aber eine als real empfundene Gefühlsdynamik von Opfer und Täter·in auf individueller Ebene. Jede Person ist Urheber, jede ist selbstwirksam, und dies wird praktisch und orakellos erlebbar und handhabbar.

PEP wirkt schnell, effizient und tiefgreifend, so ist einmal mehr die Erfahrung. Es lässt sich nur hoffen und forcieren, dass PEP durchgängig Eingang in die Schulen findet.

13.5 Zentrale Aussagen

- Als systemisches Ereignis braucht es eine Gruppe zur Entstehung. Ebenso sind die Ressourcen dieser Gruppe hilfreich zur Auflösung von Mobbing.
- Auf individueller Ebene ist die Anwendung von PEP für die dringend erforderliche Wiederherstellung der verloren gegangenen Selbstwirksamkeit der Betroffenen (und der ebenfalls belasteten sekundär involvierten Personen) wirkungsvoll und in besonderem Maße geeignet, auf unterschiedlichen Ebenen Stärkung und Resilienz zu vermitteln.
- Für Mobbingbetroffene, aber auch alle anderen Beteiligten ist es in akuten Situationen mit erneuten Mobbingattacken hilfreich, das PEP-Klopfen zu erlernen, um ein effektives Werkzeug parat zu haben.
- Mobbingsituationen sind immer mit strukturellen Bedingungen und etablierten Bewältigungsmustern assoziiert; bisher bestehende Beziehungsmuster vermischen sich mit dem akuten Geschehen.
- Kinder und Jugendliche sind in der Regel begeisterte Empfänger·innen des von Michael Bohne immer wieder in den Fokus gestellten »Humorkativs«!

14 »Klopfen, Kurbeln, Augenverdrehen« PEP und Peppo in der Grundschule

Stefanie Kirschbaum

14.1 Klopfen mit Grundschulkindern

Eine schöne Vorstellung: Die Grundschule ist ein beliebter Wohlfühlort, an dem jedes Kind freudig und entspannt lernt. Doch in der Realität sieht es leider anders aus. Ein beachtlicher Anteil der Grundschulkinder empfindet im Zusammenhang mit dem Schulbesuch Belastung und Stress. Dies äußert sich unter anderem in Form von sozialen oder leistungsbezogenen Ängsten, Unruhezuständen und Gefühlen von Überforderung oder Unterforderung (Walter u. Döpfner 2020; Melfsen, Beyer u. Walitza 2015). Schulangst und Schulphobie gehören mit einer Prävalenz vom 3,5 % zu den häufigsten chronischen psychischen Erkrankungen von Kindern und Jugendlichen (Deutsche Presseagentur 2020; Storm 2018, S. 25). Und dies sind nur die diagnostizierten Erkrankungen. Die tatsächliche Zahl der Kinder, die den Schulbesuch aus Belastungsgründen, zumindest temporär, vermeiden, dürfte deutlich höher liegen (Lenzen, Brunner u. Resch 2016; Ricking u. Albers 2019).

Zur Überwindung von Schulangst und anderen emotionalen Hürden benötigen Kinder Unterstützung. Doch diese Unterstützung muss nicht zwangsläufig im therapeutischen Einzelsetting stattfinden. Stattdessen können spielerisch-leichte Selbsthilferituale in den Schulalltag integriert werden, von denen alle Beteiligten profitieren. Lehrer·innen und Schüler·innen haben es dann buchstäblich selbst in der Hand, für Entspannung und Beruhigung zu sorgen. Mit morgendlichen Klopf- und Entspannungsübungen schaffen sie sehr gute Voraussetzungen für einen freudigen und erfolgreichen gemeinsamen Schulalltag.

In diesem Artikel schreibe ich aus der Sicht einer externen Unterstützerin, wie Grundschulkinder mit PEP vertraut gemacht werden können. Ich beschreibe, was im Vorfeld unternommen werden kann, um Schulleitung, Kollegium und Eltern wirkungsvoll und verlässlich ins Boot zu holen. Anschließend schauen wir, wie die Schulkinder mit Leichtigkeit zu Klopfexpert·innen werden. Das Praxisbeispiel einer Grundschulklasse, die sich für PEP und Peppo begeistern konnte, begleitet uns dabei.

14.2 Integration von PEP

Wenn es um die Lösung von Problemen geht, lieben es Kinder spielerisch und leicht. Deuten wir Probleme daher mit Leichtigkeit um: als Situationen, für deren Bewältigung Kinder bestimmte Fähigkeiten benötigen. Der Gedanke, dass wir als Eltern, Pädagog·innen oder Therapeut·innen das Kind in der Entwicklung von Fähigkeiten unterstützen, ist Grundlage des erfolgreichen Programms »Ich schaffs!« des finnischen Kinderpsychiaters Ben Furman (Furman 2021). Hier werden Kinder auf eine ausgesprochen wertschätzende und ressourcenorientierte Art und Weise dabei unterstützt, diejenigen Fähigkeiten zu definieren und weiterzuentwickeln, die sie z. B. für einen entspannten Schulalltag benötigen.

Im System Schule sind Selbstregulationsfähigkeiten sowie die Fähigkeit zur Selbstberuhigung und -ermutigung allseits benötigte Fähigkeiten. Reden reicht nicht, um neue Fähigkeiten zu erlernen, das wissen wir. Und daher bietet sich das Erlernen einer kindgerechten Selbsthilfetechnik an, die jederzeit zur Verfügung steht. Das Klopfen, wie es auch in der PEP-Methode genutzt wird, eignet sich dafür bestens, weil es spielerisch vermittelt, leicht erlernt und tatsächlich jederzeit ohne zusätzliche Hilfsmittel angewendet werden kann. Da das Klopfen fast ohne Sprache auskommt, kann es auch von den Schüler·innen (und Eltern) eingesetzt werden, welche die gemeinsame Unterrichtssprache erst noch erlernen müssen.

Der sympathische PEP-Integrationshelfer »Peppo« ist mit dabei und erweist sich nahezu als Garant dafür, dass es beim Kennenlernen von PEP unterhaltsam und spielerisch zugeht. Während das Klopfen und PEP inzwischen hinreichend bekannt sein dürfte, fragen Sie sich vielleicht: Wer ist Peppo, und was hat er mit PEP zu tun? Daher stelle ich ihn an dieser Stelle kurz vor:

Wer ist Peppo?

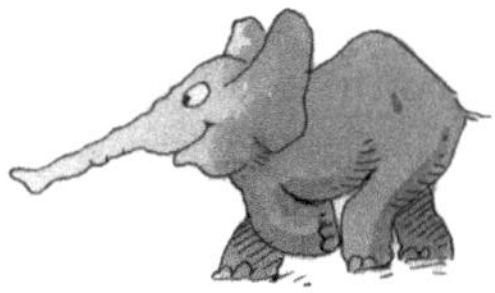

Peppo ist der kleine, klopfende Elefant aus dem PEP-Kinderbuch *Klopfen für Kinder* (Kirschbaum u. Bohne 2021, Illustration von Karl-H. Volkmann). Er taucht auf den Seitenrändern des Buches auf, stellt den Kindern neugierige Fragen und motiviert sie zum Mitmachen. Als Handpuppe unterstützt er die Klopfworkshops in den Grundschulklassen.

Wie kommen PEP und Peppo in die Grundschule?
Wir schauen uns nun eine schrittweise Vorgehensweise an, die sich in der Praxis bewährt hat. In den grau unterlegten Kästen finden Sie – zur Veranschaulichung – das Praxisbeispiel einer 3. Grundschulklasse mit ihrer Klassenlehrerin, die gemeinsam engagierte Klopfexpert·innen geworden sind.

14.2.1 Vertrauen in Mensch und Methode aufbauen: Informations- und Kennenlerngespräch

Am Anfang steht der Vertrauensaufbau. Denn eine wichtige Voraussetzung für erfolgreiche Zusammenarbeit ist das Vertrauen sowohl in die Methode PEP als auch in die Person, welche die Methode vermittelt. Oft tauchen bereits im ersten Gespräch mit der Schulleitung bzw. den Lehrkräften Fragen auf wie: Was bewirkt das Klopfen? Warum funktioniert es? Kann ich etwas falsch machen? Was mache ich, wenn es keine Wirkung zeigt? Diese Fragen bringen zum Ausdruck, dass es einerseits ein sachliches Informationsbedürfnis gibt und andererseits (noch) Bedenken gegenüber der Methode bestehen. Es ist wichtig, dass vorhandene Bedenken erkannt und ernst genommen werden. Denn nur dann, wenn Lehrkräfte grundsätzlich überzeugt und neugierig auf die Methode sind, ist eine gute Voraussetzung für die Integration von PEP im Schulalltag geschaffen.

Dieses erste informative Gespräch sollte am besten persönlich oder per Videokonferenz mit der Schulleitung und weiteren Lehrkraften stattfinden. Es lassen sich dann bereits Klopfpunkte oder sogar eine komplette Klopfsequenz zeigen. Damit wird PEP als Methode transparenter. Meiner Erfahrung nach entsteht zusätzliches Vertrauen auch durch die Präsentation und das Verteilen von schriftlichen Informationen zu PEP bzw. durch den Hinweis auf Online-Infoquellen.

> Gut informiert zu werden schafft Vertrauen. Daher bringe ich zum ersten Informationsgespräch gerne einige Bücher und Informationsmaterialien mit. Selbstverständlich dabei sind die beiden Bücher *Klopfen für Kinder* (Kirschbaum u. Bohne 2021) und *Klopfen mit Kindern* (Reinicke u. Bohne 2019), ein Exemplar von *Bitte klopfen!* (Bohne 2020a) ein *PEP-Tricks für Kinder*-Poster (Kirschbaum u. Bohne 2020) und »Peppo«, das Maskottchen-Plüschtier, sowie die Peppo-Handpuppe. Weiterhin nehme ich Flyer und Werbepostkarten sowie Ausdrucke der Zusatzmaterialien mit, die auf einer eigenen Landingpage des Carl-Auer Verlags kostenfrei zur Verfügung stehen: https://www.carl-auer.de/zusatzmaterial-zu-klopfen-fuer-kinder (Kirschbaum u. Bohne 2022a, 2022b). Das Plüschtiermaskottchen Peppo und die Peppo-Handpuppe können über https://tesoro-verlag.de/produkt/peppo-plueschelefant-set/ bezogen werden.

14.2.2 Das Kollegium ins Boot holen: Wissensvermittlung und hautnahe Selbsterfahrung mit PEP

Um das Kollegium ins Boot zu holen, braucht es mehr als Reden und Wissensvermittlung. Wichtig ist vor allem eine positive (im wahrsten Sinne des Wortes »hautnahe«) Selbsterfahrung mit dem Klopfen. Ein entsprechendes Angebot kann daher ein etwa zweistündiger Workshop mit dem Kollegium sein, welcher Wissensvermittlung und Selbsterfahrung miteinander vereint. Es ist ein wichtiger Punkt in dem Gesamtprozess, dass die Klassenlehrer·innen einen deutlichen Wissensvorsprung vor den Schulkindern haben.

Sobald die dringlichsten theoretischen Fragen rund um die Methode PEP geklärt sind, geht es an die Selbsterfahrung. Dafür überlegen sich die Lehrer·innen und Sozialarbeiter·innen in einem geführten Prozess ein eigenes Thema, das eine mittlere bis hohe Belastung mit sich bringt. Das individuelle Thema sollte dabei am besten anonym bleiben.

Zur Einordnung der Belastungsstärke kann die »Smiley-Gefühle-Skala« (vgl. Online-Zusatzmaterial → »Smiley-Gefühle-Skala«) eingeführt werden. Sie reicht von 1 bis 10 und misst die Stärke des unangenehmen Gefühls. Jeder Skalenwert wird von einem Smiley verdeutlicht, an denen sich vor allem Kinder gerne orientieren. Mit dem Einsatz der Skala schafft man die Möglichkeit, die Wirkung des Klopfens zu messen, indem vorab eine »Vorhermessung« und nach dem Klopfen eine »Nachher-Messung« vorgenommen wird.

Anschließend leite ich die Anwesenden durch mehrere Klopf- und Selbststärkungssequenzen. Immer wieder baue ich Reflexionsschleifen ein, in denen wir über die spürbaren körperlichen, psychischen oder mentalen Wirkungen des Klopfens sprechen: Was zeigt sich? Was hat sich durch das Klopfen und »Kurbeln« (damit sind die Selbststärkungssequenzen gemeint) verändert? Sobald die ersten Rückmeldungen kommen, entsteht in der Regel ein sehr offener Austausch über die eigenen Wahrnehmungen. Im Anschluss sprechen wir über praktische Fragen rund um die Einführung des Klopfens in die Schulklassen.

Vier Lehrer·innen einer Grundschule, die grundsätzliches Interesse an PEP zeigen, folgen meiner Einladung zu einer zweistündigen Abendveranstaltung zum Thema »Stress einfach wegklopfen«. In diesem Workshop geht es um mehr als reine Wissensvermittlung. Ich zeige den Teilnehmer·innen ganz praktisch, wie sie die Klopftechnik einsetzen können, um den eigenen Stress zu reduzieren. Geübt wird am Beispiel von stressauslösenden Themen, welche die Teilnehmer·innen jeweils für sich im Stillen definieren. Nach der ersten Klopfrunde frage ich nach Beobachtungen und Veränderungen. Die Lehrer·innen berichten von Entspannung auf körperlicher und mentaler Ebene. Bei einigen zeigen vor allem die »selbststärkenden« Sätze und das begleitende Kurbeln eine besonders gute Wirkung. Im Anschluss werden Fragen zu der Klopftechnik gestellt. Anhand von vorbereiteten Flipcharts spreche ich über die wahrscheinlichsten Wirkhypothesen (Bohne 2021, S. 87 ff.), präsentiere zum Abschluss bereits ein paar Ideen zu einem Einsatz von PEP in der Grundschule und diskutiere darüber mit den Teilnehmer·innen.

Ergebnisse des Workshops: erweitertes Wissen rund um PEP, positive Selbsterfahrungen und die Vorfreude auf das Klopfen mit den Schulklassen.

14.2.3 Konkretes Planungsgespräch

Nun sind die Voraussetzungen geschaffen, um ganz konkret in die Planung zu gehen. Folgende Fragen stellen sich hier: Mit welcher Klassenlehrer·in oder mit welcher Klasse soll der erste Klopfworkshop durchgeführt werden? Welcher Vorlauf wird benötigt, und wie werden die Eltern ins Boot geholt?

In diesem Gespräch, das auch telefonisch oder per Videokonferenz stattfinden kann, werden die Weichen für das praktische Vorgehen gestellt.

Das Planungsgespräch findet eine Woche nach der Abendveranstaltung mit der Schulleitung und einer Lehrerin des Kollegiums statt. Die Schulleiterin hat nicht an dem Workshop teilnehmen können, ist jedoch durch den Bericht der anderen Lehrer·innen und durch das Lesen des Kinderbuches *Klopfen für Kinder* bestens informiert. Wir einigen uns auf ein Pilotprojekt für eine der beiden 3. Klassen. Die Klopferfahrungen mit dieser Klasse sollen dann in die Workshops mit den weiteren Grundschulklassen fließen, sodass am Ende die gesamte Grundschule klopft.

14.2.4 Eltern informieren und mit ihnen kooperieren

Ein wichtiges Thema der Vorbereitung ist das Gespräch mit der Schulleitung und den Lehrer·innen über die Kommunikation mit den Eltern. Hierfür gibt es unterschiedliche Möglichkeiten. Es könnte eine Einladung zu einem Elternabend erfolgen, bei dem über das Vorhaben informiert wird. Eventuell stellt sich die externe PEP-Trainer·in bei dieser Gelegenheit vor. Das schafft zusätzliches Vertrauen in das Vorhaben. Alternativ können Eltern mit einem Anschreiben und durch die Weitergabe von Informationsmaterial ins Boot geholt werden. Aus Datenschutzgründen wird die schriftliche Information der Eltern in der Regel von den Lehrkräften übernommen.

Dieser Schritt ist sehr wichtig und hilfreich, denn im besten Fall klopft nach und nach das gesamte Umfeld des Kindes, wenn Belastungen bestehen. Zu Hause könnten Eltern ihre Kinder an das Klopfen erinnern, mit ihnen gemeinsam in besonderen Situationen oder auch regelmäßig, z. B. vor dem Zubettgehen, klopfen. Dafür brauchen Eltern nicht unbedingt selbst einen Klopfworkshop besucht zu haben. Denn häufig erlebt man auch, dass Kinder von sich aus auf ihre Eltern, Großeltern und Geschwister zugehen, um ihnen das Klopfen zu zeigen. In diesem Fall ist es entscheidend, dass das Umfeld darauf vorbereitet ist und positiv reagiert.

Die Klassenlehrerin der 3. Grundschulklasse setzt ein Informationsschreiben an die Eltern auf, welches sie den Kindern zusammen mit dem Buchflyer zu *Klopfen für Kinder* mitgibt. Sie informiert darüber, dass die Klasse mit dem Lesen des Buches beginnen wird, und erläutert, worum es in dem Buch geht. Die Klassenlehrerin informiert außerdem, dass ich als Mitautorin des Buches der Klasse in einem zweistündigen Workshop zeigen werde, wie die Klopftechnik funktioniert. Des Weiteren kündigt sie an, beim nächsten Elternabend über den Workshop und die Integration von PEP im Schulalltag zu berichten.

Sie sendet zudem den Link zu dem »Elternabend-Kapitel« (Kirschbaum u. Bohne 2022b), welches die Eltern, neben weiterem Material, auf der eigens vom Verlag eingerichteten Seite finden können (zum Download verfügbar unter: https://www.carl-auer.de/klopfen-fur-kinder). Auf dieser Seite sind übrigens die »PEP-Tricks auf einen Blick« besonders beliebt, welche die PEP-Tricks beschreiben und anschaulich illustrieren (Kirschbaum u. Bohne 2022a).

14.2.5 Vorbereitung des Klopfworkshops

Ein weiterer wichtiger Teil der Vorbereitung besteht darin, die Grundschulklasse neugierig auf den Workshop zu machen. Es ist von großer Bedeutung, wie der Workshop angekündigt wird. Findet man dazu einen bestimmten Anlass (»die Aufregung vor einer Klassenfahrt«) oder einen anderen Aufhänger (z. B. das Unterrichtsthema »Gefühle«)? Es gibt viele Möglichkeiten, bei den Kindern Neugier und Vorfreude auf den Workshop zu wecken. Lesen Sie hier, wie die Lehrerin der 3. Grundschulklasse mithilfe des Vorlesebuchs *Klopfen für Kinder* (Kirschbaum u. Bohne 2021) die Aufmerksamkeit der Schüler·innen gewinnen und ihre Vorfreude auf den Workshop hervorlocken kann:

Die Klassenlehrerin und ich vereinbaren, dass sie die Schulklasse durch das Vorlesen des Kinderbuches *Klopfen für Kinder* auf den gemeinsamen PEP-Workshop vorbereitet. Dies solle wie ein Teaser funktionieren. Die Klassenlehrerin liest dazu an zwei bis drei Tagen vor dem Workshop bis Seite 31 oben aus dem Buch vor. Dies bedeutete, dass die Schulklasse schon mit den Hauptfiguren des Buches (Oskar, Max, Marie, Amal und Peppo) vertraut ist und gemeinsam geklopft hat, wenn ich zu dem Workshop komme. Somit sind die Kinder bereits angehende Klopfexpert·innen. Manche haben das Klopfen schon zu Hause gezeigt und geübt. Zudem sind sie ganz gespannt darauf, wie Oskars Geschichte weitergeht. Sie wissen, dass die Autorin des Buches kommen und Peppo mitbringen wird. Ihre Vorfreude ist groß.

14.2.6 Durchführung des Klopfworkshops

Für die Durchführung des Workshops empfiehlt sich eine Doppelstunde. Ein 90-minütiger Workshop bedeutet, dass genügend Zeit für eine kurzweilige Mischung aus Lesung, Klopfen, Singen, Mal- und Bastelaktivitäten und natürlich den Dialog mit der Handpuppe Peppo zur Verfügung steht. Um Kinder für eine Sache zu begeistern und zum Mitmachen zu animieren, gibt es vermutlich kein Richtig oder Falsch. Meines Erachtens ist es vor allem hilfreich, spontan auf das zu reagieren, was die Kinder sagen und fragen. Auch der Blick auf die Ressourcen der Kinder ist sehr wichtig. Diese Funktion hat in dem Praxisbeispiel vor allem Peppo übernommen:

Handpuppe Peppo betritt als Erstes den Raum und staunt darüber, wie toll die Klasse den Klassenraum eingerichtet und dekoriert hat. Peppo seufzt wohlig: »Hier gefällt es mir! Und außerdem bin ich ganz neugierig auf euch!« Er stellt ein paar Fragen und kommt mit den Kindern ins Gespräch. Danach unterhält er sich ein bisschen mit mir. »Warum sind wir eigentlich hier?«, will er wissen. Wir kommen natürlich auf den Klopfworkshop zu sprechen, und schon ist Peppo wieder ganz neugierig und fragt die Kinder, ob sie schon wissen, wie das Klopfen funktioniert. Gemeinsam mit Peppo staune ich darüber, wie toll die Kinder schon klopfen können, und fragt nach, was durch das Klopfen anders ist. Es ist spannend zu hören, wie die Kinder über die Wirkung des Klopfens sprechen. Peppo will außerdem wissen, ob die Kinder nur in der Schule klopfen oder ob sie es auch zu Hause schon einmal ausprobiert haben. Ein paar Kinder berichten daraufhin von ihren häuslichen Klopferfahrungen, bei denen zum Teil auch die Eltern dabei waren.

Danach frage ich die Kinder, ob sie wissen wollen, wie es bei Oskar weitergeht. Natürlich wollen sie das, und ich starte mit der Lesung auf der Seite 31. Bald kommen wir zu der Situation, in der Oskar das Kurbeln lernt und hier unterbricht uns Peppo, der sagt, wie toll er das Kurbeln findet, und fragt, ob die Kinder es auch mal ausprobieren wollen. Wir kurbeln mit verschiedenen Sätzen. Einige werden sogar von den Kindern vorgeschlagen.

Die Kinder hören mit Spannung zu, als es um Oskars zweite Wette geht und freuen sich, dass er es schließlich doch geschafft hat und mit seinem Opa ins Kino gehen darf. Wir halten inne, und Peppo fragt, was die Kinder gerne machen und worum sie an Oskars Stelle wetten würden. Danach lesen wir weiter aus dem Buch und kommen an die Stelle, wo Oskar feststellt, dass er dringend eine Erinnerungshilfe braucht. »Wie ist das denn bei euch mit der Erinnerung?«, will Peppo wissen und gibt zu, dass er auch mal etwas vergisst, obwohl er ein Elefant ist und Elefanten ja eigentlich nichts vergessen. Die Lesung endet mit der Textstelle, in der es um das Basteln von Erinnerungsankern geht.

Ich fragte die Kinder, ob sie Lust darauf haben, einen Erinnerungsanker zu basteln. Ich habe Ausmalbilder von Peppo dabei sowie ein paar weitere Materialien, aus denen die Kinder wählen können, welche Art von Erinnerungsanker sie basteln wollen. Das Basteln und Anschauen der Erinnerungsanker dauert ca. 30 Minuten. Danach packe ich das Poster *PEP-Tricks für Kinder* (Kirschbaum u. Bohne 2020) aus, wir suchen einen Platz zum Aufhängen und schauen es uns gemeinsam an. Peppo teilt anschließend jedem Kind und der Klassenlehrerin die Peppo-Postkarte *Klopf mal wieder!* aus, damit sich die Kinder besser an ihn und das Klopfen erinnern. Er erzählt, dass es ganz viele Situationen gibt, in denen das Klopfen und Kurbeln hilft und nennt typische unangenehme Gefühle, bei denen er klopft. »Werdet ihr euch rechtzeitig daran erinnern zu klopfen?«, will Peppo abschließend wissen. Die Kinder bejahen das. »Darf ich wiederkommen?«, fragt Peppo. »Ja!« Alle Kinder wollen, dass Peppo wiederkommt und sie ihm erzählen können, wie es mit dem Klopfen und Kurbeln weitergegangen ist.

Gerade der Einsatz der Handpuppe macht es möglich, sehr spielerisch mit den Kindern ins Gespräch (Möller 2007) und in die Klopfübung einzusteigen. Weitere Ideen sind Bewegungsangebote und das Singen eines »Klopfsongs«. Anja Thürnau (2021, S. 111) hat »Das Gefühle-Klopf-Lied mit PEP« auf die Melodie von »Meine Oma fährt im Hühnerstall Motorrad« komponiert (Kap. 17, Abb. 13). Wenn die Klassenlehrer·in oder die PEP-Trainer·in das Lied mit einem Instrument begleitet, macht das Singen allen noch mehr Spaß. Selbstverständlich hilft auch eine entsprechende musikalische Wiedergabe über Handy und Bluetooth-Musikbox.

14.2.7 Nachbereitung des Klopfworkshops

Nach dem Klopfworkshop gilt es dranzubleiben! Hierfür ist vor allem wichtig, dass die Klassenlehrer·in weiterhin regelmäßig und ritualisiert mit den Kindern klopft. Beispielsweise können morgens zum Unterrichtsstart eine Reihe von Dehnungs-, Bewegungs- und Klopfübungen gemacht werden. Denkbar ist auch, dass der Klopfsong gemeinsam gesungen wird.

Weiterhin ist es gut, wenn vor aufregenden Ereignissen (Klassenarbeiten, kleine Referate, Ausflüge o. Ä.) gemeinsam geklopft wird. Sicherlich gibt es immer wieder kritische Situationen in und nach den Pausenzeiten, in denen sich Kinder durch das Klopfen beruhigen können.

Besonders gut kommt es bei den Schulklassen an, wenn die externe PEP-Trainer·in gemeinsam mit Peppo ein zweites Mal kommt und sich die tollsten Klopfgeschichten und -erfahrungen der Kinder anhört. Beide können dann weitere PEP-Tricks vorstellen (z. B. die vier Powerpunkte, Zielbildimagination). Vielleicht hat die Klasse zwischenzeitlich im Buch *Klopfen für Kinder* weitergelesen, und es ist möglich, mit den Kindern über diese Geschichten zu sprechen und Parallelen zu ihrem eigenen Alltag zu entdecken.

Eine weitere Idee für die Nachbereitungsphase ist, dass die Kinder das PEP-Quiz ausfüllen und anschließend ein »PEP-Diplom« erhalten (siehe dazu im Online-Zusatzmaterial → »Das PEP-Quiz: Mach mit, ›pepp‹ dich fit!«). Vielleicht möchten sie das Quiz sogar mit nach Hause nehmen und es mit ihren Eltern und Geschwistern durchführen. Somit lässt sich das Umfeld des Kindes noch einmal miteinbeziehen.

Ein zweiter 1-stündiger Workshop mit der Klasse 3b ist geplant (circa zwei Monate nach dem ersten Workshop). Bis dahin will die Klasse das Buch *Klopfen für Kinder* zu Ende lesen und alle PEP-Tricks erlernen. Peppo soll wieder dabei sein, sich alle Tricks zeigen lassen und mit den Kindern über ihre Erfahrungen sprechen. Leider ist die Pandemie dazwischengekommen und dieser Workshop abgesagt worden. Stattdessen halten wir schriftlichen Kontakt und schreiben uns Briefe. Die Kinder berichten über die Situation in den Klassen, über besondere Ereignisse und über den Fortschritt beim Lesen des Buches. Sie berichten unter anderem, dass sie begonnen haben, das Buch erneut zu lesen, nachdem ein neuer Junge in ihre Klasse gekommen ist. Sie wollen ihn bestmöglich ins Boot holen und ihm das Klopfen vermitteln.

14.3 Resümee

Das gemeinsame Klopfen in der Grundschulklasse hat einen besonderen Charme: den Charme des Spielerischen und Selbstverständlichen. Im Handumdrehen wird ein gemeinsames wohltuendes Ritual etabliert, von dem alle Beteiligten profitieren. Damit vermeidet man die Perspektive, dass nur einzelne Kinder eine Selbsthilfemethode erlernen müssen, um gut in der Schule klarzukommen. Wir haben festgestellt, dass im Idealfall das gesamte Umfeld dieser Kinder einbezogen wird und die Chance hat, ebenfalls PEP-Klopf-Expert·innen zu werden. Somit haben wir einen systemischen Ansatz für mehr Selbstwirksamkeit und Wohlfühlen in der Schule gefunden. In diesem Beispiel war es zunächst nur eine einzelne Klasse, die das Klopfen integriert hat. Für die Zukunft stellen wir uns vor, dass immer öfter das ganze System Grundschule klopft, kurbelt und die Augen verdreht.

14.4 Zentrale Aussagen

- PEP lässt sich mit überschaubarem Aufwand und auf spielerische Art und Weise als beruhigendes und selbstwirksamkeitsstärkendes Ritual im Schulalltag etablieren.
- Wenn intern keine in PEP ausgebildeten Lehrkräfte zur Verfügung stehen, kann eine externe PEP-Trainer·in bei der Integration von PEP unterstützen.
- Dieser Prozess kann z. B. unter Mitwirken des kleinen Peppo-Maskottchens oder/und der größeren Handpuppe Peppo etwas Spielerisches bekommen und allen Beteiligten Spaß machen.
- Es ist spannend zu sehen, wie sehr die Schulkinder ihr PEP-Expertenwissen an ihr gesamtes Umfeld weitergeben und von sich aus »systemisch unterwegs« sind.

15 »Ich fungiere als Klopfanker der Kinder« Mit PEP die Resilienz und Selbstwirksamkeit von Grundschulkindern stärken

Stefan Fischer, Julia Hennig

In unserem Beitrag geht es darum, wie PEP im Kontext einer Grundschule implementiert und gelebt werden kann. Wir tun dies als direkt Mitwirkende und in diesem Thema weitergebildete Personen. Wir, Julia Hennig (J. H.) und Stefan Fischer (S. F.), arbeiten als Klassenlehrerin und als Sozialpädagoge an der Wedding-Schule.

Wie bei vielen Ansätzen und Konzepten gehen wir davon aus, dass »eine Methode immer nur so gut ist, wie die Personen, die sie anwenden« (Pestalozzi). Konkret möchten wir beschreiben, welche Ideen wir von PEP bereits in den schulischen Alltag integriert haben bzw. in Zukunft integrieren möchten. Anlässe sehen wir überall dort, wo sich Schüler·innen aufgrund vielfältigster Situationen und Herausforderungen emotional überfordert fühlen und in ihrer (schulischen) Entwicklung gefährdet sind. In unseren Gedanken und Erfahrungen lassen wir auch aktuelle Auswirkungen der Pandemiesituation einfließen.

15.1 Wedding-Schule: Beschreibung und Philosophie

Die Wedding-Schule ist eine öffentliche gebundene Ganztagsschule in Wedding, einem Teil des Berliner Großbezirks Mitte. Sie beschult rund 560 Schüler·innen aus über 30 Nationen. In Berlin endet die Grundschulzeit erst nach der 6. Klasse. Lern- und unterrichtsergänzende Zeiten sind so gut wie möglich rhythmisiert. Neben der Wissensvermittlung legen wir in unserer Schulausbildung die Schwerpunkte auf den kulturell-künstlerischen Bereich und auf die Vermittlung sozialer Kompetenzen. Etwa 97 % der Schüler·innen haben eine Migrationsgeschichte. Die (trans)kulturelle Vielfalt sehen wir sowohl als Bereicherung als auch als Herausforderung an. Über 80 % der Eltern beziehen Transferleistungen.

Jede Klasse hat neben der Klassenlehrer·in eine Klassenerzieher·in. Außerdem arbeiten in der Wedding-Schule weitere Personen in multiprofessionellen Arbeitskontexten: fünf Sozialpädagog·innen, fünf Integrationserzieher·innen, drei Sonderpädagoginnen, ein Psychologe, eine Roma-Mediatorin[9], eine Willkommenslehrerin, eine Ergotherapeutin, eine Logopädin und eine Arabischlehrerin. Wir sind der vollen Überzeugung, dass Schule mindestens diese Multiprofessionalität benötigt.

Beispielhaft für die gelungene Zusammenarbeit an der Wedding-Schule ist das *multiprofessionelle Team* aus Vertreter·innen aller oben genannten Professionen, das sich einmal wöchentlich für 1,5 Stunden trifft – während der Coronapandemie auch online. Dabei werden aktuelle Ereignisse, Sorgen und Herausforderungen, die die Erwachsenen in ihrer Arbeit wahrnehmen, besprochen. Gemeinsam wird überlegt, wer welchen nächsten Schritt macht und ob es sinnvoll und notwendig erscheint, externe Kooperationspartner·innen zur Unterstützung anzufragen. Diese Runde ist für jede Person an der Schule offen und kann für ihre Anliegen genutzt werden.

Seit dem Herbst 2014 bildet sich das gesamte Kollegium kontinuierlich gemäß dem Konzept *Neue Autorität* (Lemme u. Körner 2019; Körner et al. 2019; Lemme u. Körner 2022; Omer 2015) fort. Dieses Konzept unterstützt uns dabei, Ideen zu entwickeln, wie wir (wieder) Beziehungsverantwortung übernehmen können. Im Umgang mit den Kindern und Erwachsenen, insbesondere den Kindern, sehen wir uns als Vorbilder und als Modell für die Kinder und wollen im Sinne des Konzepts als Autoritätspersonen anerkannt werden und Ansprechpartner·innen für Kinder und Erwachsene sein.

Das Kollegium kommt mit einem Konzept in Kontakt, das zunächst den Blick auf die Haltung der Erwachsenen richtet: ein humanistisches Menschenbild, geprägt von Wertschätzung, Achtsamkeit, Demut und Menschenwürde. Unser Tun richtet sich also grundsätzlich danach, wie wir Antworten auf Fragen finden wie:

- Wie können wir in dem, was wir erleben und wahrnehmen, unsere Präsenz fördern?
- Wie gestalten wir Beziehungspartnerschaften?
- Wie bauen wir generell eine Brücke des gegenseitigen Vertrauens?

---

9 Roma-Mediator·innen vermitteln sprachlich zwischen Schule und Roma-Familien und sind Ansprechpartner·innen für Roma-Kinder und -Familien.

Dabei achten wir darauf, die Eltern unserer Schüler·innen in allen Belangen mit ins Boot zu holen. Dies sind aus unserer Sicht auch wesentliche Grundlagen in der Anwendung und Nutzung von PEP.

15.2 Konkrete Anwendungsmöglichkeiten von PEP im schulischen Kontext

PEP kann die professionelle Arbeit im schulischen Kontext in zweierlei Hinsicht bereichern. Zum einen ist PEP als Strategie für Kinder vermittel- und anwendbar, und zum anderen kann oder vielmehr sollte die Methode in der Arbeit als Lehrkraft oder Pädagog·in persönlich nutzbar gemacht werden. Da auch im schulischen Kontext diese beide Seiten einander bedingen, kann die Anwendung sowohl durch die Schüler·innen als auch durch das Fachpersonal die positive Wirkung von PEP nur verstärken. Denn auch wir Erwachsene sehen uns immer wieder Situationen ausgesetzt, die uns emotional herausfordern oder gar an die Belastungsgrenze bringen.

Die Idee, den Kindern und Erwachsenen an der Schule eine »Strategie zur Selbsthilfe« an die Hand zu geben, damit sie in negativ erlebten Situationen und bei emotionalen Herausforderungen handlungsfähig bleiben, hat uns begeistert. So begannen wir das Klopfen gleich nach Abschluss unserer PEP-Ausbildung in unserer damaligen 5. Klasse anzuwenden und PEP hier als Pilotprojekt der Schule Schritt für Schritt zu implementieren.

Die Kontexte, in denen PEP in der Schule hilfreich einsetzbar ist, sind vielfältig. Bei den Schüler·innen sind das Klopfen und die Arbeit mit Kraftsätzen in den folgenden Situationen denkbar:

- bei Konflikten und Streitsituationen im Laufe des Schulalltags
- gegen Versagensängste vor Tests und Klassenarbeiten oder sportlichen Herausforderungen, z. B. Bundesjugendspielen, Schwimmunterricht u. v. m.
- bei Auftrittsangst vor Präsentationen (z. B. Referaten, Lesewettbewerben, Theateraufführungen, Gedicht- und Gesangspräsentationen)
- vor und während des Klassenrats
- in sonstigen Stress- und Überforderungssituationen (z. B. Mobbing, Notendruck, Übergang Oberschule, Pandemiesitua-

tion, Misserfolge, soziale Isolation/Ausgrenzung, Klassenfahrten oder Ausflüge)
- vor oder während digitaler Unterrichtseinheiten.

Für den Einsatz von PEP bei Erwachsenen (z. B. Lehrkräften, Sozialpädagog·innen, etc.) kommen Situationen in Betracht wie vor oder während als schwierig erlebter Elterngespräche, vor Vertretungsstunden, Unterrichtsbesuchen, Prüfungsstunden oder nach bzw. in belastenden Momenten in einer Klasse.

Im Gegensatz zu (psycho)therapeutischen oder ähnlichen Settings benötigen wir keine Diagnostik, um PEP in der Schule zu integrieren. Gleichzeitig wissen wir auch, dass wir nicht therapeutisch arbeiten und über unsere Kompetenzen hinausgehende Bedarfe an geeignete Fachleute weiterleiten können und müssen.

PEP ist in unserer Schule ein freiwilliges Angebot. Toleranz und Akzeptanz gegenüber allen Kindern und Erwachsenen, die PEP nicht ausprobieren oder nicht weiter anwenden wollen, gehören zu unserer Haltung: Dies leben wir den Kindern vor und vermitteln es ihnen.

Fallbeispiel I: Klopfen während einer Streitschlichtung

Ein Arbeitsschwerpunkt der Schulsozialarbeit ist die Konfliktklärung bzw. Streitschlichtung. Zu einer dieser Situationen bin ich (S. F.) vom Klassenerzieher angefragt worden – zufällig von dem der »PEP-Pilotklasse«.

Als ich in den Raum komme, finde ich folgende Sitzanordnung vor: Der Erzieher sitzt von mir aus gesehen ganz links am Tisch und dann weiter rechts die beiden Jungen, die miteinander einen Streit haben. Gewöhnlich prüfe ich zunächst, ob alle Personen im Raum einen guten Platz haben. Dies versäume ich dieses Mal, was sich im Nachhinein als ungünstig herausstellt. Um mir einen Überblick zu verschaffen, frage ich zunächst, worum es genau geht. Ich merke schnell, dass die Wut und Ärger der Beteiligten noch sehr stark sind und eine Konfliktklärung in weiter Ferne liegt. Da die beiden Schüler nebeneinandersitzen, droht die Situation körperlich zu eskalieren.

Spontan kommt mir die Idee, einen der beiden Jungen auf das Klopfen anzusprechen: »Ihr klopft doch in eurer Klasse – wo ist denn dein Lieblingsklopfpunkt?« Dies führt zu einer ersten Irritation.

Nach einer kurzen Überlegung deutet er auf seine Nase und beginnt auf ihr zu klopfen – ca. 20 Sekunden lang. Dies irritiert den anderen Jungen. Diese kurze Zeit reicht aus, dass sich die beiden Jungen emotional stabilisieren und danach tatsächlich ein Gespräch über Bedürfnisse, Wünsche und Ideen einer Konfliktklärung möglich wird. Ich finde es verblüffend, wie schnell diese Stabilisierung erfolgt, zumal die Nase keiner der 16 Klopfpunkte ist.

Meinem Eindruck nach verlassen alle Beteiligten sehr zufrieden den Raum nach Abschluss der Stunde.

Einige Zeit später spreche ich die Klassenlehrerin auf diese Situation an. Ihre Reaktion: »Interessant, der Junge, der geklopft hat, klopft bei mir in der Klasse nie und zieht stattdessen seine Kapuze über den Kopf!«

15.2.1 Klopfen nach der Hofpause

Oft kommen die Kinder nach der Hofpause emotional aufgeladen ins Klassenzimmer. Streitigkeiten, leider oft begleitet von körperlichen Auseinandersetzungen und verbalen Verletzungen, führen dazu, dass die Kinder nicht mehr in der Lage sind, sich mit Beginn der Stunde auf den Unterricht einzulassen. Als Lehrerin nehme ich (J. H.) in diesen Situationen immer noch eine innere Anspannung wahr, obgleich diese im Laufe der Jahre weniger geworden ist.

Der Anspruch Wissen zu vermitteln, steht in unserem Schulalltag so oft im Widerspruch zu den tatsächlichen Möglichkeiten. Störungen haben bekanntlich Vorrang (Cohn 2016, S. 121), weil sonst Wissensvermittlung im Sinne des fächerspezifischen Lehrplans nicht effektiv stattfinden kann. Im Zuge der von uns Fachkräften gelebten »wachsamen Sorge« (Omer 2015) hilft es, sich bewusst zu machen, dass es hier um das Vorleben einer »emotionalen und moralischen Haltung« geht, »und somit ein persönliches Modell des Umgangs miteinander vermittelt« wird (Lemme u. Körner 2019, S. 23).

Faktisch vermittelt wir also auch dann wertvolles Wissen, wenn wir nicht fachlich unterrichten. Es sind häufig zwar nur einzelne Kinder, die in der Hofpause in Auseinandersetzungen geraten, aber meist ist die Betroffenheit von Freund·innen in der Klasse groß, und viele Gemüter sind erhitzt. Neugierig klopfen die Kinder in einer solchen Situation mit mir. Das Klopfen ermöglicht dem Großteil der Klasse, in eine ruhige Arbeitsphase zu gelangen, während es mir Zeit verschafft, mit betroffenen Kindern ins Gespräch zu kommen.

Auch wenn akut kein Konflikt besteht, ritualisieren wir das Klopfen nach der oft lauten, turbulenten Hofpause, um gut in die nächste Stunde zu starten.

15.2.2 Einige Beobachtungen

Schon bei den ersten Klopfeinheiten zeigt sich, wie unterschiedlich hilfreich oder wohltuend die einzelnen Kinder das Klopfen empfinden. Ein ADHS-diagnostiziertes Kind z.B. erklärt, die klopfenden Berührungen nicht aushalten zu können, weil sie seine Unruhe noch verstärken. Dieses Kind drückt (statt zu klopfen) bei sich verschiedene Körperpunkte, und auch die »Überkreuzübung« wirkt meistens beruhigend. Manche Kinder entwickeln nach relativ kurzer Zeit ein Schamgefühl, vor bzw. mit der Klasse zu klopfen, andere nutzen die Klopfstrategie oft und ausgiebig, Lieblingspunkte kristallisieren sich heraus.

In gemeinsamen Klopfsituationen werden die mitklopfenden Kinder mit der Zeit weniger. Je älter die Kinder werden, desto eher scheint sich Scham einzustellen. In Einzelsettings ist die Bereitschaft deutlich größer. Auch trägt der durch die Coronapandemie bedingte Wegfall des Präsenzunterrichts und die dadurch fehlende Kontinuität vermutlich dazu bei, dass das Klopfen sich nicht wie erhofft als Strategie der Selbstwirksamkeit manifestiert hat.

Dennoch ergeben sich für uns aus diesen ersten Anwendungsversuchen wertvolle Rückschlüsse auf Veränderungs- und Optimierungsmöglichkeiten für die zukünftige Arbeit. So können wir beobachten, dass alle Kinder mitmachen, wenn wir vor Tests und Klassenarbeiten klopfen, auch das Kind mit ADHS oder Kinder, denen das Klopfen in der Klasse sonst eher unangenehm scheint. Erklärungen hierfür erhalten wir nicht, auf Nachfrage sehen wir oft Schulterzucken. Vermutlich möchte niemand das Risiko eingehen, eine positive Wirkung oder einen »magischen Moment« zu verpassen.

Eine weitere interessante Beobachtung machen wir, als wir das erste Mal mit Mund-Nasen-Schutz klopfen: Während wir mit den Klopfpunkten der Hand beginnen, haben wir zunächst gar nicht im Blick, dass bestimmte Klopfpunkte im Gesicht wegen der Maske nicht oder nicht so gut geklopft werden können. Den Kindern fällt dies sehr schnell auf, und wir müssen das Klopfen wegen der auftauchenden Frage, wie wir das handhaben wollen, erst einmal unterbrechen.

Gemeinsam beraten wir. Die Kinder empfinden die Einschränkung als wenig problematisch, es sei denn, es betrifft einen persönlichen Lieblingsklopfpunkt. Bei der vielfältigen Auswahl an Klopfpunkten und mit dem Wissen, dass diese veränderbar sind, wird schnell die Idee geäußert, entweder länger beim jeweiligen Lieblingspunkt zu bleiben oder einfach um die Maske herum zu klopfen.

15.2.3 Wohltuende Kraftsätze bilden

In Bezug auf unsere Präsenz als Erwachsene in der Schule stärkt PEP die Beziehungen zwischen Erwachsenen und Kindern, aber auch die Beziehungen zwischen den Erwachsenen. Das gemeinsame Klopfen, insbesondere in kleinen Gruppenkonstellationen bzw. das gemeinsame, möglichst humorvolle Finden von Kraftsätzen stärkt die Kinder und die Erwachsenen, vermittelt Interesse und Fürsorge und sorgt für gemeinsame Zeit.

Geeignete Affirmationen für einen anderen Menschen zu finden spiegelt innere Gedanken wider und wirkt wohltuend wie ein Kompliment. Wenn es beispielsweise um den Wechsel der Kinder an die Oberschulen geht, steigt schon anderthalb Jahre vorher bei den Kindern der Druck, gute Noten zu schreiben. Die Bewerbungsphase für die Oberschulen ist für Kinder, aber auch Eltern eine herausfordernde Zeit. Viele Kinder definieren sich dann fast ausschließlich über ihre Leistungen. Wird eine Note als nicht gut empfunden, kann das für den gefühlten Selbstwert problematisch sein und die Kinder sehr belasten, bis hin zu oft unbegründeten Versagensängsten. Eigene Stärken werden dann kaum noch wahrgenommen, Angst vor der Reaktion der Eltern oder dem Einfluss einer Note auf die Position innerhalb der Klasse kommt auf.

In solchen Situationen haben wir gute Erfahrungen mit Affirmationen und der Arbeit mit dem *Selbstwert-Generator für junge Menschen* (Bohne u. Ebersberger 2020a) gemacht. Gerade an einem Ort, an dem Kinder generell oft Leistungsdruck, Konkurrenz und Erwartungen spüren, ist es wichtig, den Selbstwert der Kinder zu stärken. Entsprechende Kraftsätze haben sich als wertvolle und unterstützende Instrumente erwiesen (Bohne u. Ebersberger 2020a):

> »Stimmt genau! Noten sagen nichts über meinen Wert aus.«

Im Schulalltag verbringt man viel Zeit mit den Kindern, insbesondere als Klassenlehrer·in, und lernt die Kinder sehr gut kennen. Ganze Bücher ließen sich füllen mit Sprüchen und Bemerkungen von

Schüler·innen, vor allem auch über sich selbst. Diese Selbstaussagen, ob ernst gemeint oder als Spaß, sind oft die perfekten Vorlagen, um stärkende Sätze für die Kinder zu formulieren.

Fallbeispiel II: »Ich bin so geil!«

Ich (J. H.) arbeite mit einem Jungen zusammen, der in jeder nur möglichen Situation zu sich selbst sagt: *»Ich bin so geil!«* Dies tut er beispielsweise, wenn er eine Arbeit zurückbekommt, egal mit welcher Note, wenn er beim Fußball ein Tor schießt oder einfach nur cool über den Platz läuft, wenn er ein Spiel oder eine Wette gewinnt, oft nach seinen eigenen Regeln, wenn er Erster in der Reihe ist, ein Bild fertigmalt oder eine Aufgabe schafft. Oft sagt der Junge es auch einfach im Vorbeigehen, weil er weiß, dass es andere provoziert oder auch ich ein anderes Wort lieber hören würde als »geil«. Wiederholt hat dieser Junge intensive Streitigkeiten mit Freunden, immer wieder sind wir im Gespräch über Konkurrenz- und Wettkampfverhalten unter Freunden, »besser sein zu wollen als andere«. Er will von seinen Freunden als fähig, klug, cool und sportlich wahrgenommen werden, eben »geil«, wie er es formuliert, er sucht Anerkennung. Was er erlebt, ist Ablehnung, denn er wirkt dabei auf andere eher rücksichtslos ehrgeizig, besserwisserisch und angeberisch.

In der Aussage »Ich bin so geil!« liegt für ihn mehr ein Wunsch denn tatsächliches Erleben, da die gewünschte Anerkennung ausbleibt. In einem unserer Gespräche formuliert der Junge die Angst, andere Kinder wollten mit ihm nicht mehr befreundet sein, bzw. die Angst, bestehende Freundschaften zu verlieren, wenn er sich fehlbar zeigt, nicht cool genug ist oder wenn es weiter zu Streit zwischen den Jungen kommt. Es zeigt sich, dass er gar nicht so überzeugt von sich war, wie es zunächst wirkte, wenn er immer wieder »Ich bin so geil!« sagte.

Gemeinsam suchen wir nach einer Affirmation, die seinen Selbstwert stärken soll. Ich versuche verschiedene Varianten: *»Auch wenn ich mal streite, bin ich ein guter Freund.«* oder *»Auch wenn mir mal etwas nicht gelingt, bin ich ein toller Junge.«* Seinen Nerv treffen dann allerdings Kraftsätze, in denen ich das Wort »geil« unterbringe: *»Auch wenn ich mal streite oder mir etwas nicht so gut gelingt, bin ich ein echt geiler Junge.«* Offensichtlich beschreibt »geil« das, was der Junge am liebsten sein möchte. Wir lachen, als wir die Affirmation gefunden haben, auch weil er weiß, dass »geil« nicht zu meinen Lieblingswörtern gehört.

15.2.4 Selbstfürsorge mit PEP im schulischen Kontext

Im Schulalltag stehen auch wir Erwachsenen täglichen Herausforderungen gegenüber, erleben Belastung oder gar Überlastung, Hilflosigkeit, Zweifel, Ängste und Unzufriedenheit. In einem heterogenen Klassenverband mit bis zu 26 Kindern ist das individualisierte Lernen eine große Herausforderung, bedeutet es doch, alle Kinder gleichermaßen zu sehen, sie dort abzuholen, wo sie momentan stehen, ihnen das Gefühl zu geben, gesehen zu werden, Ansprechpartner zu sein und Vorbild zugleich. Das zu schaffen, ist schon unter optimalen Voraussetzungen eine immense Anforderung, die an uns gestellt wird.

Störungen jeglicher Art, persönliche Befindlichkeiten, verschiedenste Ereignisse, Auseinandersetzungen, individuelle Erwartungshaltungen, eben wir, in all unserer doch auch sehr bereichernden Vielfalt, beeinflussen das aktuelle Tagesgeschehen, den Unterrichtsverlauf und die Schulzeit. Nicht selten führt all das dazu, dass ich (J. H.) am Ende eines Schultages nach Hause gehe mit dem Gefühl, das gesetzte Ziel nicht erreicht zu haben, den eigenen Anforderungen nicht gerecht werden zu können. Ich erlebe dann unterschiedliche negative Emotionen, von Stress und Unzufriedenheit bis zu Frustration oder Hilflosigkeit. Ich stelle innerlich meine Kompetenz als Lehrkraft infrage.

Unsere Schule zeichnet sich durch ein großartiges Netzwerk zur Unterstützung aus. Die Idee und Haltung ist ein *wertschätzendes Wir,* das die Schulleitung und alle anderen Professionen einschließt. Ich muss meine Herausforderungen nicht allein bewältigen, ich bin keine Einzelkämpferin, ich darf Verantwortung abgeben, mir Hilfe holen, nicht weiterwissen und erfahre dennoch Wertschätzung. Oft gilt die Annahme, dass eine Person nicht oder weniger kompetent erscheint, wenn sie pädagogische Situationen nicht allein meistern kann. Wir versuchen an unserer Schule dieser Idee entgegenzuwirken, gemeinsam Kräfte zu bündeln und von gegenseitiger Unterstützung und Wertschätzung zu profitieren. Diese Unterstützung und Anerkennung ist ein wertvoller Grundbaustein für die Gesundheit und einen gesunden Selbstwert.

Mit PEP ist für uns ein weiteres wertvolles Tool hinzugekommen, das dabei unterstützt, herausfordernden Situationen mit Stärke und Selbstführung zu begegnen und in der eigenen Präsenz zu bleiben. Fordern mich die Schüler·innen als Lehrerin so sehr heraus, dass ich Gefahr laufe, meine Fassung zu verlieren, oder merke ich, dass meine Geduld gerade zur Tür hinausspaziert, setze ich mich, atme durch und klopfe eine Runde. Dies geschieht oft transparent für die Kinder, denn nebenbei kann ich erklären, was mich gerade ärgert oder was ich mir wünsche. Auch das Klopfen ohne zu sprechen ist oft eine gute Idee, um anschließend überlegt handeln zu können. Dann erkläre ich den Kindern nur, dass ich einen Moment Zeit brauche, um zu überlegen, wie es weitergeht. Manchmal aber klopfe ich auch unter dem Tisch oder hinter dem Rücken. Erfahrungsgemäß erspart mir eine Runde Klopfen am Ende mehr Zeit, als mich auf eine emotionale Auseinandersetzung einzulassen, von der alle Beteiligten sich wesentlich länger erholen müssten. Es lohnt sich also in jedem Fall, Zeit zum Klopfen im Unterricht einzuräumen.

Die Kinder werden, wenn ich für mich selbst klopfe, ruhig und hören mir zu, manche klopfen mit, andere schauen einfach zu. Sie können dann gut einordnen, was ich tue, warten ab, und ich habe eine Vorbildwirkung. Denn egal ob wir große oder kleine Menschen sind – wir durchleben die gleichen Emotionen. Wichtig sind die Strategien, wie wir vor allem negativen Emotionen begegnen und mit ihnen umgehen. Gewissermaßen fungiere ich in Situationen wie der gerade geschilderten als *Klopfanker* der Kinder und erinnere sie durch mein eigenes Tun an die Strategie des Klopfens in emotional belastenden Momenten.

Auch stimmige stärkende Sätze können erfahrungsgemäß einen ganz wesentlichen Teil zur Gesundheit und zum Selbstwirksamkeitserleben beitragen. Einzelne Stunden oder Tage, an denen wir meinen, gescheitert zu sein, machen aus uns keine schlechten Pädagog·innen. Sich das zu sagen tut gut und intelligentem Scheitern mit Humor zu begegnen ebenso.

Was wir bisher gelernt haben:

- Institutionelle explizite Zustimmung ist die Grundlage für die Arbeit mit PEP.
- PEP sollte fester Bestandteil des Schulprogramms sein (»Regelangebot«).
- Günstig ist es, in der Schule möglichst frühzeitig mit PEP zu starten.
- Es gilt, das PEP-Wissen im Kollegium zu verbreiten und die Eltern mit ins Boot zu holen.

- Angesichts der Struktur des Schulalltags sind kreative Ideen und Orte zum Klopfen und Anwenden der PEP-Tricks erforderlich.
- Elefant »Peppo« (Kap. 14), das Vorlesebuch *Klopfen für Kinder* (Kirschbaum u. Bohne 2021) und der *Selbstwert-Generator für junge Menschen* (Bohne u. Ebersberger 2020a) sind ideale Mittel zur Unterstützung bei der Einführung und Anwendung von PEP mit den Schüler·innen.
- Je nach Entwicklungsstand und Alter sind sprachliche Variationen, z. B. teilweises Übersetzen des Selbstwert-Generators in einfache Sprache bzw. oder andere Sprachen, erforderlich (Prüfung von Finanzierungsmöglichkeiten wie z. B. Projektgelder).
- PEP »klappt« nicht bei allen Schüler·innen (Umgang mit Scham).
- Üben, üben, üben – anpassen, anpassen, anpassen!

15.2.5 Visionen für die Zukunft

Da PEP und die »PEP-Tricks« unseres Wissens in keinem anderen schulischen Rahmenlehrplan explizit benannt werden und die Erwartungshaltung vieler Eltern gegenüber der Schule mehr in Richtung Wissensvermittlung geht, halten wir es für unabdingbar, die Eltern von Anfang an mit ins Boot zu holen. Idealerweise sollten sie bereits am ersten Elternabend des Schuljahres über PEP und entsprechende Angebote in unserer Schule und innerhalb der Klasse informiert werden. Aus zeitlichen Gründen kann PEP dann zunächst nur kurz umrissen und interessierten Eltern ein weiteres Angebot eines thematischen Elternabends unterbreitet werden. Siehe hierzu die nachstehende Liste:

Checkliste für die Arbeit mit den Eltern

- Wann informieren wir die Eltern über das Thema Klopfen mit Kindern?
- Worüber genau informieren wir die Eltern?
- Wie informieren wir die Eltern?
- In welcher Form nehmen wir Kontakt auf?
- Woran merken wir, dass die Eltern verstanden haben, wofür das Klopfen sinnvoll sein kann?
- Wie begegnen wir möglichen Vorbehalten?
- Welche sprachlichen Übersetzungsleistungen sind notwendig (Stichwort: einfache Sprache)?

Um die Eltern möglichst umfassend zu informieren, soll in Zukunft die Homepage unserer Schule auf unser PEP-Angebot hinweisen. Weiterführende Links und Literaturempfehlungen können dort zur Verfügung gestellt werden. Es ist die Idee, Flyer zu den verschiedenen PEP-Tricks, kleine Taschenhefte und später Erfahrungsberichte von Kindern und Kolleg·innen unserer Schule zu erstellen und diese Informationen bei Elternabenden und auf der Homepage zu teilen.

Inspiriert durch das Buch *Klopfen für Kinder* (Kirschbaum u. Bohne 2021) ist die fächerübergreifende Idee entstanden, dass Kinder der höheren Klassen ihre eigenen Klopfgeschichten schreiben oder ein Klopftagebuch führen. Möglich ist auch ein Filmprojekt mit Kindern zum Thema und Klopfpatenschaften innerhalb der Klasse oder klassenübergreifend.

Eine weitere Option des Einsatzes von PEP ist das Elterncoaching bzw. die Elternberatung. Wir sind der Meinung, dass die Verbreitung von Informationen zu PEP in der Elternschaft bei einigen Eltern das Interesse weckt, mehr über das Klopfen zu erfahren. Uns fallen zahlreiche Situationen mit Kindern im Familienkontext ein, in denen PEP eine hilfreiche Unterstützung für die Eltern sein könnte.

Natürlich interessiert uns auch, wie die Schüler·innen PEP erleben. Daher haben wir als Bestandteil des Online-Zusatzmaterials den → »PEP-Fragebogen für Schülerinnen und Schüler« erstellt, mit dem wir in Zukunft die Erfahrungen der Kinder bezüglich PEP und der »PEP-Tricks« erheben werden. Den Fragebogen samt Begleitschreiben an die schulischen Fachkräfte finden Sie am Ende des Online-Zusatzmaterials. Schön wäre es, wenn die Schüler·innen über die Grundschulzeit hinaus auf ihrem Lebensweg den ein oder anderen PEP-Trick mitnehmen und zur emotionalen Stressregulation nutzen.

Aktuell beginnt für uns im Schuljahr 2021/22 die Arbeit mit einer 1. Klasse. Jeder Klasse der Stufen 1 bis 3 wird an unserer Schule ein Tier zugeordnet. Doppelungen sind nicht möglich. Vor dem Start mit dieser (meiner) 1. Klasse war der Elefant bereits vergeben. In Anlehnung an PEP und »Peppo« und an das Modell der »Gewaltfreien Kommunikation« (GfK) nach Marschall B. Rosenberg, das jahrelanger Bestandteil des sozialen Trainings in meiner (J. H.) vorangegangenen Klasse war, haben wir uns für die »Giraffanten-Klasse« entschieden, um Peppo dennoch ins Klassentier zu integrieren (Mix aus Elefant und Giraffe). Peppo tritt unabhängig davon als eigenständiges Tier in der Klasse auf, um unter anderem die Klopf-Geschichten zu unterstützen. Wir freuen uns auf die Erfahrungen, die wir nun in der gesamten Grundschulzeit von der 1. bis zur 6. Klasse mit den Kindern teilen dürfen.

15.3 Resümee

Eskalierte Konfliktsituationen zwischen Kindern, Auseinandersetzungen mit Eltern, Vertretungsstunden in unbekannten Klassen, massive Unterrichtsstörungen etc. fordern Fachkräfte im schulischen Alltag heraus. Wenn, wie eingangs erwähnt, »die Methode immer nur so gut ist wie die Personen, die sie anwenden«, bleibt an dieser Stelle festzuhalten, dass PEP uns persönlich sehr dabei unterstützt, uns in unserer Präsenz zu stärken und unser emotionales Gleichgewicht aufrechtzuerhalten, damit wir gut in Beziehung mit uns selbst und mit den uns anvertrauten Kindern bleiben – eine grundlegende Voraussetzung für das Gelingen unserer Arbeit. Das Erlernen von Fähigkeiten und Fertigkeiten im Umgang mit sozial-emotionalem Stress sowie der Fokus auf Gesundheit, Achtsamkeit, Resilienz und Selbstwirksamkeit sind nicht erst in Zeiten der Coronapandemie wichtige Grundlagen geworden, um lernen und lehren zu können. Wir erleben, dass gerade im Kontext Schule die emotionale Stressregulation durch sämtliche »PEP-Tricks« eine elementare Voraussetzung für das Lernen und Unterrichten sein kann.

15.4 Zentrale Aussagen

- PEP hat positive Auswirkung auf das Selbstwirksamkeitserleben der Schüler·innen sowie auf das Selbstvertrauen, das Verstehen der eigenen Gefühlswelt, den Umgang mit Emotionen und das Erkennen, Benennen und Verstehen von Emotionen.
- PEP verbessert die Selbstbeziehung und das Selbstwerterleben. Vor allem mit beginnender Pubertät/Adoleszenz unterstützt PEP die Identitätsfindung (Wer bin ich? Wer/wie möchte ich sein?).
- PEP lässt sich gut mit anderen Konzepten verknüpfen, unter anderem mit Konzepten wie Neue Autorität, GfK, Konfrontatives Sozial-Kompetenz-Training (KSK) oder »Ich schaffs!«.

16 »Tierisch gut!« Interaktives Kindertheaterstück für die Grundschule mit PEP-Vertiefungskursen

Sandra Hehrlein, Stefan Bettels

16.1 Gewaltprävention in der Grundschule

Das Projekt *Tierisch gut!* wurde für die Grundschule konzipiert und eignet sich zum Einsatz im Bereich der Gewaltprävention und zur Förderung der Sozialkompetenz im Klassenverband der Jahrgangsstufen 3 und 4 für Kinder von ca. 7 bis 11 Jahren.

Unsere Intervention zielt auf die Stärkung der eigenen Person und auf die Wertschätzung von Vielfalt innerhalb einer Gruppe ab. Als Kernelemente sehen wir die Selbstakzeptanz und Selbstfürsorge zur Selbstwertsteigerung als Initialzündung für ein besseres Klassenklima.

Wenn jeder zufriedener mit sich ist, geht es allen etwas besser. Gemäß Eckart von Hirschhausens Motto »Wenn ich mich selbst mag, dann können alle anderen mich mal gernhaben« mache ich mich vom Urteil der anderen unabhängig. Und ich muss meinen Selbstwert nicht auf Kosten anderer beweisen. Im weiteren Sinne bedeutet das auch, wenn ich mich selbst mag, dann können auch andere mich gernhaben. Die Kinder erfahren, dass sie mithilfe der PEP-Klopftechniken selbst etwas für ihr Wohlbefinden tun können.

Theater involviert die Kinder und berührt sie emotional. Während der Aufführung wird der Kernsatz *»Du bist gut so, wie du bist«* formuliert, und die Kinder kommen über die Figur des *Kaninchens* in einen ersten positiven Kontakt zu den PEP-Übungen. Dies hilft bei deren Übernahme in den Schulalltag. Die einfachen und kindgerechten Techniken erweisen sich dort in der Praxis als hochwirksam und können im Notfall leicht eingesetzt werden und langfristig von Nutzen sein.

16.1.1 Hintergrund

Das Ludwigsburger Theater *Q-rage*[10] ist seit vielen Jahren mit Stücken im Präventionsbereich zu unterschiedlichen Themen an Schulen aktiv. Theater bietet die Chance, auf der emotionalen Ebene an die Lebenswelten der Kinder und Jugendlichen anzudocken, sie zum Nachdenken anzuregen und neue Verhaltensweisen einzuüben.

> »Das Theater fesselt und fasziniert von Beginn an, es ist ein Ort der Gesellschaft, ein sozialer, ein öffentlicher Ort und doch ein Ort, an dem der Mensch ganz individuell und intim angerührt, verzaubert [...] wird« (Bidlo 2006, S. 23).

Eine enge Kooperation besteht zwischen dem Theater Q-rage und dem Verein *Ein Stern für Lena * Gegen Gewalt! e. V.*, aus der das interaktive Jugendtheaterstück *Am Limit!* hervorging. Hier geht es um Gewalterfahrungen von jungen Menschen und um die Frage, was jeder Mensch zu einem guten Miteinander beitragen kann. Die Resonanz auf das Theaterstück und die anschließenden Vertiefungskurse von Stefan Bettels (S-TEAM Coaching) war sehr positiv. Deshalb und aufgrund zahlreicher Rückmeldungen von pädagogischem Fachpersonal aus Grundschulen, die einen Handlungsbedarf zur Verbesserung des Umgangs mit sich selbst und mit anderen schon in der Grundschule konstatieren, entstand die Idee für das neue Theaterprojekt *Tierisch gut!*.

16.1.2 Material und technische Hinweise

Die Theateraufführung findet jeweils in der Aula, einer Turnhalle oder ähnlichen geeigneten Räumlichkeiten statt (Abb. 11). Im Idealfall stehen eine Bühne, Beleuchtungstechnik und Bestuhlung für das Publikum zur Verfügung.

Die an den Theaterbesuch sich anschließende vertiefende Nachbearbeitung kann im Klassenraum erfolgen. Während des Kurses erhalten die Schüler·innen zur Erinnerung ein Poster mit den PEP-Techniken. Dem pädagogischen Personal wird im Nachgang eine Arbeitshilfe mit Übungen, Spielen und Interventionen zur Vertiefung zur Verfügung gestellt.

10 Gesprochen wie das Wort Courage.

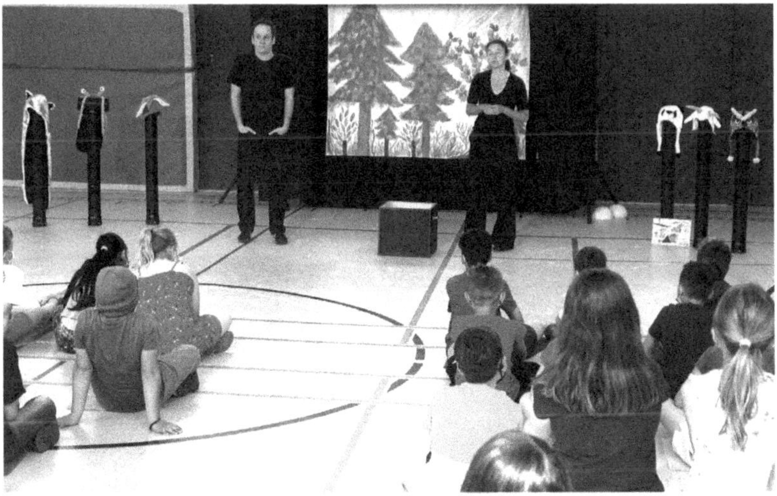

Abb. 11: Theaterstück »Tierisch gut!« des Theaters Q-Rage

16.2 Theaterstück mit PEP-Vertiefungskursen für Grundschulkinder

Im Theaterstück geht es um unterschiedliche Tiere: Wolf, Ziege, Schnecke, Kaninchen und Panda. Sie kommen mit sich und miteinander nicht gut klar, doch ihre Lehrerin, die weise Eule, hat eine Idee. Sie schickt die Tiere gemeinsam, mit Unterstützung der Kinder, auf eine Abenteuerreise, um miteinander zu lernen, was sie anders machen können, um sich alle in der Gruppe wohlzufühlen. Das Theaterstück ist interaktiv und lädt die Kinder dazu ein, die Handlung mitzugestalten und ihre Ideen zu einem besseren Umgang miteinander einzubringen. Vermeintlich negativ erscheinende Charaktereigenschaften der Tiere erweisen sich plötzlich als hilfreich. Am Ende der Reise kommt die Erkenntnis, dass alle etwas zur Gemeinschaft beitragen können: Alle können helfen, und alle sind wertvoll.

Als direkte Verbindung zu PEP und zu den anschließenden Vertiefungskursen klopft das Kaninchen im Theaterstück, wenn es nervös ist und Angst hat, um sich zu beruhigen (Abb. 12).

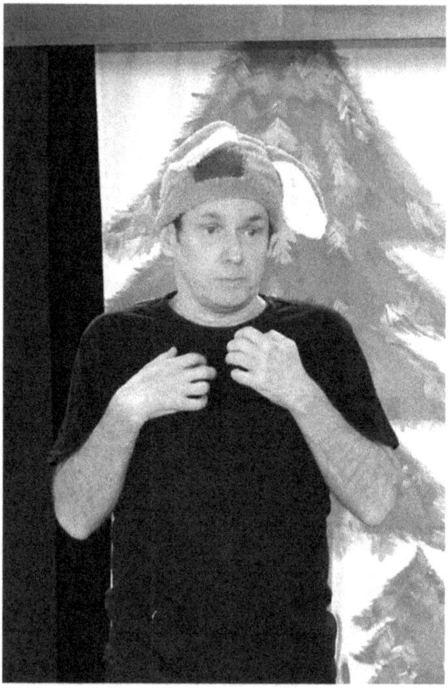

Abb. 12: Das Kaninchen klopft (aus dem Theaterstück »Tierisch gut!« des Theaters Q-Rage)

Auszug aus dem Textbuch von *Tierisch gut!*

Die Gruppe aus Wolf, Ziege, Kaninchen, Panda und Schnecke ist auf dem Weg, um zur Quelle der Erkenntnis zu gelangen und dort den Zauberduft »Du bist gut so, wie du bist!« zu holen. Das ist die einzige Chance, damit die Tiere in der Gruppe wieder gut miteinander umgehen können. Die Eule, ihre Lehrerin, hat sie auf den Weg geschickt. Der Wolf hat die Landkarte und läuft mit der Ziege voraus, die anderen Tiere sind ein Stück weiter dahinter. Das Kaninchen läuft traurig nebenher.

PANDA: *Du schaust traurig aus.*
KANINCHEN: *Bin ich auch.*
PANDA: *Was ist los?*
KANINCHEN: *Ach, ich hab Ärger mit der Ziege.*
PANDA: *Aber warum denn? Ihr seid doch beste Freunde.*
KANINCHEN: (Schluchzt, bleibt stehen) *Waren wir.*
PANDA: *Was?*

KANINCHEN: *Ja, die Ziege hat gesagt, dass sie nicht mehr mein Freund ist. Und das tut soooo weh.* (Das Kaninchen klopft, um sich zu beruhigen ...)

PANDA: *Das tut mir leid.* (Legt seinen Arm um das Kaninchen, das in diesem Moment stehen bleibt. Da sieht er Ziege und Wolf) *Oh, schau mal da vorne, da sind die Ziege und der Wolf!*

KANINCHEN: *Stimmt, die scheinen irgendwie Streit zu haben.* (Fängt an zu Klopfen – ganz zaghaft) (Abb. 12)

PANDA: *Die streiten sich bestimmt um den richtigen Weg.*

KANINCHEN: *Ja, das kann sein.*

PANDA: *Ich hab eh das Gefühl, dass wir uns verlaufen haben. Ich kann mich nämlich gut orientieren.*

KANINCHEN: (Schaut ganz gebannt zu den Streitenden) *Ich will da jetzt nicht hin.* (Klopft weiter)

PANDA: *Wir machen eine Pause, dann kann die Schnecke auch aufholen.*

Das Klopfen hilft später im Stück in einer kritischen Situation der ganzen Gruppe. Mit den Kindern und allen Tieren wird während des Stückes geklopft, um den Tieren Mut zu machen, die Herausforderung gemeinsam zu meistern. Die Themen und Ziele, die das Theaterstück verfolgt, sind:

- Umgang miteinander
- Stärkung des Selbstwertgefühls
- Erfahren von Selbstwirksamkeit
- Empathie und Respekt
- Impulssteuerung
- Vielfalt der Gruppe
- Stärke im Team anstatt Ausgrenzung.

Zur Vertiefung der Inhalte gibt es zeitnah nach der Aufführung im Rahmen eines Sozialkompetenztrainings klassenweise zwei vertiefende Module von je 45 Minuten (Basismodul und Aufbaumodul).

16.2.1 Basismodul: »Selbstfürsorge und Selbstwertstärkung mit PEP«

Im Gespräch mit den Schüler·innen werden die Inhalte des Theaterstückes reflektiert. Die besonderen Eigenschaften eines jeden Tieres werden gesammelt und gemeinsam betrachtet. Die Schnecke beispielsweise ist sehr langsam, kann deshalb aber aufmerksam sein und hilft so der ganzen Gruppe, den richtigen Weg zu finden, als sie sich verirrt haben. Alle können sich einbringen, damit es der ganzen Klasse besser geht, egal was er oder sie kann.

In einem Kreisspiel werden dann die Gemeinsamkeiten aller Kinder thematisiert. Dabei zeigt sich, dass alle sich in der Klasse wohlfühlen möchten, etwas für die Klassen tun können und dass Freundlichkeit allen weiterhilft.

Als letzter Part folgt dann die PEP-Intervention. Die Kernfrage lautet hier: »Was kann ich tun, wenn's mir mal nicht so gut geht?« Dafür wird mit den Kindern die »Kurbelübung« zur Selbststärkung und die »Klopfsequenz« zur Abschwächung negativer Gefühle eingeübt. Danach erhält die Klasse ein Poster mit den einzelnen PEP-Übungen (Kirschbaum u. Bohne 2022a) zur Erinnerung.

Die Kerninhalte des Basismoduls sind zusammengefasst:

- Du bist gut so, wie du bist: Jeder und jede ist einzigartig mit seinen bzw. ihren Stärken und Schwächen.
- Im richtigen Umfeld können vermeintliche Schwächen zu Stärken werden.
- Alle wollen sich in der Klasse wohlfühlen können.
- Alle können etwas für die Gemeinschaft tun.
- Wenn's mir gut geht, geht's allen besser: Ich sorge für mich mit Kurbeln und klopfen. Dann bin ich besser drauf und ärgere mich nicht so schnell.

16.2.2 Aufbaumodul: »Faires Streiten« und »Stark im Team«

Im zweiten Teil der Vertiefung, dem 45-minütigem Aufbaumodul, kann wahlweise einer der beiden folgenden Schwerpunkte behandelt werden.

Schwerpunkt 1: »Faires Streiten lernen – gewaltfreie Konfliktlösung«

Zum Start wird gemeinsam »Karottenziehen« gespielt.[11] In der Regel kommt es dabei zu Meinungsverschiedenheiten. Diese werden nach dem Spiel durch »faires Streiten« beigelegt. Dazu wird zur emotionalen

[11] Eine ausführliche Beschreibung aller hier vorgestellten Spiele finden Sie im Online-Zusatzmaterial → »Tierisch gut! Interaktives Kindertheaterstück für die Grundschule – Spielanleitungen (Aufbaumodul)« sowie unter https://www.s-team-coaching.de/Download/ [Zugriff: 11.05.2022].

Regulierung zunächst geklopft. Danach wird geklärt, dass es beim Streiten nicht ums Rechthaben geht, sondern darum, dass jede und jeder die Gegebenheiten von ihrem bzw. seinem Standpunkt aus wahrnimmt. Zur Verdeutlichung wird ein großer Schaumstoffwürfel eingesetzt und den Kindern erklärt, dass zwar von den verschiedenen Seiten aus immer unterschiedliche Zahlen zu sehen sind, jedoch alle immer den gleichen Würfel vor sich haben.

Das faire Streiten läuft dann in drei Runden ab, und zum Abschluss wird ein »Friedensvertrag« geschlossen. Die Kinder erleben so unmittelbar Selbstwirksamkeit und ihre Erfahrung, selbst ihre Probleme beilegen zu können und nicht auf das Urteil Erwachsener angewiesen zu sein, bewirkt einen hohen Selbstwertschub.

Schwerpunkt 2: »Stark im Team« – Klassengemeinschaft stärken

Hier werden im Spiel die positiven Aspekte eines Lebens in Gemeinschaft herausgearbeitet. Die Kinder erleben das freudvolle Miteinander in der Gruppe.

»Ameisenspiel«: Die Klasse soll wiederholt den Stuhl der eine Ameise spielenden Spielleiter·in besetzen, sodass diese sich nicht setzen kann und ausgeschlossen fühlt. Die Spielleiter·in weist dann auf die von ihr gespielte traurige kleine Ameise hin. Es wird beraten, was jede Spieler·in tun kann, damit es besser wird. Kerngedanke ist hier wie auch in den anderen Modulen: Alle können etwas tun. Hier noch um den Gedanken erweitert: »Man muss nur anfangen, dann kann man sogar als gutes Beispiel vorangehen.«

»Reise nach Jerusalem – kooperativ«: Bei dieser Teamaufgabe bekommen die Kinder die Aufgabe, alle gemeinsam Platz auf immer weniger Stühlen zu finden. Anders als die klassische »Reise nach Jerusalem« kommt diese Spielvariante ohne Verlierer·innen aus. Alle Spieler·innen verteilen sich um die Stühle herum im Raum. Auf ein Startsignal hin suchen sich alle einen Platz auf einem Stuhl. Vor der nächsten Runde werden ein oder mehrere Stühle entfernt, die Zahl der Spieler·innen bleibt jedoch unverändert. Je weniger Stühle vorhanden sind, umso mehr ist jede Spieler·in auf gegenseitige Rücksicht und Hilfestellung angewiesen bei dem Ziel, mehrere Spieler·innen irgendwie auf einem einzigen Stuhl unterzubringen. Hier können die Kinder ganz intensiv die Auswirkungen des Miteinanders erleben. Das positive Erlebnis, wenn die Klasse es schafft, mit 20 Kindern auf vier Stühle zu klettern, schweißt zusammen. Das Motto ist hier: »Ein Kind für alle! Alle füreinander!« Wenn also jedes Kind einzeln den Gedanken »Ein Kind für alle!« beherzigt und damit anfängt, sich für andere einzusetzen, gilt plötzlich »Alle füreinander!«.

Weitere Spielanregungen finden sich bei Gilsdorf u. Kister (2020, 2018, 2013).

16.3 Fallbeispiel: Faires Streiten

In einem Klassenkurs der 3. Jahrgangsstufe ist ein Junge so aufgebracht über seine Mitschülerin, dass er sich nur noch schreiend mitteilen kann. Sowohl ich als Kursleiter als auch die Klassenlehrerin werden lauthals angeschrien. Seine Mitschülerin will er »in tausend kleine Stücke reißen«. Glücklicherweise lässt er sich davon überzeugen, gemeinsam mit mir seine Wut zu beklopfen. Nach zwei Klopfrunden ist er so ruhig, dass er sich von Angesicht zu Angesicht mit seiner Mitschülerin über das Streitthema unterhalten und seine Wünsche für das weitere Miteinander der beiden formulieren kann. Nach den drei Runden des »fairen Streitens« konnten die beiden eine konstruktive Lösung finden und ließen ihre Mitschüler·innen und die Klassenlehrerin sprachlos vor Erstaunen zurück.

16.4 Resümee

Emotionale Selbstregulation und Selbstakzeptanz sind wichtige Grundlagen für ein gutes Miteinander unter Kindern. Wenn die Emotionen nicht mehr überschäumen, können die Kinder bei Konflikten einfacher miteinander reden und ihre Bedürfnisse formulieren.

Für unsere Arbeit im Bereich der Gewaltprävention haben sich die PEP-Klopftechniken als leicht vermittelbar und sehr effektiv erwiesen. Konkret lassen sich folgende Erfahrungen benennen:

- Die Selbststärkungsübung schwächt Stresspotenziale frühestmöglich ab und schafft eine gute Voraussetzung für ein harmonisches Miteinander. Ein Grundgedanke dazu lautet: *»Ich mag mich, egal was passiert, dann kann ich auch mit anderen besser auskommen und muss nichts mehr beweisen.«*
- PEP wird bereits im Theaterstück als Notfallintervention zur emotionalen Selbstregulation durch die Figur des Kaninchens, das seine Angst durch das Klopfen abschwächt, vorgestellt.
- Im ersten Teil der Nacharbeit liegt der Schwerpunkt auf der persönlichen Stressregulation mittels Klopftechnik und der Selbststärkungsübung unter Einsatz der Kurbeltechnik.
- Darauf aufbauend, wird PEP als Vorbereitung für die Durchführung eines »fairen Streits in drei Runden« genutzt. Die Kinder lernen dabei, ihre Emotionen herunterzuregulieren, damit sie besser in ein faires Konfliktgespräch finden.

16.5 Zentrale Aussagen

- Alle können etwas für sich tun, damit sich alle besser fühlen.
- Alle sind wertvoll und haben Stärken.
- Gestärkt können alle einen wertvollen Beitrag für die Gemeinschaft leisten.
- Alle haben die Verantwortung dafür, dass es jeder und jedem in der Gruppe gut geht.

17 »Wenn es ›Peng-Puff‹ in meinem Kopf macht« Stressreduktion und Selbstfürsorge in der Kita mit dem »Gefühle-Klopf-Lied mit PEP«

Anja Thürnau

17.1 Selbsthilfekompetenz und Selbstwirksamkeitserfahrung für Kinder mit hohem Stressniveau

Die pädagogischen Fachkräfte in der Kita haben es in den letzten Jahren deutlich öfter mit sog. *verhaltensoriginellen* Kindern zu tun, die das »System Kita« in Einzelfällen immer wieder an seine Grenzen führen. Dies können besonders stark externalisierende Kinder sein, die ich als Kinder mit *Systemsprenger-Qualitäten* beschreiben würde und die in vielen Fällen nur noch mit der Unterstützung einer Zusatzkraft betreut werden können. In manchen Fällen wird den Eltern dieser Kinder sogar der Kitaplatz gekündigt, weil die Kita nicht über genügend Kapazitäten verfügt, um die Kinder mit den üblichen Rahmenbedingungen zu betreuen.

Die betreffenden Kinder stehen oft im Mittelpunkt eines ganzen Systems von Hilfsangeboten, sorgen sie doch durch ihr Verhalten für Aufmerksamkeit und Handlungsbedarf. Es wird jedoch häufig übersehen, dass in den Familien dieser Kinder eine besondere Not herrscht. Werden den Eltern und der Familie selbst keine passenden Hilfen angeboten, verebbt meist auch die Wirksamkeit der Hilfen für das Kind. Es gibt allerdings durchaus Möglichkeiten für die pädagogischen Fachkräfte, sich mit einer salutogenetischen, ressourcenorientierten Haltung für die Stärkung von Resilienz und Selbstwirksamkeit dieser Kinder einzusetzen, anstatt mit einem eher defizitorientierten und pathologisierenden Blick auf sie zu schauen. Ich empfehle den Fachkräften, den betreffenden Kindern das Klopfen und Kurbeln im Rahmen von PEP anzubieten. Damit bieten sie den Kindern Möglichkeiten, andere Verhaltensweisen zu nutzen und sich mehr und mehr in Stresssituationen und in ihrer Not selbst zu regulieren.

Die eher internalisierenden und deshalb *unauffälligen auffälligen Kinder* (Pretis u. Dimova 2016, S. 13 ff.) sowie die unsicher gebundenen Kinder laufen jedoch viel eher Gefahr, von den pädagogischen Fachkräften übersehen zu werden. Diese Kinder zeigen ihren Stress nicht so deutlich wie die externalisierenden Kinder. Sie holen sich viel weniger Hilfe und Unterstützung von ihren Erzieher·innen. Gerade auch ihnen sollten die pädagogischen Fachkräfte der Kita *PEP als selbstwertstärkende und Mut machende Methode* zugänglich machen.

Die Mehrzahl dieser letztgenannten Kitakinder haben ein gewichtiges, aber eben meist noch unentdecktes Hintergrundthema. Oft haben sie Eltern(teile), die eine psychische Krankheit entwickelt haben, mit oder ohne Diagnose, oder die unter besonderen psychischen Belastungen leiden. Da dies für sehr viele Eltern äußerst schambehaftet ist und deshalb von ihnen nicht thematisiert, sondern tabuisiert wird, bekommen betroffene Kinder keine Information zur psychischen Belastung oder Störung ihrer Eltern.

Dieses Defizit kann die gesamte Kommunikation der Familien einschränken und dafür sorgen, dass die Familienmitglieder weniger mit ihrem sozialen Umfeld in Kontakt treten – ihre Familie wird dann zu einem geschlossenen System. So kann über die Kinder explizit oder implizit ein Redeverbot verhängt werden: »Darüber spricht man nicht!« Solchen Kindern stehen tragende außerfamiliäre Beziehungen als Bewältigungsressource oft nicht zur Verfügung. Bereits erwachsene Kinder psychisch kranker Eltern berichten retrospektiv von den Folgen dieser sozialen Isolation: von ihrem überdauernden Gefühl der Einsamkeit und des Alleingelassenseins und der Überzeugung, dass es »keinen interessiert, wie's mir geht« (Müller 2008, S. 145).

An dieser Stelle möchte ich noch näher auf die Herausforderungen eingehen, die das »moderne Kind« (Bergmann 2014, S. 101) heute an die pädagogischen Kita-Fachkräfte stellt. Bergmann spricht vom »Drama des modernen Kindes«, das in der Gleichzeitigkeit von Verwöhnung und dem Perfektionsanspruch der Eltern begründet liegt, auf der Basis oft unsicherer frühkindlicher Bindungen (ebd.). Er beschreibt diese Familien von heute so (ebd., S. 98 f.): »Mit dem Zuwachs individueller Freiheiten ist ein destabilisierender und verunsichernder Faktor in die moderne Familie eingezogen, der die Beziehung zum Kind auf vielfältige Weise beeinflusst« und die Erziehung des Kindes oftmals problematisch werden lässt. Der einzige Garant von Stabilität ist oft das eigene Kind, auf das die Eltern all ihre Erwartungen, Wünsche und Träume projizieren. Treten Krankheiten oder tritt ein Förderbedarf beim Kind auf, empfinden die Eltern dies teilweise als unerträgliche Störung. Das Ergebnis sind gemäß Bergmann »verwöhnte Kinder«, die er als fordernd und zugleich überempfindlich und leicht verletzlich beschreibt – impulsive und hochgradig verletzliche Kinder, die Nähe suchen und haltlos sind. Für Erzieher·innen ist es oft sehr herausfordernd, diesen oft stark belasteten Kindern, die meist in seelischer Not sind, gerecht zu werden. Besonders wenn sie mehrere dieser »ungehaltenen« Kinder in ihrer Gruppe haben (ebd., S. 87 ff.).

Wie können die pädagogischen Fachkräfte nun diesen haltlos wirkenden Kindern in der Kita Halt geben und helfen, ihren Stress zu regulieren? Kleinkinder unter 2 Jahren und teilweise auch ältere Kinder, gerade solche mit psychisch kranken Eltern, können ihre Emotionen allein noch nicht gut und ausreichend regulieren. Dazu benötigen sie die Unterstützung von Erwachsenen. Indem die pädagogischen Fachkräfte in der Kita auf die Stressreaktionen der Kinder ruhig und einfühlsam reagieren, helfen sie ihnen, in eine positive Stimmungslage zurückzufinden (Alberti 2016).

In der Kita bieten die Erzieher·innen den Kindern eine Art *Verlässlichkeitsraum* an, der sowohl durch feste Strukturen der Betreuung wie auch durch die Regelhaftigkeit der Abläufe gekennzeichnet und vor allem durch die feinfühlige Zuwendung einer vertrauten, akzeptierten Bindungsperson gesichert wird (ebd., S. 91). »Ungehaltene« Kinder benötigen mehr und regelmäßige Ko-Regulation ihres Stresses und feinfühlige Bindungsangebote als die sicher gebundenen Kinder (Hipp 2018). Oft empfinden Erzieher·innen diese Tatsache erst einmal als ungerecht und meinen, sie müssten ihre Aufmerksamkeit unter den Kindern ihrer Gruppe gleichmäßig verteilen. Was die Fachkräfte meist beruhigt ist die Erkenntnis, dass eine stärkere Zuwendung zu den vulnerablen Kindern ihrer Gruppe nicht nur diesen hilft, sondern auch der ganzen Gruppe und damit einen wichtigen »sozialen Ausgleich« schafft (Thürnau 2021).

> Eine spielerische Integration der stressreduzierenden Methode PEP im Kitaalltag ermöglicht es den Kindern, sich als selbstwirksam zu erleben. Es fördert also ihre Selbsthilfekompetenz, steigert ihren Selbstwert und wirkt sich daher resilienzfördernd aus.

17.2 Integration von PEP als resilienzfördernde Methode für Kinder und pädagogische Fachkräfte in der Kita

Nachdem ich die »haltlosen« Kinder in den Kitas über die Jahre immer wieder beobachte und die pädagogischen Fachkräfte dabei unterstütze, diese Kinder zu stabilisieren, ist es mir ein Anliegen geworden, *PEP in den Kitas zugänglich zu machen.* Ich selbst arbeite mit PEP seit Jahren im Bereich der Fachberatung, Beratung und Supervision. Zum Klopfen mit Kindern und für Kinder sind zwei Bücher erschienen, die sehr gut für Eltern nutzbar sind (Reinicke u. Bohne 2019; Kirschbaum u. Bohne 2021).

Zur Integration von PEP in der Kita brauchte es nach meiner Erfahrung jedoch noch etwas anderes, das es den pädagogischen Fachkräften ermöglicht, die Methode spielerisch und einfach einzusetzen. Ich hatte seit Jahren im Kopf, für das Klopfen mit PEP ein Lied zu schreiben, damit die Kinder diese Selbsthilfetechnik bereits in der Kita spielerisch nutzen können. Im Rahmen meines Buchprojekts *Kinder psychisch kranker Eltern in der Kita. Erkennen – verstehen – stärken* (Thürnau 2021) ist es mir gelungen, diese Idee in Kooperation mit dem Kindergarten Marienhagen zu realisieren und das »Gefühle-Klopf-Lied mit PEP« zu schreiben.

Gemäß Stephen Porges fördert Singen und Hören das langsame Ausatmen und damit die Selbstberuhigung (Porges 2019, S. 135). Alle Expert·innen der Frühpädagogik kennen den Sinn und wissen den Effekt des Singens für Kinder in der Kita zu schätzen. Fast alle Kinder singen gern, und man kann direkt sehen, wie gut es ihnen tut (Thürnau 2021, S. 110). Deshalb gehört das Singen auch zum Alltag in der Kita und ist besonders geeignet, um PEP dort spielend leicht und nachhaltig zu integrieren. Mit dem »Gefühle-Klopf-Lied« nutzen wir die sehr eingängige Melodie von »Meine Oma fährt im Hühnerstall Motorrad« und wiederkehrende Formulierungen, die wie ein Mantra wirken (Abb. 13).

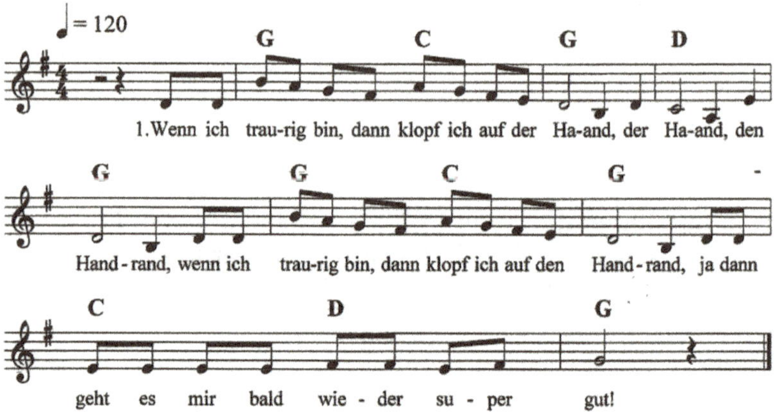
♩= 120
G C G D
1.Wenn ich trau-rig bin, dann klopf ich auf der Ha-and, der Ha-and, den
G G C G
Hand - rand, wenn ich trau-rig bin, dann klopf ich auf den Hand - rand, ja dann
C D G
geht es mir bald wie - der su - per gut!

Abb. 13: Auszug aus dem »Gefühle-Klopf-Lied mit PEP«

Die im »Gefühle-Klopf-Lied mit PEP« verwendete *Wenn-dann-Formulierung* vermittelt Kindern den Zugang zu ihren (möglicherweise belastenden) Gefühlen und animiert sie dazu, sich durch das Klopfen der 16 Klopfpunkte selbst zu regulieren. So wird aus »Ich habe Angst« innerlich eher die selbstwirksame Formulierung »Auch wenn ich hier Angst habe, kann ich etwas tun«:

> »Wenn ich ängstlich bin, klopf ich den kleinen Finger, Mittelfinger, Zeigefinger, wenn ich ängstlich bin, dann klopf ich auf den Daumen, ja dann geht es mir bald wieder super gut!« (Thürnau 2021, S. 111)

Während die Formulierung »Ich habe Angst« eher Schwarz-Weiß-Denken fördert und oft in einem Selbstvorwurf endet, entstehen durch die Sowohl-als-auch-Formulierung neue Möglichkeiten und Perspektiven. Gleichzeitig wird die Grundlage gelegt, dies mit der Kurbeltechnik und dem Klopfen der vier Powerpunkte zu vertiefen. Bohne umschreibt die Selbststärkungsübung, die für Kinder eingängiger als »Kurbel-Trick« (Kirschbaum u. Bohne 2021; siehe den folgenden Kasten) bezeichnet werden kann, so, dass para-/dysfunktionale einschränkende Gedanken und Beziehungsmuster zunächst anerkannt werden, man gleichzeitig zu sich selbst steht und sich mittels der Selbststärkung in einem Grundbedürfnis, wie z. B. Sicherheit, Beziehung oder Autonomie, bestärkt (Thürnau 2021, S. 113).

»Kurbel-Trick«

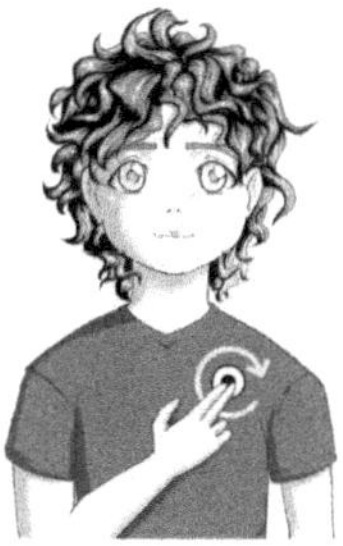

Mit diesem Trick machst du dir selber Mut, indem du dir sagst, dass du gut bist, so wie du bist. Du kannst danach (wieder) ganz zufrieden mit dir selbst sein. So geht's:

- Du suchst die kleine Delle oder Vertiefung unterhalb deiner linken Schulter.
- Mit Zeige- und Mittelfinger kreist du um diese Vertiefung herum, im Uhrzeigersinn.
- Hier klopfst du also nicht, sondern du kreist (oder kurbelst) nur drum herum.
- Während du kurbelst, sprichst du einen selbststärkenden Satz, der dir guttut, z. B. (Kirschbaum u. Bohne 2021, S. 126):

»Auch wenn ich diese Angst habe, mag ich mich so, wie ich bin!« oder *»Auch wenn ich dies noch nicht gut kann, bin ich trotzdem ein cooles Mädchen / ein cooler Junge!«*

Für Kinder gibt es einen kurzen Klopftrick, nämlich den Trick mit den vier Powerpunkten.

»Der Trick mit den vier Powerpunkten«

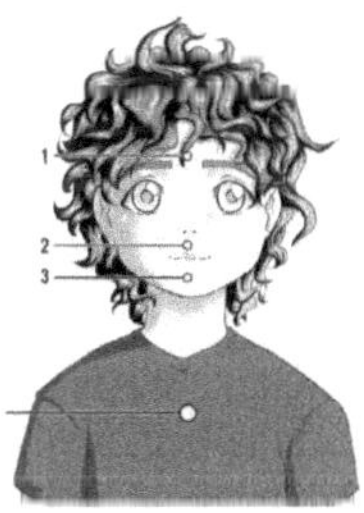

Mit diesem Trick sorgst du für viel Kraft und »Power«. Die Gefühle, die dich vorher gestört haben, haben nun kaum noch eine Chance. So geht's:

- Du überlegst dir einen oder mehrere Kraftsätze, die dir richtig gut gefallen. Z. B.: *»Ich bin mutig wie ein Löwe«* oder *»Auch in Karate bin ich richtig stark«*.
- Der Satz muss zu dir passen und dir richtig guttun.
- Dann sprichst du deinen Kraftsatz und klopfst dabei nacheinander die folgenden Punkte: (1) Stirnpunkt, (2) unter der Nase, (3) unter den Lippen/am Kinn, (4) mittig auf dem Brustbein.
- Wiederhole jeden Kraftsatz drei Mal, und klopfe dabei die vier Powerpunkte.
- Diesen Trick wendest du am besten jeden Tag mehrmals an. Du wirst dich dann immer besser und stärker fühlen (Kirschbaum u. Bohne 2022a, S. 8).

All dies stärkt die Selbstwirksamkeit der Kinder. Der *Clou* am Gefühle-Klopf-Lied: Beim Singen und gleichzeitigen Klopfen bringen die pädagogischen Fachkräfte den Kindern einerseits die Selbsthilfetechnik PEP nahe und üben sie mit ihnen ein; Zugleich lernen sie gemeinsam mit den Kindern eine Art *Geheimcode*. Mit dessen Hilfe können sie sich ohne Worte untereinander verständigen: »Wenn ich gestresst bin, klopfe ich auf der Brust (Brustbein)!« Sobald die Kinder dies eigenständig in der Kita für sich nutzen, sehen die Erzieher·innen, wie es ihnen geht, und können feinfühlig darauf eingehen (Thürnau 2021, S. 110ff.).

> »Wenn ich gestresst bin, dann klopf ich auf der Brust, mitten drauf, mitten drauf, wenn ich gestresst bin, dann klopf ich auf der Brust, ja dann geht es mir bald wieder super gut!« (Thürnau 2021, S. 111)

Das »Gefühle-Klopf-Lied mit PEP« fordert und fördert die Koordination durch viele unterschiedliche Handlungsabfolgen. Dabei ist es nicht wichtig, dass die Klopfpunkte exakt getroffen werden. Viel wichtiger ist, dass die Kinder die Botschaft bekommen: »Wenn ich ein belastendes Gefühl habe, kann ich etwas dagegen tun, sodass es mir wieder besser geht.« Das komplette »Gefühle-Klopf-Lied mit PEP« und die Spielanregung finden Sie in Thürnau (2021, S. 111) und im → Online-Zusatzmaterial.

Das Klopfen sorgt aber nicht nur bei den Kindern in der Kita dafür, ihren Stresspegel zu reduzieren. In meiner Praxis als Kita-Fachberaterin stelle ich immer wieder fest, dass PEP – ganz nebenbei – auch den pädagogischen Fachkräften guttut. Der Umgang mit vulnerablen und »haltlosen« Kindern in der Kita verlangt den pädagogischen Fachkräften eine Menge ab. Die Anforderungen an die Erzieher·innen sind – nicht zuletzt wegen der heutigen Rahmenbedingungen – enorm hoch. Ich rate allen pädagogischen Fachkräften, ihre Empfindung wahr- und ernstzunehmen, sich bei Bedarf fachliche Unterstützung zu organisieren sowie regelmäßig eine passende Selbstfürsorgetechnik zu nutzen. Besonders für die Selbstfürsorge der pädagogischen Fachkräfte ist PEP hervorragend geeignet. PEP hilft ihnen, gesund, engagiert und arbeitsfähig zu bleiben. Darüber hinaus mache ich in den Einrichtungen immer wieder gute Erfahrungen mit PEP als Methode in der Supervision und im Coaching von Leitungskräften.

Dadurch, dass diese Methode so umfassend in der Kita einsetzbar ist, für die Kinder, Eltern, Erzieher·innen sowie in der Supervision von Fach- und Leitungskräften, lässt sich PEP effektiv und nachhaltig in der Einrichtung verankern. Als PEP-Bildanker in der Kita bietet sich das Übungsposter mit den PEP-Tricks von Kirschbaum und Bohne (2020) an: An einem zentralen Ort in der Kita aufgehängt und möglichst noch mit einer abwischbaren Folie geschützt, haben Kinder, Eltern und Erzieher·innen jederzeit einen visuellen Zugang zu der Methode.

Als Reihenfolge für die Integration von PEP in der Kita schlage ich eine »Top-down-Strategie« vor:

1) Zuallererst sollte die Einrichtungsleitung von der Methode überzeugt sein und diese ihrem Team vorstellen. Dazu eignet sich eine speziell angepasste Fortbildung, beispielsweise im Rahmen eines Studientages.
2) Danach ist es sinnvoll, die Methode den Eltern vorzustellen, etwa auf einem Elternabend. PEP kann von den Eltern auch zu Hause, für sich selbst und mit den Kindern angewendet werden. Zu empfehlen ist hierfür die Lektüre der Bücher von Reinicke und Bohne (2019) sowie von Kirschbaum und Bohne (2021).
3) In der Erziehungspartnerschaft mit den Eltern gelingt es anschließend besonders gut, die Kinder in die Methode PEP einzuführen. Die Kinder lernen über das gemeinsame Singen des »Gefühle-Klopf-Liedes« spielend leicht und schnell, diese Selbsthilfetechnik für sich selbst zu nutzen.

PEP hilft besonders solchen Kindern, deren Fähigkeit zur Stressverarbeitung deutlich verringert ist. Ich sage den Kita-Mitarbeiter·innen immer: »Beobachten Sie, wie es Ihnen und wie es den Kindern mit der Methode PEP geht und was sich für Effekte zeigen, die Sie vielleicht gar nicht vermutet haben.« Darauf gehe ich in den folgenden Fallbeispielen näher ein.

17.3 Fallbeispiele

17.3.1 Fallbeispiel I: Kita mit PEP – Stressreduktion auf allen Ebenen

Ich erhalte die Anfrage einer Kita, die über große Schwierigkeiten mit einem 4-jährigen Jungen berichtet. Mittlerweile fühlen sich alle pädagogischen Mitarbeiter·innen inklusive der Einrichtungsleitung von *Keno* gestresst. Selbst wenn an einem Tag nicht viel passiert, fühlen sich alle unter Spannung und verharren in »Hab-Acht-Stellung«. Aus Sicht der Fachkräfte zeigt Keno auffällige Verhaltensweisen, wie Beschimpfen, Treten, Hauen und Schubsen anderer Kinder und auch der Erzieher·innen.

Kenos Eltern fühlen sich ebenfalls mehr und mehr belastet. Besonders während der Coronapandemie, bedingt durch damit einhergehende Einschränkungen und Belastungen durch die Arbeit im Homeoffice, die häufigeren Problemgespräche in der Kita aufgrund des herausfordernden Verhaltens, das ihr Sohn auch zu Hause situativ zeigt, äußern auch sie den Wunsch nach Unterstützung.

Keno, der vor einem Jahr die Gruppe innerhalb der Einrichtung wechseln musste, zeigt seinen Bindungspersonen, dass es ihm zeitweise nicht gut geht. Der Stress hat also alle Personen im System erreicht, und einige der Mitarbeiter·innen scheinen sich bei den anderen »infiziert« zu haben. Dadurch kann keine Erzieher·in für Keno der »rettende Leuchtturm« sein. Denn bei Kindern in Not wie Keno ist es erforderlich, dass die erwachsenen Bindungspersonen aktiv auf sie zugehen und sie in ihrem Stress ko-regulieren[12] (Brisch 2015, S. 56 f.). Gelingt dies nicht, besteht die Gefahr, dass Kinder langfristig Symptome entwickeln (ebd.). Bei Keno ist dies sehr gut zu beobachten.

Ich beginne im Rahmen der Fachberatung mit der Einrichtungsleitung (»top down«) im Setting der Supervision mit PEP zu arbeiten. Vielfältige Themen, die gar nichts mit dem Kind zu tun haben, wirken als Lösungsblockaden, die bearbeitet werden. Zur Gesprächsvorbereitung eines von der Leitung geplanten und als »schwierig« eingeschätzten Elterngesprächs (Thürnau 2020, S. 127 ff.) mit Kenos Eltern zeige ich der Einrichtungsleitung, wie PEP für die eigene

12 Kinder schauen die Fähigkeit zur Selbstregulation durch vielfältige Erfahrungen der Ko-Regulation von den Bindungspersonen ab und erlernen sie dabei (Kißgen u. Heinen 2011, S. 293).

Selbstfürsorge genutzt werden kann. Daraufhin wirbt die Leitung im Team der Mitarbeiter·innen für die Methode, und ich gehe mit dem Team in Anwesenheit der Leitung in den Prozess der Fallbearbeitung und Bearbeitung des eigenen Stresses mit PEP. Die Mitarbeiter·innen nehmen dies sehr gut an und spüren wieder ihre fachlichen Kompetenzen. Sie entwickeln einen anderen Blick auf Keno und äußern den Wunsch, im Rahmen eines Studientags die Methode noch besser kennenzulernen, sodass sie in der Folge mithilfe des »Gefühle-Klopf-Liedes mit PEP« in den Prozess der Stressreduktion beim Umgang mit Keno und den anderen Kindern einsteigen können.

Parallel fand ein Elterngespräch statt, das einen vielfältigen Informationsaustausch zwischen Eltern und Fachkräften ermöglichte. Die Mutter von Keno schafft die Fachbücher von Reinicke und Bohne (2019) sowie Kirschbaum und Bohne (2021) für den persönlichen Gebrauch an. Kita und Eltern vereinbaren im Rahmen der Erziehungspartnerschaft gemeinsam, wie sie Keno zukünftig in Situationen, in denen er immer wieder seine Belastung und Überforderung exzessiv ausagiert, unterstützen können. Die Eltern beginnen damit, ihren eigenen Stress mit PEP zu reduzieren.

Keno lernt in der Folge mit den anderen Kindern die »PEP-Tricks« über das »Gefühle-Klopf-Lied mit PEP« und die Geschichten aus »Klopfen für Kinder» (Kirschbaum u. Bohne 2021) kennen. Beim nächsten Elternabend wird die Methode allen Eltern vorgestellt. Dazu filmen die Erzieher·innen die Kinder beim Singen des Liedes und einige Situationen im Morgenkreis. So wird PEP über einen relativ kurzen Zeitraum sehr nachhaltig in der Kita verankert. Die Mitarbeiterinnen schätzen PEP fortan als Selbsthilfetechnik.

Wie geht es mit Keno weiter? Schon nach der Teamberatung ist bei den Erzieher·innen ein Unterschied festzustellen: Sie gehen jetzt präventiv auf Keno zu und helfen ihm dabei, sich selbst zu regulieren. In der Kita verhält Keno sich erst einmal unauffälliger als vorher, während seine Eltern ihn in der Familie für kurze Zeit als anstrengender empfinden. Sie können sich jedoch dank PEP selbst helfen und Unterstützung der örtlichen Erziehungsberatungsstelle holen. Keno »dockt« im weiteren Verlauf förmlich bei seinen Erzieher·innen an. Die Fachkräfte beobachten bei ihm weniger aggressive Verhaltensweisen. Beim PEP-Lied singt er besonders gern mit.

Nach einiger Zeit beobachten die pädagogischen Fachkräfte, wie die Kinder sich gegenseitig sagen »Da hättest du jetzt auch klopfen können«. Sie sehen einzelne Kinder, die zwischendurch klopfen oder die Überkreuzübung anwenden. Ich werde als Fachberatung noch einmal in die Gruppe eingeladen, und die Kinder zeigen mir, welche PEP-Tricks sie beherrschen.

Bei dieser Kita können wir also tatsächlich von einer »Kita mit PEP» sprechen!

17.3.2 Fallbeispiel II: »Ich bin wie Oskar« – Mit PEP den eigenen Stress reduzieren

Es hat sich besonders bewährt, über das Singen des »Gefühle-Klopf-Liedes« hinaus den Kindern die Geschichten aus dem Vorlesebuch *Klopfen für Kinder* (Kirschbaum und Bohne 2021) vorzulesen – beispielsweise in einem Stuhlkreis oder in kleineren Gruppen – und sie mit ihnen zu besprechen. Die Kinder aktiv zu beteiligen und zu fragen, »Was denkt ihr, wie Oskar sich verhalten wird?«, bereitet ihnen große Freude, denn viele Kinder können sich mit den vier Charakteren im Buch sehr gut identifizieren. Dies hilft ihnen dabei, ihr eigenes Verhalten besser zu verstehen und zu akzeptieren.

In einer Kita identifiziert sich der 5-jährige *Levin* besonders mit der Figur Oskar. Die Erzieherinnen berichten: »Wir haben auch einen Oskar.« Denn auch Levin kennt es, dass, wenn er so richtig wütend wird, es »Peng-Puff« in seinem Kopf macht (ebd., S. 30). Dann explodiert bei ihm förmlich sein Stress, und er macht Dinge, die ihm anschließend leidtun.

Levins Erzieherinnen Anke und Birgit singen nicht nur das PEP-Lied mit den Kindern, sondern lesen auch Oskars Geschichte, und das ist für Levin wunderschön. Erfährt er darin doch, dass es Oskar oft ähnlich ging wie ihm. Er klebt jedes Mal förmlich an Ankes Lippen und kann sich beim Zuhören der Geschichte sehr gut konzentrieren. Das wundert alle, zappelt er doch bei solchen Gelegenheiten im Stuhlreis meist herum und macht Quatsch. Levin beteiligt sich auch rege an Zwischenfragen, die Birgit stellt, z. B.: »Und, was meint ihr, schafft Oskar es, den einen Tag *keinen einzigen Quatsch* zu machen und die Wette mit seinem Opa zu gewinnen?« (ebd., S. 28).

Levin probiert mit Feuereifer die PEP-Tricks aus. Er hat das Klopfen schon in dem Lied kennengelernt, das er laut singend und klopfend liebend gern mitmacht. Besonders Überkreuz- und Fingerberührtrick gefallen ihm sehr. Anke, Birgit und die anderen Kinder seiner Gruppe bemerken, wie Levin diese Tricks manchmal zwischendrin anwendet. Levin setzt auch seine Idee um, beide Tricks vor jedem Stuhlkreis anzuwenden. Das gefällt auch den anderen, und so gelingt es Levin besser, sich beim Morgenkreis zu konzentrieren und am Geschehen teilzuhaben.

Als Levin bei einem Kinder-Eltern-Nachmittag den anderen Eltern davon berichtet, zeigt er stolz, welche PEP-Tricks er beherrscht. Da staunen die Erwachsenen nicht schlecht!

17.4 Resümee

PEP ist speziell für vulnerable und »haltlose« Kinder bestens geeignet, die mit dieser Methode lernen, ihren Stress selbst zu regulieren. Deshalb sollte PEP den Kindern zugänglich gemacht werden. Denn Kinder haben Rechte, wie das Recht auf Bildung und Gesundheit (BMFSFJ 2019a, 2019b; Thürnau 2021, S. 73).

Ich empfehle PEP aber nicht nur als »spezielles« Angebot für belastete Kinder, sondern als *resilienzfördernde und stressreduzierende Selbsthilfetechnik für* ***alle*** *Kinder und* ***alle*** *Mitarbeiter·innen der Kita.* Pädagogische Kita-Fachkräfte können mit PEP ihren Kindern das Gefühl von Selbstwirksamkeit geben und auf ihrem Weg unterstützen, zu selbstbewusste Persönlichkeiten zu werden (Reinicke u. Bohne 2019, S. 147), indem sie gemeinsam das PEP-Lied singen und die PEP-Tricks anwenden.

Und ganz nebenbei quasi spielend leicht, während die Erzieher·innen PEP mit den Kindern anwenden – tun die Fachkräfte etwas für ihre eigene Stressreduktion und damit für ihre Gesundheit. Denn wir alle wissen, was die aktuellen Rahmenbedingungen der Kitas den Fachkräften abverlangen und wie laut es in den Gruppen sein kann. Apropos: Mir haben mehrere Fachkräfte berichtet, dass es, seitdem sie PEP in ihrer Kita anwenden, in der Gruppe leiser geworden ist. Das ist doch ein wirklich schöner Nebeneffekt!

17.5 Zentrale Aussagen

- PEP kann als resilienzfördernde und stressreduzierende Methode bereits mit Kindern in der Kita eingesetzt werden. Die kleineren Kinder lernen PEP automatisch von den älteren.
- Im Besonderen hilft PEP den stressbelasteten Kindern, ihren Stress zu regulieren.

- Das Erleben von Selbstwirksamkeit wirkt selbstwertstärkend und resilienzfördernd. Das gilt besonders auch für vulnerable Kinder.
- PEP ist in der gesamten Kita einsetzbar. Denn es ist nicht nur eine Selbsthilfetechnik für Kinder, sondern eignet sich auch sehr gut zur Selbstfürsorge der pädagogischen Fachkräfte und der Eltern.

Glossar

→ weist auf andere Begriffe innerhalb des Glossars hin.
⇒ verweist auf weiterführende Literatur für mehr Details.

Aktivierung der vier Powerpunkte bezeichnet eine Klopfübung, die hilft, stärkende Kraftsätze zu verankern. ⇒ Bohne 2021, S. 134 f.

Altersregression bezeichnet eine Art innerliches Schrumpfen: Die Person fühlt sich jünger, kleiner und abhängiger, als sie in Wirklichkeit ist. Altersregressionen werden mithilfe der → *Selbststärkungsübung* transformiert. ⇒ Bohne 2021, S. 68, 130

Big-Five-Lösungsblockaden sind häufig vorkommende Ursachen für psychisches Leid und emotionalen Stress. Dahinter stehen in der Regel belastende, einschränkende Beziehungsmuster, also Muster, die sich anhaltend ungünstig auswirken. Dazu zählen: (1) → *Selbstvorwürfe*, (2) → *Vorwürfe anderen gegenüber*, (3) → *Erwartungshaltung*, (4) → *Altersregression* und (5) → *parafunktionale Loyalitäten*. Big-Five-Lösungsblockaden nehmen in der PEP eine zentrale Rolle ein. ⇒ Bohne 2021, S. 62–72, 78–80

Binokulare (zweiäugige) Brille (auch: *binokulares Diagnostikmodell*) hilft zu verstehen, auf welcher neuronalen Ebene ein Problem liegt (präfrontaler Kortex oder limbisches System) und mit welchem PEP Tool interveniert werden sollte (→ *Klopfübung* oder → *Selbststärkungsübung*). ⇒ Bohne 2021, S. 37–42, 77 f.

Bottom-up-Techniken sind Verfahren, die zentralnervöse Aktivierungen und Erregungen, beispielsweise ein Angstsymptom oder eine traumatische Erinnerung, über eine haptische Stimulation (z. B. die → *Klopfübung*) zu beeinflussen suchen.

Erwartungshaltung (auch: *parafunktionale Erwartungen an andere*) können zur Folge haben, dass jemand in einer Erwartung an eine andere Person feststeckt. Bei Erwartungshaltungen handelt es sich um ein emotionales Sich-abhängig-machen bezüglich eines Themas auf der Beziehungsebene. Sie werden mithilfe der → *Selbststärkungsübung* transformiert, indem der Preis für die Erwartungen an andere formuliert und humorvoll umgedeutet wird. ⇒ Bohne 2021, S. 66 f., 128 f.

Klopfübung, Klopftechnik ist eine Technik, die blockierende parafunktionale, meist negative Gefühle und physiologische Stressreaktionen durch das Selbstbeklopfen von 16 unterschiedlichen Körperpunkten, die auf der Hand, im Gesicht und am Oberkörper liegen, herunterreguliert. ⇒ Bohne 2021, S. 55–58, 116–120

Kognitions-Kongruenz-Test (KKT) ist zum einen ein Werkzeug, das hilft, bewusste, unbewusste und vorbewusste Aspekte, die die Erreichung eines angestrebten persönlichen Ziels verhindern, aufzuspüren. Zum anderen können mithilfe des KKT auch tief liegende, psychodynamische Aspekte unmittelbar durch die → *Selbststärkungsübung* und durch → *Kraftsätze* transformiert werden. ⇒ Bohne 2021, S. 80–83

Kraftsätze dienen zur Transformation hartnäckiger negativer Überzeugungen und störender Glaubenssätze und somit zur Entwicklung neuer selbstwertstärkender Strategien. Die Arbeit mit Kraftsätzen stellt einen Schwerpunkt vieler Psychotherapie- und Coachingmethoden dar, so auch in der PEP. ⇒ Bohne 2021, S. 86, 133; Bohne u. Ebersberger 2020a, 2022a

Kurbeln, Kurbelübung → *Selbststärkungsübung*

Parafunktionale Erwartungen an andere → *Erwartungshaltung*

Parafunktionale Loyalitäten sind (meist unbewusste) Beziehungsverstrickungen, die es verhindern oder erschweren, ein angestrebtes Ziel zu erreichen. Bei Verdacht auf parafunktionale Loyalitäten führen wir einen → *Kognitions-Kongruenz-Test (KKT)* durch. ⇒ Bohne 2021, S. 68–72, 130 f.

Parafunktionaler Fremdvorwurf → *Vorwürfe anderen gegenüber*

Selbststärkungsübung (auch: »*Kurbeln*« oder »*Kurbelübung*«) hilft bei einschränkenden Kognitionen und Beziehungsmustern. Dabei wird im Uhrzeigersinn unterhalb des linken Schlüsselbeins der sogenannte »Selbststärkungspunkt« gerieben und zugleich ein selbststärkender Satz ausgesprochen. ⇒ Bohne 2021, S. 59–61, 113–116

Selbstverzeihübung → *Verzeihübung*

Selbstvorwürfe sind häufig vorkommende Konservierungsmittel für Leiden und emotionalen Stress. Ein Selbstvorwurf wird mithilfe der → *Verzeihübung* transformiert. ⇒ Bohne 2021, S. 65, 126 f.

Selbstwerttraining ist ein hochstrukturiertes PEP-Tool zur unmittelbaren Stärkung des Selbstwertgefühls. Es lässt sich entweder in eine laufende Behandlung einbetten oder eignet sich als gezielte Einzelintervention. ⇒ Bohne 2021, S. 83–86

SUD-Skala (SUD = Subjective Units of Distress) hilft im Rahmen der Stressdiagnostik den Grad einer subjektiv empfundenen Belastung einzustufen. ⇒ Bohne 2021, S. 76 f.

Überkreuz- und Fingerberührübung sind Körperübungen zur Vorbereitung auf die Klopfübung. Sie fördern Entspannung und Konzentration. ⇒ Bohne 2021, S. 110–112

Übung »Verantwortung beim anderen belassen« ist eine Intervention zur Bearbeitung von Fremdvorwürfen. ⇒ Bohne 2021, S. 127 f.

Verdecktes Arbeiten ermöglicht, dass Belastendes fokussiert werden kann, ohne dies direkt auszusprechen. Dazu binden wir in der PEP sprachliche Platzhalter wie »dieses Thema«, »diese Person« oder »dieses Problem« ein. ⇒ Bohne 2021, S. 39

Verdünnungen sind bei → *Selbststärkungssätzen* und → *Kraftsätzen* hilfreich, wenn eine starke negative Selbstbeziehung vorliegt und es dadurch (noch) nicht möglich ist, selbststärkende Sätze frei auszusprechen. ⇒ Bohne 2021, S. 49 f.

Verzeihübung ist eine Intervention zur Bearbeitung von Selbstvorwürfen. ⇒ Bohne 2021, S. 126 f.

Vier Powerpunkte → *Aktivierung der vier Powerpunkte* ⇒ Bohne 2021, S. 134 f.

Vorwürfe anderen gegenüber (auch: *parafunktionaler Fremdvorwurf*) bezeichnet einen Vorwurf gegenüber einer anderen Person, der oftmals mit einem Mangel an emotionalem Abstand zu der anderen Person einhergeht. Ein Fremdvorwurf wird mithilfe der → *Übung »Verantwortung beim anderen belassen«* transformiert. ⇒ Bohne 2021, S. 66, 127 f.

Zielbildimagination ist eine Übung, bei der man sich vorstellt, wie man in Zukunft mit einem belastenden Thema umgehen möchte (Visualisierung eines gewünschten Zielbildes). ⇒ Bohne 2021, S. 134, 136

Zweiäugiges Diagnostikmodell → *binokulare (zweiäugige) Brille*

Zwischenentspannung ist eine Übung zur Musterunterbrechung und dient auch zur Aktivierung unterschiedlicher neuronaler Hirnareale. ⇒ Bohne 2021, S. 120–122

Literatur

Alberti, S. (2016): Wie baue ich eine Beziehung zu den Kindern auf? Verfügbar unter: www.herder.de/kiga-heute/fachmagazin/archiv/2016-46-jg/4-2016/wie-baue-ich-eine-beziehung-zu-den-kindern-auf/ [Zugriff: 05.02.2021].

Allemann, P. (2006): Wut und Hass – Selbstverletzendes und selbst-destruktives Verhalten von Kindern und Jugendlichen. Seminar im MEG Kinder-Curriculum, Rottweil, private Mitschrift.

Allemann, P. (2017): Kunstvoll und spielend leicht – Teilearbeit mit Figuren und szenischen Möglichkeiten. In: W. Brächter (Hrsg.): Der singende Pantomime. Ego-State-Therapie und Teilearbeit mit Kindern und Jugendlichen. Heidelberg (Carl-Auer), 2. Aufl., S. 121–132.

American Psychiatric Association (APA) (2013): Diagnostic and Statistical Manual of Mental Disorders, 5th ed. Washington DC (American Psychiatric Publishing).

American Psychiatric Association (APA) (2015): Diagnostisches und Statistisches Manual Psychischer Störungen DSM-5. Hrsg. der dt. Ausgabe: P. Falkai u. H. U. Wittchen. Göttingen (Hogrefe).

Autismus-Forschungs-Kooperation (AFK) (2009): Ambulante Psychotherapie bei Personen mit Autismus. Verfügbar unter: https://www.autismus-forschungs-kooperation.de/psychotherapie-bei-autismus-und-asperger-syndrom; https://www.autismus-forschungs-kooperation.de/wissen-ueber-autismus-bei-allgemeinmedizinern/; https://www.autismus-forschungs-kooperation.de/wissen-ueber-autismus-bei-lehrern [Zugriff: 21.05.2021].

Barkley, R. A. (1997): ADHD and the nature of selfcontrol. New York (Guilford Press).

Barkley, R. A., M. Fischer, L. Smallish a. K. Fletcher (2002): The persistence of attention-deficit/hyperactivity disorder into young adulthood as a function of reporting source and definition of disorder. *Journal of Abnormal Psychology* 111: 279–289.

Beck, D. u. H. Blum (2019): No Blame Approach. Mobbing-Intervention in der Schule. Praxishandbuch. Köln (fairaend), 6. Aufl.

Belfi, A. M., E. A. Vessel, A. Brielmann, A. I. Isik, A. Chatterjee, H. Leder, D. G. Pelli a. G. G. Starr (2017): Dynamics of aesthetic experience are reflected in the default-mode network. *NeuroImage* 188: 584–597.

Berg, A. (2019): Kinder und Jugendliche in der digitalen Welt. Bitkom. Vortrag. Berlin, 28.05.2019. Verfügbar unter https://www.schau-hin.

info/fileadmin/content/Downloads/Sonstiges/Bitkom_Studie_Kinder_und_Jugendliche_2019.pdf. [Zugriff: 02.07.2021].

Bergmann, W. (2014): Ihre Welt ist bunt, laut und fremd – und nirgends ein Halt. In: K. Gebauer u. G. Hüther (Hrsg.): Kinder brauchen Vertrauen. Entwicklung fördern durch starke Beziehungen. Ostfildern (Patmos), S. 87–108.

Betz, D. u. H. Breuninger (1998): Teufelskreis Lernstörungen. Theoretische Grundlegung und Standardprogramm. Weinheim (Beltz PVU), 5. Aufl.

Bidlo, T. (2006): Theaterpädagogik. Einführung. Essen (Odlib).

Bierbaum-Luttermann, H. u. S. Mrochen (2019): Klinische Hypnose und Hypnotherapie mit Kindern und Jugendlichen. Paderborn (Junfermann).

Blos, P. (1977): Der zweite Individuierungs-Prozess der Adoleszenz. In: R. Döbert, J. Habermas u. G. Nunner-Winkler (Hrsg.): Entwicklung des Ichs. Köln (Kiepenheuer & Witsch).

Bohne, M. (2016): Die besten Konservierungsmittel für seelisches Leid: Die »Big-Five«-Lösungsblockaden. In: M. Bohne (Hrsg.): Klopfen mit PEP. Prozess- und Embodimentfokussierte Psychologie in Therapie und Coaching. Heidelberg (Carl-Auer), 4. Aufl. 2019, S. 53–61.

Bohne, M. (2020a): Bitte klopfen! Anleitung zur emotionalen Selbsthilfe. Heidelberg (Carl-Auer), 7. Aufl.

Bohne, M. (2020b): Einführung in die Praxis der Energetischen Psychotherapie. Heidelberg (Carl-Auer), 3. Aufl.

Bohne, M. (2021): Psychotherapie und Coaching mit PEP. Prozess- und Embodimentfokussierte Psychologie in der Praxis. Heidelberg (Carl-Auer), 2. Aufl. 2022.

Bohne, M. u. S. Ebersberger (Hrsg.) (2019): Synergien nutzen mit PEP. Die integrative Kompetenz der Prozess- und Embodimentfokussierten Psychologie in Psychotherapie, Beratung und Coaching. Heidelberg (Carl-Auer).

Bohne, M. u. S. Ebersberger (2020a): Selbstwert. Einfach. Stark. Der Selbstwert-Generator für junge Menschen. Heidelberg (Carl-Auer).

Bohne, M. u. S. Ebersberger (2020b): Selbstwert. Einfach. Stark. Der Selbstwert-Generator für junge Menschen. Begleittext für Therapie, Coaching, Training & Schule. Verfügbar unter: https://www.carl-auer.de/media/carl-auer/sample/ZM/9783849703653-begleittext.pdf [Zugriff: 05.10.2021].

Bohne, M. u. S. Ebersberger (2022a): Der Selbstwert-Generator. Im Hand umdrehen zu einem starken Selbstwert. Heidelberg (Carl-Auer), 4. Aufl.

Bohne, M. u. S. Ebersberger (2022b): PEP-Tools für Therapie, Coaching und Pädagogik. Interventionen und Arbeitsmaterialien zur Prozess- und Embodimentfokussierten Psychologie. Heidelberg (Carl-Auer).

Boxbücher, M. u. K. Egidi (2003): Systemische Krisenintervention. *Psychotherapie im Dialog* 4: 340–346.

Breuninger, H. (2000): Was ist Lerntherapie? In: M. Nolte u. C. L. Naumann (Hrsg.): Integrative Lerntherapie. Ein Reader. Theorie und Praxis. Eine Schriftenreihe aus dem Fachbereich Erziehungswissenschaften der Universität Hannover, Bd. 74, S. 4–9.

Breuninger, H. u. W. Schley (2014): Pädagogische Führung als dialogische Intervention. *Lernen und Lernstörungen* 3 (4): 292–301.

Brisch, K. H. (2015): Kindergartenalter. Bindungspsychotherapie. Bindungsbasierte Beratung und Psychotherapie. Stuttgart (Klett-Cotta).

Brunner, R., P. Parzer, J. Haffner, R. Steen, J. Roos, M. Klett a. F. Resch (2007): Prevalence and psychological correlates of occasional and repetitive deliberate self-harm in adolescents. *Archives of Pediatrics and Adolescent Medicine* 161: 641–649.

Bundesarbeitsgemeinschaft Traumapädagogik (BAG TP) e.V. (2011): Standards für traumapädagogische Konzepte in der stationären Kinder- und Jugendhilfe. Ein Positionspapier der BAG Traumapädagogik. Gnarrenburg (Bundesarbeitsgemeinschaft Traumapädagogik e.V.).

Bundesministerium für Bildung und Forschung (BMBF) (2015): Begabte Kinder finden und fördern. Ein Wegweiser für Eltern, Erzieherinnen, Lehrerinnen und Lehrer. Verfügbar unter: https://orbilu.uni.lu/bitstream/10993/32976/1/2015-BMBF-Begabte%20Kinder%20finden%20und%20f%C3%B6rdern.pdf [Zugriff: 22.07.2021].

Bundesministerium für Familie, Senioren, Frauen und Jugend (BMFSFJ) (2019a): Kinderrechtskonvention in kindgerechter Fassung. Verfügbar unter: www.bmfsfj.de/blob/135052/10c3cb8ea0505cc86f751b67afd4e1de/staatenbericht-kindgerechte-fassung-data.pdf [Zugriff: 21.07.2021].

Bundesministerium für Familie, Senioren, Frauen und Jugend (BMFSFJ) (2019b): Starkmachen für Kinderrechte. Die Kinderrechte-Bustour. Berlin. Verfügbar unter: www.bmfsfj.de/blob/141212/b248625cfc8e6571c3d68b50eca54f7e/starkmachen-fuer-kinderrechte-die-kinderrechte-bustour-data.pdf [Zugriff: 21.07.2021].

Bündnis gegen Cybermobbing e.V. (2020): Cyberlife III. Spannungsfeld zwischen Faszination und Gefahr. Cybermobbing bei Schülerinnen und Schülern. Karlsruhe. Verfügbar unter: https://www.buendnis-gegen-cybermobbing.de/fileadmin/pdf/studien/Cyberlife_Studie_2020_END1__1_.pdf [Zugriff: 19.04.2021].

Cibis, A., R. Mergl, A. Bramesfeld, D. Althaus, C. Niklewski, A. Schmidtke a. U. Hegerl (2012): Preference of lethal methods is not the only cause for higher suicide rates in males. *Journal of Affective Disorders* 136: 9–16.

Cohn, R. C. (2016): Von der Psychoanalyse zur themenzentrierten Interaktion. Von der Behandlung einzelner zu einer Pädagogik für alle. Stuttgart (Klett-Cotta), 18. Aufl.

Deutsche Gesellschaft für Kinder- und Jugendpsychiatrie, Psychosomatik und Psychotherapie e.V. (DGKJP) (2016): S2k-Leitlinie 028/031 – Suizidalität im Kindes- und Jugendalter. Verfügbar unter: https://www.awmf.org/uploads/tx_szleitlinien/028-031l_S2k_Suizidalitaet_KiJu_2016-07_01.pdf [Zugriff: 01.08.2021].

Deutsche Presseagentur (2020): Wenn Schulangst krank macht. Veröffentlicht am 06.01.2010. Verfügbar unter: https://www.ihre-vorsorge.de/nachrichten/lesen/wenn-schulangst-krank-macht.html [Zugriff: 16.09.2021].

Diegelmann, C. (2011): Kraft in der Krise. Ressourcen gegen die Angst. Stuttgart (Klett-Cotta).

Dilling, H. u. H. J. Freyberger (Hrsg.) (2019): Taschenführer zur ICD-10-Klassifikation psychischer Störungen. Göttingen (Hogrefe), 9. Aufl.

Donath, C., E. Gräßel, D. Baier a. T. Hillemacher (2013): The prevalence of suicidal thoughts and attempts in a representative sample of German adolescents. Vortrag am XIV. International Congress of the International Federation of the Psychiatric Epidemiology, 06.06.2013, Leipzig.

Doran, G. T. (1981). There's a S.M.A.R.T. way to write management's goals and objectives. *Management Review* 70 (11): 35–36.

Egger, B. u. J. Merz. (2013): Lösungsorientierte Maltherapie. Bern (Hans Huber).

Engelhardt, U. (2019): Hypno trifft PEP® – »Leicht gem...8 mit der Kraft der 8 & Co.«. Die komplette Tool-Box zum Auflösen von Ängsten und Blockaden bei Kindern und Jugendlichen. Attendorn (Verlag für Therapiematerial, Engelhardt GbR). Verfügbar unter: https://leichtgem8.de/ [Zugriff: 05.07.2021].

FiL (Fachverband für integrative Lerntherapie e.V.) (2007): Qualitätsstandards in der integrativen Lerntherapie. Informationsbroschüre des Fachverbandes.

FiL (Fachverband für integrative Lerntherapie e.V.) (o. J.): Die integrative Lerntherapie. Behandlungsform bei Lernstörungen. Verfügbar unter: https://www.lerntherapie-fil.de/fileadmin/user_upload/Dokumente/FiL_Infoflyer.pdf [Zugriff: 10.07.2021].

Fischer, S. M., N. John, W. Melzer, A. Kaman, C. Winter u. L. Bilz (2020): Mobbing und Cybermobbing bei Kindern und Jugendlichen in Deutschland – Querschnittergebnisse der HBSC-Studie 2017/18 und Trends. *Journal of Health Monitoring* 5 (3), 56–71. Verfügbar unter https://www.rki.de/DE/Content/Gesundheitsmonitoring/Gesundheitsberichterstattung/GBEDownloadsJ/Focus/JoHM_03_2020_HBSC_Mobbing.pdf?__blob=publicationFile [Zugriff: 11.04.2021].

Furman, B. (2021): Ich schaffs! Spielerisch und praktisch Lösungen mit Kindern finden. Das 15-Schritte-Programm für Eltern, Erzieher und Therapeuten. Heidelberg (Carl-Auer), 6. Aufl.

Gahleitner, S. B., N. Katz-Bernstein u. U. Pröll-List (2013): Das Konzept des »Safe Place« in Theorie und Praxis der Kinder- und Jugendlichenpsychotherapie. *Resonanzen. E-Journal für biopsychosoziale Dialoge in Psychotherapie, Supervision und Beratung* 1 (2): 165–185. Verfügbar unter: http:// www.resonanzen-journal.org [Zugriff: 14.06.2021].

Gerlach, M. u. J. Sengpiel (2017): Mobbing-Interventions-Teams in der Schule. Praxishandbuch für nachhaltige Prävention und Intervention. Kronach (Carl Link).

Gilsdorf, R. u. G. Kistner (2013): Kooperative Abenteuerspiele 3: Eine Praxishilfe für Schule und Jugendarbeit und Erwachsenenbildung. Velber (Kallmeyer).

Gilsdorf, R. u. G. Kistner (2018): Kooperative Abenteuerspiele 1: Eine Praxishilfe für Schule und Jugendarbeit und Erwachsenenbildung. Velber (Kallmeyer), 24. Aufl.

Gilsdorf, R. u. G. Kistner (2020): Kooperative Abenteuerspiele 2: Eine Praxishilfe für Schule und Jugendarbeit und Erwachsenenbildung. Velber (Kallmeyer), 13. Aufl.

Göbel, K., F. Baumgarten, B. Kuntz, H. Hölling u. R. Schlack (2018): ADHS bei Kindern und Jugendlichen in Deutschland – Querschnittergebnisse aus KiGGS Welle 2 und Trends. Robert Koch-Institut, Berlin, Abteilung für Epidemiologie und Gesundheitsmonitoring. *Journal of Health Monitoring* 3: 46–53.

Harsch, D. u. U. Hoffmann (2018): Psychisch kranke Kinder und Jugendliche. Vielfältige Versorgungsangebote. *Deutsches Ärzteblatt* 6: 267. Verfügbar unter: https://www.aerzteblatt.de/archiv/198468/Psychisch-kranke-Kinder-und-Jugendliche-Vielfaeltige-Versorgungsangebote [Zugriff: 08.08.2021].

Hartmann, T. (1997): Eine andere Art, die Welt zu sehen. Das Aufmerksamkeits-Defizit-Syndrom. Lübeck (Schmidt-Römhild).

Heller, K. A. (2000): Hochbegabungsdiagnostik. In: K. A. Heller (Hrsg.): Lehrbuch Begabungsdiagnostik in der Schul- und Erziehungsberatung. Göttingen (Hans Huber), S. 241–256.

Hipp, M. (2018): Hauptvortrag »Präventive Begleitung von Kindern aus psychisch belasteten Familien – Bindung ermöglichen und Kinderschutz sicherstellen« auf dem Fachtag »Kleine Drahtseilakrobaten – Kinder psychisch kranker Eltern in Kita und Kindertagespflege stärken« am 21.02.2018, Kooperationsveranstaltung von Landkreis Hildesheim & nifbe.

Hölling H., R. Schlack, F. Petermann et al. (2014): Psychische Auffälligkeiten und psychosoziale Beeinträchtigungen bei Kindern und Jugendlichen im Alter von 3 bis 17 Jahren in Deutschland – Prävalenz und zeitliche Trends zu 2 Erhebungszeitpunkten (2003–2006 und 2009–2012). Ergebnisse der KiGGS-Studie – Erste Folgebefragung (KiGGS Welle 1) *Bundesgesundheitsblatt – Gesundheitsforschung – Gesundheitsschutz* 57 (7): 807–819.

Höwler, E. (2016): Kinder- und Jugendpsychiatrie für Gesundheitsberufe, Erzieher und Pädagogen. Heidelberg (Springer).

Joiner, T. (2005): Why people die by suicide. Cambridge, London (Harvard UP).

Kaess, M., P. Parzer, M. Mattern, F. Resch, A. Bifulco u. R. Brunner (2011a): Childhood Experiences of Care and Abuse (CECA) Validierung der deutschen Version von Fragebogen und korrespondierendem Interview sowie Ergebnisse einer Untersuchung von Zusammenhängen belastender Kindheitserlebnisse mit suizidalen Verhaltensweisen. *Zeitschrift für Kinder- und Jugendpsychiatrie und Psychotherapie* 39: 243–252.

Kaess, M., P. Parzer, J. Haffner, R. Steen, J. Roos, M. Klett, R. Brunner a. F. Resch (2011b): Explaining gender differences in non-fatal suicidal behavior among adolescents: A population based study. *BMC Public Health* 11: 597.

Kapteina, H. u. H. Hörtreiter (1992): Musik und Malen in der therapeutischen Arbeit mit Suchtkranken. Stuttgart (G. Fischer).

Kasper, S., M. Kalousek, H. P. Kapfhammer et al. (2011): Suizidalität. Konsensus-Statement; State of the Art 2011. *CliniCum neuropsy* (Sonderheft April): 1–19.

Kessler R. C., S. Avenevoli, E. J. Costello et al. (2012): Prevalence, persistence, and sociodemographic correlates of DSM-IV disorders in the National Comorbidity Survey Replication Adolescent Supplement. *Archives of General Psychiatry* 69 (4): 372–380.

Kim, Y. S., B. L. Leventhal, Y.-J. Koh, E. Fombonne, E. Laska, E.-C. Lim, K.-A. Cheon, S.-J. Kim, Y.-K. Kim, H. Lee, D.-H. Song a. R. R. Grinker (2011): Prevalence of autism spectrum disorders in a total population sample (Published online: 1 Sep 2011). Verfügbar unter: https://ajp.psychiatryonline.org/doi/full/10.1176/appi.ajp.2011.10101532 [Zugriff: 21.05.2021].

Kindertraumainstitut Offenburg (2011): CROPS Traumascreening-Skala für Kinder/Jugendliche. Zum Download verfügbar unter: https://www.kindertraumainstitut.de/de/Materialien/;25-CROPS_Traumascreening-Skala_fuer_Kinder---Jugendliche [Zugriff: 11.05.2022].

Kirschbaum, S. u. M. Bohne (2020): PEP-Tricks für Kinder. Soforthilfe für den emotionalen Notfall. Übungsposter. Heidelberg (Carl-Auer).

Kirschbaum, S. u. M. Bohne (2021): Klopfen für Kinder. Das Vorlesebuch. Heidelberg (Carl-Auer), 2. Aufl.

Kirschbaum, S. u. M. Bohne (2022a): Klopfen für Kinder Zusatzmaterial: Die PEP-Tricks auf einen Blick, 2. Version. Verfügbar unter: https://www.carl-auer.de/media/carl-auer/sample/ZM/Kirschbaum_Klopfen_10328_Tricks_Onlinematerial.pdf [Zugriff: 18.03.2022].

Kirschbaum, S. u. M. Bohne (2022b): Klopfen für Kinder Zusatzmaterial: Das Elternabend-Kapitel, 2. Version. Verfügbar unter: https://www.carl-auer.de/media/carl-auer/sample/ZM/Kirschbaum_Klopfen_10328_Elternabend_Onlinematerial.pdf [Zugriff: 18.03.2022].

Kißgen, R. u. N. Heinen (Hrsg.) (2011): Familiäre Belastungen in früher Kindheit. Früherkennung, Verlauf, Begleitung, Intervention. Stuttgart (Klett-Cotta).

Klasen F., F. Reiß u. C. Otto (2017): Die BELLA-Studie – das Modul zur psychischen Gesundheit in KiGGS Welle 2. *Journal of Health Monitoring* 2 (S3): 55–65. Verfügbar unter: https://edoc.rki.de/handle/176904/2810 [Zugriff: 05.07.2021].

Klipker, K., F. Baumgarten, K. Göbel, T. Lampert u. H. Hölling (2018): Psychische Auffälligkeiten bei Kindern und Jugendlichen in Deutschland. Querschnittergebnisse aus KiGGS Welle 2 und Trends. Robert Koch-Institut, Berlin, Abteilung für Epidemiologie und Gesundheitsmonitoring. *Journal of Health Monitoring* 3: 37–43.

Körner, B., M. Lemme, S. Ofner, T. von der Recke, C. Seefeldt u. H. Thelen (2019): Neue Autorität – Das Handbuch. Konzeptionelle Grundlagen, aktuelle Arbeitsfelder und neue Anwendungsgebiete. Göttingen (Vandenhoeck & Ruprecht).

Kostenuik, M. a. M. Ratnapalan (2010): Approach to adolescent suicide prevention. *Canadian Family Physician* 56: 755–760.

Krüger, A. (2015): Powerbook. Erste Hilfe für die Seele. Hamburg (Elbe und Krüger).

Kühn, J., C. Lampert, L. Christof, A.-M. Jarmula u. S. Maaß (2015): Mobile Internetnutzung von Kindern und Jugendlichen. Hamburg (Verlag Hans-Bredow-Institut). Verfügbar unter: https://www.ssoar.info/ssoar/handle/document/71834 [Zugriff: 02.07.2021].

Lemm, S. (2021): Pressemitteilung. Ergebnisse aus zweiter Befragungsrunde COPSY-Studie: Kinder und Jugendliche leiden psychisch weiterhin stark unter Corona-Pandemie. Hamburg (Unternehmenskommunikation Universitätsklinikum Hamburg-Eppendorf [UKE]). Verfügbar unter: https://www.simki.org/downloads/Nachrichten/210211_PM_COPSY_2teBefragung.pdf [Zugriff: 11.06.2021].

Lemme, M. u. B. Körner (2019): Neue Autorität in Haltung und Handlung. Ein Leitfaden für Pädagogik und Beratung. Heidelberg (Carl-Auer), 2. Aufl.

Lemme, M. u. B. Körner (2022): Die Kraft der Präsenz. Systemische Autorität in Haltung und Handlung. Heidelberg (Carl-Auer).

Lenzen, C., R. Brunner u. F. Resch (2016): Schulabsentismus: Entwicklungen und fortbestehende Herausforderungen. *Zeitschrift für Kinder- und Jugendpsychiatrie und Psychotherapie* 44 (2): 101–111.

Loose C., P. Graaf u. G. Zarbock (Hrsg.) (2013): Schematherapie mit Kindern und Jugendlichen. Weinheim, Basel (Beltz).

Loose C., P. Graaf u. G. Zarbock (Hrsg.) (2015): Störungsspezifische Schematherapie mit Kindern und Jugendlichen. Weinheim, Basel (Beltz).

Lorenz, J. (2020): Anders ist eine Variation von richtig. PEP und Kunsttherapie bei Autismus. Heidelberg (Carl-Auer).

Ludolph, A. G. u. A.-K. Pfalzer (2013): Einfache Aktivitäts- und Aufmerksamkeitsstörung. In: J. M. Fegert u. M. Kölch (Hrsg.): Klinikmanual Kinder- und Jugendpsychiatrie und -psychotherapie. Heidelberg (Springer), 2. Aufl., S. 2–16.

Maur, M. (2011): AD(H)S und Hochbegabung in der lerntherapeutischen Praxis. Ein Beratungskonzept im Sinne der integrativen Lerntherapie. Universität Hamburg (unveröffentl. Masterarbeit).

Melfsen, S., J. Beyer u. S. Walitza (2015): Angstbedingte Schulvermeidung. *PSYCH up2date* 9(06): 357–370.

Miller, K. E., C. N. King, B. N. Shain a. M. W. Naylor (1992): Suicidal adolescents' perceptions of their family environment. *Suicide and Life-Threatening Behavior* 22: 226–239.

Möller, O. (2007): Große Handpuppen ins Spiel bringen. Technik, Tipps und Tricks für den kreativen Einsatz in Kindergarten, Schule, Familie und Therapie. Aachen (Ökotopia), 11. Aufl. 2021.

Mrochen, S. u. H. Bierbaum-Luttermann (2017): Teilearbeit mit Handpuppen. Ein Konzept der strategischen und hypnosystemischen Psychotherapie. In: W. Brächter (Hrsg.): Der singende Pantomime. Ego-State-Therapie und Teilearbeit mit Kindern und Jugendlichen. Heidelberg (Carl-Auer), 2. Aufl., S. 66–85.

Müller, B. (2008): Familien mit einem psychisch erkrankten Elternteil. Systemische Perspektiven. In: A. Lenz u. J. Jungbauer (Hrsg.): Kinder und Partner psychisch kranker Menschen. Belastungen, Hilfebedarf, Interventionskonzepte. Tübingen (dgvt), S. 137–155.

Müller, K. W. u. K. Wölfling (2017): Pathologischer Mediengebrauch und Internetsucht. Stuttgart (Kohlhammer).

Olweus, D. (2008): Gewalt in der Schule. Was Lehrer und Eltern wissen sollten – und tun können. Bern (Huber), 4. Aufl.

Omer, H. (2015): Wachsame Sorge. Wie Eltern ihren Kindern ein guter Anker sind. Göttingen (Vandenhoeck & Ruprecht).

Orbach, I. (1997): Kinder, die nicht leben wollen. Göttingen (Vandenhoeck & Ruprecht).

Ortner, N. (2018): The tapping solution for parents, children & teenagers. Carlsbad, Cal. (Hay House).

Paschke, K., M. Holtmann, P. Melchers, M. Klien, G. Schimansky, T. Krömer, O. Reis, L. Wartberg u. R. Thomasius (2020): Medienbezogene Störungen im Kindes- und Jugendalter. *Zeitschrift für Kinder- und Jugendpsychiatrie und Psychotherapie* 48 (4): 303–317.

Plener, P. L., N. D. Kapusta, J. M. Fegert u. F. Keller (2009): Suizidalität in einer deutschen Schulstichprobe. *Suizidprophylaxe* 36: 181–185.

Porges, S. W. (2019): Die Polyvagal-Theorie und die Suche nach Sicherheit. Gespräche und Reflexionen. Traumabehandlung, soziales Engagement und Bindung. Lichtenau (G. P. Probst), 3. Aufl.

Precht, D. R. (2007): Wer bin ich – und wenn ja wie viele? Eine philosophische Reise. München (Goldmann).

Preckel, F. u. M. Vock (2021): Hochbegabung. Ein Lehrbuch zu Grundlagen, Diagnostik und Fördermöglichkeiten. Göttingen (Hogrefe), 2. Aufl.

Pretis, M. u. A. Dimova (2016): Frühförderung mit Kindern psychisch kranker Eltern. Informationen für Betroffene, Eltern, Lehrer und Erzieher. München (Reinhardt), 3. Aufl.

Ravens-Sieberer U., A. Kaman, C. Otto et al. (2021): Seelische Gesundheit und psychische Belastungen von Kindern und Jugendlichen in der ersten Welle der COVID-19-Pandemie. Ergebnisse der COPSY-Studie. Bundesgesundheitsblatt (2021). Verfügbar unter: https://link.springer.com/article/10.1007%2Fs00103-021-03291-3 [Zugriff: 05.07.2021].

Reddemann, L. (2012): Imagination als heilsame Kraft. Zur Behandlung von Traumafolgen mit ressourcenorientierten Verfahren. Stuttgart (Klett-Cotta), 16. Aufl.

Reinicke, C. A. (2015): Mit ADHS und Freude durch den Schulalltag. Heidelberg (Carl-Auer).

Reinicke, C. A. u. M. Bohne (2019): Klopfen mit Kindern. Gemeinsam gegen den Stress und für mehr Selbstvertrauen. Anleitung für Erwachsene. Heidelberg (Carl-Auer).

Resch, F. u. P. Parzer (2015): Entwicklungspsychopathologie und Psychotherapie. Kybernetische Modelle zur funktionellen Diagnostik bei Jugendlichen. Wiesbaden (Springer).

Ricking, H. u. V. Albers (2019): Schulabsentismus. Intervention und Prävention. Heidelberg (Carl-Auer).

Rotthaus, W. (2017): Suizidhandlungen von Kindern und Jugendlichen. Heidelberg (Carl-Auer).

Rotthaus, W. (2021): Ängste von Kindern und Jugendlichen. Heidelberg (Carl-Auer), 2. Aufl.
Rumpf, H.-J., G. Bischof, A. Bischof, C. Meyer u. U. John (2013): Prävalenz der Internetabhängigkeit – Diagnostik und Risikoprofile (PINTA-DIARI). Kompaktbericht an das Bundesministerium für Gesundheit (BMG). Lübeck: Universität Lübeck, Klinik für Psychiatrie und Psychotherapie.
Rumpf, H.-J., N. Arnaud, A. Batra, A. Bischof, G. Bischof, M. Brand, A. Gohlke, M. Kaess, F. Kiefer, T. Leménager, K. Mann, T. Mößle, A. Müller, F. Rehbein, R. Thomasius, L. Wartberg, B. T. te Wildt, K. Wölfling u. F. M. Wurst (2016): Memorandum Internetbezogene Störungen der Deutschen Gesellschaft für Suchtforschung und Suchttherapie (DG-Sucht). *Sucht* 62 (3): 167–172.
Sabbath, J. C. (1969): The suicidal adolescent – the expendable child. *Journal of the American Academy of Child Psychiatry* 8 (2): 272–89.
Schäfer, I., U. Gast, A. Hofmann, C. Knaevelsrud, A. Lampe, P. Liebermann, A. Lotzin, A. Maercker, R. Rosner u. W. Wöller (2019): S3-Leitlinien Psychotraumatische Belastungsstörung. Berlin (Springer). Verfügbar unter: https://www.awmf.org/uploads/tx_szleitlinien/155-001l_S3_Posttraumatische_Belastungsstoerung_2020-02_1.pdf [Zugriff: 28.03.2022].
Schlack R., H. Hölling, B.-M. Kurth u. M. Huss (2007): Die Prävalenz der Aufmerksamkeitsdefizit-/Hyperaktivitätsstörung (ADHS) bei Kindern und Jugendlichen in Deutschland. Erste Ergebnisse aus dem Kinder- und Jugendgesundheitssurvey (KiGGS). *Bundesgesundheitsblatt* 50: 827–835
Scholz, D. (2014): Systemische Interventionen bei Internetabhängigkeit. Erstes systemisches Therapiemanual für Internetabhängigkeit. Heidelberg (Carl-Auer).
Scholz, D. (2016): #Familie – Entspannter Umgang mit digitalen Medien. Heidelberg (Carl-Auer).
Scholz, D. (2018): Die Kunst des unglücklichen Lehrens. Eine Anleitung in neun Schritten. Heidelberg (Carl-Auer).
Scholz, D. (2019): Meine Schüler, ihr Smartphone und ich. Ermunterung zu mehr Gelassenheit. München (kopaed).
Shazer, S. de (2014): Wege der erfolgreichen Kurztherapie. Stuttgart (Klett-Cotta).
Shazer, S. de (2019): Der Dreh. Überraschende Wendungen und Lösungen in der Kurzzeittherapie. Heidelberg (Carl-Auer), 14. Aufl.
Silberman, S. (2016): Geniale Störung. Die geheime Geschichte des Autismus und warum wir Menschen brauchen, die anders denken. Köln (Dumont).

Starostzik, C. (2020): S3-Leitlinie zur posttraumatischen Belastungsstörung. Mehr Beachtung der PTBS bei Kindern und Jugendlichen. *DNP – Der Neurologe & Psychiater* 21 (3): 19–22. Verfügbar unter: https://www.ncbi.nlm.nih.gov/pmc/articles/PMC7248452/pdf/15202_2020_Article_2828.pdf [Zugriff: 27.04.2022].

Stern, W. (1935): Allgemeine Psychologie auf personalistischer Grundlage. Den Haag (Nijhoff).

Storm, A. (Hrsg.) (2018): Kinder- und Jugendreport 2018. Gesundheitsversorgung von Kindern und Jugendlichen in Deutschland. Schwerpunkt: Familiengesundheit. DAK-Gesundheit. Verfügbar unter: https://www.dak.de/dak/download/kinder--und-jugendreport-2104098.pdf [Zugriff: 16.09.2021].

Thürnau, A. (2020): »Schwierige« Elterngespräche in der KiTa – Herausforderungen & Möglichkeiten. In: nifbe (Hrsg.): Zusammenarbeit mit vielfältigen Familien. Freiburg (Herder), S. 127–137.

Thürnau, A. (2021): Kinder psychisch kranker Eltern in der Kita. Erkennen, verstehen, stärken. Freiburg (Herder).

Turkle, S. (2012): Verloren unter 100 Freunden. Wie wir in der digitalen Welt seelisch verkümmern. München (Riemann).

Velásquez, J. L. P. a. R. F. Galán (2013): Information gain in the brain's resting state: A new perspective on autism. *Frontiers in Neuroinformatics.* Verfügbar unter: https://doi.org/10.3389/fninf.2013.00037 [Zugriff: 21.05.2021].

Vloet, T. D. u. M. Romanos (2020): Angststörungen – von der ICD-10 zur ICD-11. Published Online: 16 Nov. 2020. Verfügbar unter: https://econtent.hogrefe.com/doi/10.1024/1422-4917/a000768 [Zugriff: 01.07.2021].

Voigt, D. (2021): Ängste, Panik, Sorgen. Heidelberg (Carl-Auer), 2. Aufl. 2022.

Voigtel, R. (2015): Sucht. Gießen (Psychosozial-Verlag).

Walter, D. u. M. Döpfner (2020): Schulvermeidung. Göttingen (Hogrefe).

Wartberg, L., L. Kriston, M. Zieglmeier, T. Lincoln a. R. Kammerl (2019): A longitudinal study on psychosocial causes and consequences of Internet gaming disorder in adolescence. *Psychological Medicine* 49 (2): 287–294

Wechsler, D. (1956). Die Messung der Intelligenz Erwachsener. Textband zum Hamburg-Wechsler-Intelligenztest für Erwachsene (HAWIE); dt. Bearbeitung: Anne von Hardesty, Hans Lauber. [The measurement of adult intelligence]. Bern (Hans Huber).

Weinberg, D. (2019): Psychotherapie mit komplex traumatisierten Kindern. Behandlung von Bindungs- und Gewalttraumata der frühen Kindheit. Stuttgart (Klett-Cotta), 5. Aufl.

Weinberg, D. (2021): Traumatherapie mit Kindern. Strukturierte Trauma-Intervention und traumabezogene Spieltherapie. Stuttgart (Klett-Cotta), 8. Aufl.

Weinert, F. E. (2001): Begabung und Lernen: Voraussetzung von Leistungsexzellenz. *Journal für Begabtenförderung* 1: 26–31.

Wichstrom, L. (2009): Predictors of non-suicidal self-injury versus attempted suicide. Similar or different? *Archive of Suicide Research* 13: 105–122.

Witzleben, G. von (2019): Das triadische Prinzip. Minimalinvasive Psychologie mit Bauch, Herz und Kopf. Heidelberg (Carl-Auer), 2. Aufl. 2021.

World Health Organization (WHO) (2022): International Classification of Diseases, 11th Revision. The global standard for diagnostic health information. Verfügbar unter: https://icdcdn.who.int/icd11reference-guide/en/html/index.html#1.1.0Part1purposeandmultipleusesofICD%7Cpart-1-an-introduction-to-icd11%7Cc1 [Zugriff: 25.03.2022].

Young, K. u. N. Dovidonyte (2020): Hey kleiner Kämpfer. Ein Buch über Angst. Heidelberg (Carl-Auer), 2. Aufl.

Über die Autor·innen

Stefan Bettels, S-TEAM-Coaching, Dipl.-Sportwiss., Systemischer Coach, Erlebnispädagoge in Ludwigsburg und Umgebung, Fortbildung PEP nach Dr. Bohne.
Kontakt: *www.s-team-coaching.de*

Marie-Ann von Detten, approbierte Ärztin, Homöopathin (BKHD), Systemische Familien- und Paartherapeutin in eigener Praxis in Aachen; Familienberaterin und Seminarleiterin der Familienwerkstatt familylab.de, Beraterin in einem großen Chatforum.
Kontakt: *www.praxis-von-detten.de*

Ulla Engelhardt, Dipl.-Sozialpäd., integrative Lerntherapeutin (FiL), als Referentin tätig in Fort- und Weiterbildung, u. a. bei Dr. Bohne im Curriculum »PEP in der KJP«; Autorin.
Kontakt: *www.leichtgem8.de*

Stefan Fischer, Dipl.-Sozialpäd., Mitarbeiter der Berliner Wedding-Schule, Fortbildung in PEP (auch) mit Kindern und Jugendlichen, diverse Weiterbildungen, u. a. »Systemischer Coach für Neue Autorität« (SyNA®), Systemischer Berater und Supervisor (SG).
Kontakt: *www.neueautoritaet.de*

Cornelia Götz-Kühne, Dipl.-Sozialpäd., Dipl.-Supervisorin, Lehrtherapeutin (SG) am Kasseler Institut für Systemische Therapie und Beratung, Traumafachtherapeutin, Lehrtherapeutin für Kindertraumatherapie und Traumapädagogik (DeGPT und GPTG), Lehrbeauftragte der Ev. Hochschule Freiburg; Weiterbildungen in Systemischer Therapie und Beratung, Biodynamischer Körperpsychotherapie sowie EMDR, PITT, CIPBS, PEP. Bis 2020 Niederlassung in eigener Praxis mit Approbation, Schwerpunkt Psychotraumatologie. Aktuell als Lehrtherapeutin und Supervisorin tätig; Beteiligung an verschiedenen Publikationen.
Kontakt: *www.cornelia-goetz-kuehne.com*

Sandra Hohlein, Dipl.-Päd., Spiel- und Theaterpädagogin in Ludwigsburg, Künstlerin/Leitung des Theaters Q-rage (zusammen mit Jörg Pollinger).
Kontakt: *www.q-rage.de*

Julia Hennig, Lehrerin an der Berliner Wedding-Schule, Fortbildung in PEP (auch) mit Kindern und Jugendlichen, langjährige Erfahrung in der Umsetzung und Anwendung des Konzepts »Neue Autorität«.
Kontakt: *hennig.jule@gmail.com*

Gunter Joas, Dr. med., Chefarzt der Klinik für Kinder- und Jugendpsychiatrie, Psychosomatik und Psychotherapie, Klinikum Esslingen GmbH; Facharzt für Kinder- und Jugendpsychiatrie und Psychotherapie sowie für Psychiatrie und Psychotherapie.
Kontakt: *kipp@klinikum-esslingen.de*

Stefanie Kirschbaum, Dipl.-Psych., Heilpraktikerin (Psychotherapie); Ausbildungen in Systemischer Beratung, Lösungsfokussiertem Coaching, Mediation, PEP, Ich-schaffs-Coach; selbstständig als Coach, Trainerin und Therapeutin in Neuss; Kinderbuchautorin u. a. beim Carl-Auer Verlag und Gründerin des Tesoro-Verlags.
Kontakt: *www.stefaniekirschbaum.de*

Josephin Lorenz, Dipl.-Designerin, Psychoanalytische Kunsttherapeutin, Heilpraktikerin für Psychotherapie, zertifizierte PEP-Anwenderin. Dozentin beim Kinder- und Jugendlichen-Curriculum von Dr. Bohne und am Zentrum für Autismus-Kompetenz Hannover (ZAK). In eigener Praxis mit dem Schwerpunkt Autismus tätig.
Kontakt: *www.praxis-wandelstern.de*

Gabriele Maderböck, Systemische Familientherapeutin, Kinder- und Jugendlichenpsychotherapeutin, Schwerpunkt Traumatherapie; langjährige Leiterin eines Familienberatungszentrums; PEP-Anwenderin seit über 15 Jahren; Referentin beim Curriculum »PEP bei Kindern und Jugendlichen«; freie Praxis in Achau nahe Wien.
Kontakt: *g.maderboeck@aon.at*

Mélanie Maur, Integrative Lerntherapeutin M. A., PEP-Auftrittscoach, Systemischer Coach (I.T.S), Referentin beim Curriculum »PEP bei Kindern und Jugendlichen«. Individuelle Förderung mehrfach außergewöhnlicher Menschen, Fort- und Weiterbildungen für Fachkräfte und Anwender, Integration von PEP und triadischer Systemik in den Therapie-, Beratungs-, und Coachingprozess. In eigener Praxis in Königswinter tätig.
Kontakt: *www.melanie-maur.de*

Emanuel Pavlić, Dr. med., Facharzt für Kinder- und Jugendpsychiatrie und -psychotherapie in der Klinik für Kinder- und Jugendpsychiatrie, Psychosomatik und Psychotherapie, Klinikum Esslingen GmbH. Systemischer Therapeut/Familientherapeut (DGSF).
Kontakt: *e.pavlic@klinikum-esslingen.de*

Claudia A. Reinicke, Dipl.-Psych., verhaltenstherapeutische Psychotherapeutin, seit 1993 eigene Praxis in Dresden mit Schwerpunkt ADHS; seit 2009 Einsatz von PEP in der Gruppen- und Einzeltherapie; Lehrtherapeutin, Seminartrainerin, Autorin mehrerer Bücher und Mutter von fünf Kindern. Verbindet diverse Verfahren zum von ihr entwickelten Verfahren einem humorvollen und von Leichtigkeit gekennzeichnetem Vorgehen namens KIKOS®-Kompass zur Integration komplexer Systeme.

Kontakt: *www.claudiaareinicke.de*

Bettina Rohse, Studium der Germanistik, ev. Theologie und ästhetischen Bildung für das Lehramt an Grund-, Haupt- und Realschulen; Regionalbeauftragte für Prävention und Gesundheitsförderung von Schülerinnen und Schülern im Landesamt für Schule und Bildung, Schulpsychologie (Schwerpunkt Mobbing); Coach für Jugendliche und Erwachsene in eigener Praxis in Göttingen, diverse Aus- und Weiterbildungen, u. a. PEP nach Dr. Bohne.

Kontakt: *www.rohse-coaching.de*

Detlef Scholz, Dr. phil., Erziehungswissenschaftler, Systemischer Therapeut (SG), Supervisor (SG) und Körperpsychotherapeut (GST), Pädagoge, Lehramt Mathematik und Physik. Über 15 Jahre pädagogische Tätigkeit; seit 2009 Leiter des Kompetenzzentrums und der Beratungsstelle für exzessive Mediennutzung in Schwerin.

Kontakt: *www.resonanzraum-scholz.de*

Anja Thürnau, Dipl.-Sozialpäd., staatlich anerkannte Erzieherin, Systemische Therapeutin und Beraterin (SG) sowie Systemische Supervisorin (SG), Kita-Fachberaterin, Fachkraft im Kinderschutz (InsoFa) und Koordinatorin des Netzwerks HiKip (Hilfen für Kinder psychisch kranker Eltern im Landkreis Hildesheim), Arbeit als Beraterin und Supervisorin in freier Praxis in den Kontexten Kinder- und Jugendhilfe und mit Jugendämtern, diverse Aus- und Weiterbildungen, u. a. PEP nach Dr. Bohne, Autorin zahlreicher Fachpublikationen.

Kontakt: *www.anjathuernau.de*

Über die Herausgeber·innen

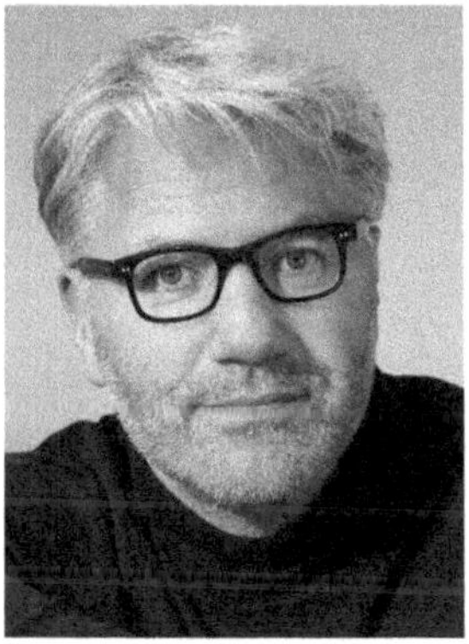

© Anja Weber | Berlin

Michael Bohne, Dr. med., Facharzt für Psychiatrie und Psychotherapie, ist einer der bedeutendsten Vertreter der Klopftechniken in Deutschland. Er hat diese entmystifiziert, prozessorientiert weiterentwickelt und mit psychodynamisch-hypnosystemischem Wissen kombiniert. Ergebnis ist eine neue Interventionsarchitektur namens PEP®. Autor und Herausgeber zahlreicher Bücher über Auftrittsoptimierung, Klopftechniken und PEP. Gemeinsam mit Gunther Schmidt, Bernhard Trenkle und Matthias Ohler (Carl-Auer Akademie) Initiator der Tagung »Reden reicht nicht!?«, die 2014, 2016 und 2019 mit großem Erfolg stattfand. Unterstützt und initiiert Forschungsprojekte u. a. mittels fMRT zu den Klopftechniken und PEP an der Medizinischen Hochschule Hannover.

Kontakt: *www.dr-michael-bohne.de*

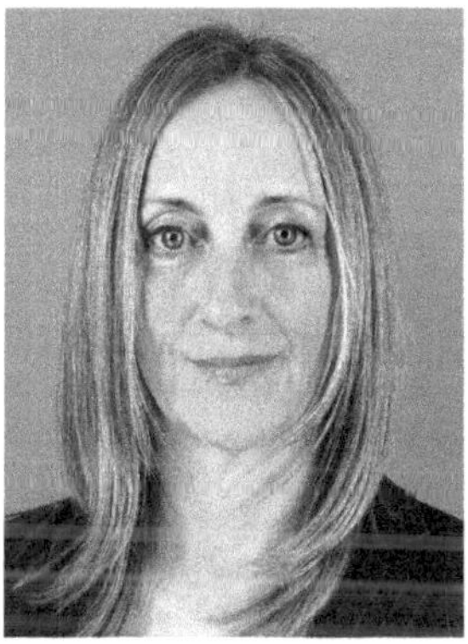

Sabine Ebersberger, Dr. rer. pol., Studium der Sozialwissenschaften, Promotion im Bereich Gesundheitspsychologie, Kunsttherapeutin (DFKGT); eigene Praxis für Kunst- & Psychotherapie, Coaching und Supervision in München. Schwerpunkte: Selbstwert, emotionale Entlastung, Resilienz und Methoden wie PEP® und LOM®, die auf neurowissenschaftlichen Erkenntnissen beruhen und Selbstwirksamkeit unmittelbar erfahrbar machen. Publiziert in Fachmedien und entwickelt therapyTOOLS – Materialien für Therapie, Beratung & Coaching. Gemeinsam mit Michael Bohne im März 2020 Start der nichtkommerziellen, ehrenamtlichen Initiative INNEN-LEBEN (*www.innen-leben.org*) zur emotionalen Selbsthilfe während der Covid-19 Pandemie.

Kontakt: *www.sabineebersberger.de*

Claudia A. Reinicke | Michael Bohne

Klopfen *mit* Kindern

Gemeinsam mit PEP gegen Stress
und für mehr Selbstvertrauen
Anleitung für Erwachsene

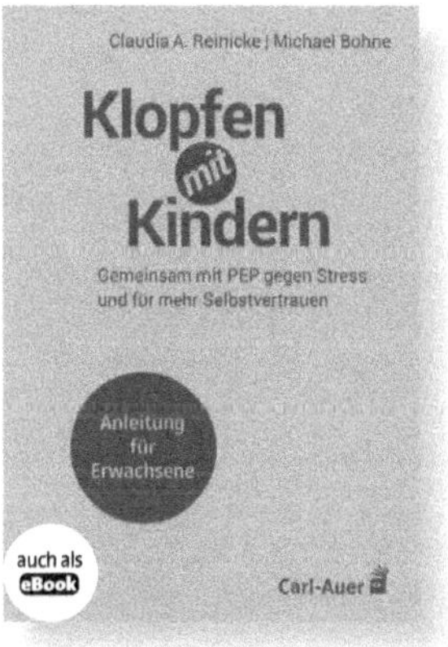

158 Seiten, Gb, 2019
ISBN 978-3-8497-0303-5

„Ein wunderbares Selbsthilfebuch von unschätzbarem Wert für Eltern, Kinder und Therapeuten. Die Klopftechnik PEP wird sehr anschaulich, wirklich kinderleicht verständlich, humorvoll und alltagstauglich beschrieben." Monika Weber-Lambert

„Den Alltag mit Kindern mit mehr Leichtigkeit meistern: Dazu finden Eltern in diesem Buch neue, spannende Ideen für Herangehensweisen. Claudia Reinicke beschreibt sehr detailliert, wie Eltern mit PEP ihre ganz eigenen, individuellen Stärken hervorheben und noch nicht ausgeschöpfte Potenziale bei sich und ihren Kindern wecken können. PEP nach Dr. Michael Bohne ist eine wunderbare Methode, die Eltern an ihre Kinder weitergeben können, um mehr Leichtigkeit in den Familienalltag zu bringen."

Josephin Lorenz, Praxis Wandelstern, Hannover

„Das Buch hat viele weitere Pluspunkte: tolle Fallbeispiele, direkt anwendbare Selbstbestätigungssätze und eindeutige Abbildungen. Mir persönlich gefallen Ratgeber-Bücher besonders gut, wenn ich hinterher nicht nur schlauer bin, sondern mich außerdem gut unterhalten fühle. Das ist hier definitiv der Fall."

Stefanie Kirschbaum

„Überzeugende, zielführende Selbsthilfeanleitung mit dem nötigen Hintergrundwissen für Eltern, die ihren Kindern durch eine verhaltenstherapeutische Therapie ohne Medikamente in schwierigen psychischen Situationen helfen wollen."

Margret Becker
ekz.bibliotheksservice

Carl-Auer Verlag • www.carl-auer.de